W0179209

Thomas Weiss · Krank im Schlaraffenland

Thomas Weiss

Krank im Schlaraffenland

Wie wirkt die Ernährung auf unsere Gesundheit?

10 Regeln für Ihr Wohlbefinden

Kösel

Wichtiger Hinweis
Die in diesem Buch dargestellten Zusammenhänge zwischen Ernährung und Gesundheit beziehungsweise Krankheit dienen der Aufklärung und Information.
Die im zweiten Teil des Buches empfohlene Ernährungsumstellung zum Erhalt
der Gesundheit oder zur Behandlung von Beschwerden sollte bei schweren Erkrankungen oder im Zweifelsfall nicht ohne vorheriges Befragen des Arztes
durchgeführt werden.

Anschrift des Autors:
Dr. Thomas Weiss
O7,7 (Planken)
68161 Mannheim

ISBN 3-466-30364-8

© 1994 by Kösel-Verlag GmbH & Co., München
Printed in Germany. Alle Rechte vorbehalten
Druck und Bindung: Kösel, Kempten
Umschlag: Kaselow Design, München
Umschlagmotiv: Pieter Bruegel d.Ä. (1525-1569):
Das Schlaraffenland (1566), Alte Pinakothek München
Die Abbildungen auf den Seiten 39, 40, 41, 45 und 47 entstammen dem
Buch »Der Mensch. Ursprung und Entwicklung« von Fiorenzo Facchini.
Mit freundlicher Genehmigung des Naturbuch Verlags, Ausgsburg.
Die Illustrationen auf den Seiten 88, 91, 119 und 127 wurden von
Werner Jäke, Frankenthal, angefertigt.
Die Verwendung der Abbildungen auf den Seiten 131 und 132 erfolgt
mit freundlicher Genehmigung der Firma Albert-Roussel, Wiesbaden.

1 2 3 4 5 6 · 99 98 97 96 95 94

Gedruckt auf umweltfreundlich hergestelltem Werkdruckpapier
(säurefrei und chlorfrei gebleicht)

Inhalt

Danksagung

Bücher werden zwar meist von einem Menschen alleine aufgeschrieben, dennoch wirken viele Menschen indirekt daran mit. Auch bei diesem Buch haben zahlreiche Personen mitgewirkt, bei denen ich mich herzlich bedanken will.

An erster Stelle möchte ich meine Patienten nennen. Nicht nur diejenigen, deren Geschichte im Text erwähnt ist, sondern auch alle, die mir täglich erkennen helfen, wie groß der Einfluß von Lebensführung und Ernährung auf die Gesundheit ist. Von meinem verstorbenen Vater konnte ich die Quintessenz eines großen Wirkens als Arzt übernehmen. Ohne die Summe seiner Erfahrungen hätte dieses Buch nicht geschrieben werden können. Vor allem der praktische Teil meiner Ausführungen lehnt sich stark an seine Gedanken an.

Dank gilt auch allen Freunden und Kollegen, die sich der mühevollen Aufgabe unterzogen haben, das Manuskript zu korrigieren. Hier möchte ich besonders Gerda Neuwirth, Joachim Hecker, Omid Motevadjeh, Cornelia Bessler-Nigl, Thomas Hegemann, Utz Thorweihe und Monika Müller nennen. Auch meine vier Söhne Tobias, Andreas, Lukas und Niklas haben zur Entstehung dieses Buches beigetragen, indem sie ihren Vater – zumindest gelegentlich – in Ruhe am Computer arbeiten ließen.

Meine Frau Gabriele Haertel-Weiss hat sich an einem finnischen See vier Wochen mit dem Manuskript beschäftigt. Sie versuchte, meine Gedanken in ein lesbares Deutsch zu übersetzen. Was immer Sie an gelungenen Formulierungen finden, geht auf ihr Konto.

Dagmar Olzog vom Kösel-Verlag unterstützte mich durch ihr spontanes Interesse am Thema und ihre Ideen zur Gestaltung dieses Buches. Schließlich möchte ich Michael Kurth für seine sorgfältige Lektoratsarbeit herzlich danken, die zu zahlreichen stilistischen und inhaltlichen Verbesserungen führte.

Willkommen im Schlaraffenland!

Sofern Sie in einem der Industrieländer dieser Erde leben, darf ich Sie, liebe Leserin und lieber Leser, in der schönsten und reichsten Welt begrüßen, die es jemals gab. Freuen Sie sich, das Schlaraffenland existiert nicht mehr nur im Märchen, es ist Wirklichkeit geworden. Sie haben das unschätzbare Glück, die prächtigste Welt seit Adam und Eva zu bewohnen. Sie haben Zweifel? – Die sind grundlos! Seien Sie einmal objektiv! Sie leben in einer viel besseren Welt als jede Generation vor Ihnen. Könnten Ihre Großeltern, Urgroßeltern oder Urururvorfahren auf Sie blicken, ein jeder würde gerne mit Ihnen tauschen. Sie können sicher sein, Ihre Vorfahren würden ohne zu zögern selbst dann in Ihr Leben hineinschlüpfen, wenn Sie nicht mit Reichtum gesegnet sein sollten.

Uns geht es nicht nur materiell gut, auch gesundheitlich sind wir viel besser dran als alle unsere Vorfahren. Die schrecklichen Seuchen der Vergangenheit sind überwunden. Unsere hygienischen und unsere Wohnverhältnisse sind hervorragend. Und wenn wir einmal krank werden, können wir zuverlässige medizinische Hilfe erwarten, die sich auf höchstem Niveau befindet. So wundert es nicht, daß sich in weniger als hundert Jahren unsere Lebenserwartung verdoppelt hat. Eine herrliche Zeit!

Falls Sie Zweifel haben sollten, ob wir wirklich in einer solch schönen Zeit leben, drehen Sie einmal das Buch um, das Sie in Händen halten, und sehen Sie sich den Umschlag an. Er zeigt das Bild »Schlaraffenland« von Pieter Bruegel, gemalt im 16. Jahrhundert. So stellten sich die Menschen damals eine Welt im Überfluß vor. Es gibt Essen in Hülle und Fülle und keinerlei schwere körperliche Arbeit – fast paradiesisch. Aber sehen Sie genauer hin. Woraus bestehen denn die gebotenen Genüsse? Im Hintergrund ißt sich jemand durch einen Berg von Brei, vermutlich Haferbrei. Dann gibt es noch ein Huhn, ein Ei, Wein oder Most, ein Schwein und Würste. Ein Dach ist mit Fladenbroten (nicht Lebkuchen!) gedeckt. Das war es dann auch schon!

Wir würden solch ein Picknick mit Schweinefleisch und Hühnchen kaum mit dem »Schlaraffenland« gleichsetzen. Jeder beliebige Supermarkt in unserer Zeit bietet ein weit besseres Angebot. Nein, unsere Ansprüche sind sehr viel höher, und wir leisten uns an jedem beliebigen Werktag mehr als das, was sich unsere Vorfahren unter dem Schlaraffenland vorstellten. Wir leben besser als im Schlaraffenland – und das jeden Tag!

Sie glauben nicht, daß wir deshalb glücklich, zufrieden und gesünder sind? Gut, dann lassen Sie uns gemeinsam und unvoreingenommen einige Zeitgenossen genauer betrachten. Wir wollen sehen, wie sie leben, wie Sie sich fühlen und wie es um ihre Gesundheit bestellt ist.

Stellen Sie sich vor, wir wären gemeinsam auf einer Party eingeladen und könnten mit einigen Gästen ein sehr persönliches Gespräch führen, wie es um ihr Leben und ihre Gesundheit bestellt ist. Wir wollen annehmen, bei solcher Gelegenheit wären diese Menschen – im Gegensatz zu üblichen Gesprächen – bereit, uns ein wenig tiefer in ihre persönlichen Belange blicken zu lassen. Wir zwängen uns also gemeinsam durch die Gäste. Es wird gelacht, man prostet sich zu. Volle Gläser und belegte Brötchen werden auf großen Tabletts gereicht.

Bei einer frisch und gesund aussehenden, elegant gekleideten Dame Anfang 50 bleiben wir stehen. Es ist Beate L. Mit ihr kommen wir ins Gespräch: Beate ist Besitzerin einer Boutique. Sie verkauft Kleider, Schmuck und Accessoires. Ihr Mann arbeitet als leitender Ingenieur in einem größeren Betrieb. Die beiden Töchter sind schon aus dem Haus, eine studiert noch. Beate geht es gut. Sie hat keine Sorgen. Das eigene Haus ist so gut wie bezahlt. Das Ehepaar gönnt sich drei Urlaube im Jahr. Letztes Weihnachten sind sie in der Karibik gewesen. Die Töchtern sind gleichfalls wohlauf. Die ältere wird wohl im Sommer heiraten. Auch mit dem zukünftigen Schwiegersohn kommt Beate gut klar. Beates Gesundheit? Eigenlich sei alles in Ordnung. Sie habe nur ein paar Unpäßlichkeiten. An so einem Abend wie heute müsse sie besonders aufpassen. Sie trinke lieber nur Mineralwasser, sonst müsse sie es am nächsten Tag büßen. Nur ein kleines Gläschen Wein, und schon sehe sie am folgenden Morgen ganz schrecklich aus. Sie wirke dann so aufgedunsen und verquollen, als habe sie die ganz Nacht durchgezecht.

Dabei trinke sie fast nichts. An einem solchen Morgen seien dann nicht nur die Augen dick verquollen, auch die Hände wirkten steif und angeschwollen. Der Ehering schneide in den Finger, und sie könne ihn nicht mehr abstreifen. Erst zur Mittagszeit sehe sie wieder manierlich aus. Ja, auch mit dem Magen gehe es nicht so gut. Schweres, Fettes, Gebratenes und Süßes vertrage sie immer schlechter. Auf manche Nahrungsmittel bekomme sie stundenlanges Aufstoßen. Es sei ihr richtig peinlich. Sie dürfe sich dann vor allen Dingen nicht hinlegen. Dann käme noch Sodbrennen hinzu. Wie mit einem Messer steche es hinter dem Brustbein. Sonst ginge es ihr gesundheitlich gut.

Was sie am liebsten essen würde? Eigentlich alles. Sie lebe ziemlich vernünftig, rauche und trinke nicht. Sie habe nur ein kleines Laster: Sie sei eine Naschkatze! Alles könne sie stehenlassen, aber etwas Süßes, das sei für sie eine zu große Verführung. Sie lasse manchmal das ganze Menü weg, um nur ausgiebig vom Nachtisch essen zu können. Sie wolle ja nicht zunehmen! Zu Hause komme sie nur schwer an der Kommode vorbei, wo sie ihre süßen Vorräte habe. Schokolade, das sage sie immer ihrem Mann, sei ihre Nervennahrung. Deshalb habe sie auch immer eine kleine Tafel in der Handtasche. Sie brauche das auch – vor allem eine Stunde oder zwei Stunden nach dem Essen: Da werde sie plötzlich so furchtbar schwach, daß sie schnell etwas essen müsse. Es gehe ihr dann richtig elend und ihr werde schwindlig. Sie könne sich auf nichts mehr konzentrieren. Manchmal breche ihr sogar der kalte Schweiß aus. Wenn sie dann ein kleines Stück Schokolade oder einen Schokokeks essen würde, ginge es ihr innerhalb von Sekunden wieder besser. Das sei wie Medizin für sie. Tage ohne Süßigkeiten gäbe es eigentlich nicht. Wenn sie nachts nicht schlafen könne, stehe sie manchmal auf, um schnell etwas Süßes zu essen. Danach schlafe sie beruhigt wieder ein. Es komme auch vor, daß sie nach Ladenschluß zu einer Tankstelle fahre, weil sie keine Schokolade mehr im Haus habe. Nun ja, das seien so kleine Beschwerden, aber im großen und ganzen gehe es ihr gut. Ein bißchen müde sei sie manchmal, aber man komme ja in die Jahre...

Wir verabschieden uns von Beate. Schauen wir uns weiter um. Gleich neben dem kalten Buffet unterhalten sich einige jüngere Leute. Wir wollen mit ihnen sprechen. Besonders fällt uns eine hübsche, schlanke Frau auf, die gerade laut über eine witzige Bemerkung lacht. Ob Sie sich mit uns unterhalten möchte, fragen wir sie. Sie ist gerne dazu bereit.

Die 28jährige Monika ist unverheiratet. Trotz ihrer Jugend ist sie bereits stellvertretende Leiterin einer Bankfiliale. Monika geht es ausgezeichnet. Sie hat alles, was sie sich wünschen kann. Seit langem lebt sie in ihrer eigenen, geschmackvoll eingerichteten Wohnung. Sie fährt ein kleines Cabriolet, kann sich schöne Kleidung leisten – Monika ist mit ihrem Leben sehr zufrieden. Auch mit ihrem Freund, der in der gleichen Bank arbeitet, allerdings in einer anderen Zweigstelle, hat sie eine gute Wahl getroffen. Beide passen in ihren Gewohnheiten und Vorlieben ausgezeichnet zusammen. Ob es ihr gut gehe? Selbstverständlich! Natürlich könnte es immer ein bißchen besser gehen. Ein höheres Gehalt oder mehr Ferien wären nicht zu verachten. Aber das werde im Laufe der Zeit schon noch kommen. Und Ihre Gesundheit? Sie lebe sehr bewußt und bewege sich viel. Sie gehe zweimal pro Woche zur Gymnastik, auch am Wochenende versuche sie, zumindest einmal schwimmen zu gehen. Das tue ihr sehr gut. Außerdem wolle sie auf keinen Fall dick werden. Sie achte sehr auf ihre Linie. Deswegen meide sie in ihrer Ernährung alle »Dickmacher«. Im großen und ganzen sei sie damit auch erfolgreich. Sie habe nur ein Problem: Irgend etwas stimme nicht mit ihrem Bauch. Gleich nach dem Essen werde es darin unruhig, es rumple und mache laute Geräusche. Es sei ihr manchmal richtig unangenehm, da auch andere Menschen ihre Darmgeräusche hören könnten. Schlimmer aber sei, daß sie einige Zeit später einen dicken Bauch bekomme. Ihr Unterleib schwelle an, Rock oder Hose würden spannen, und sie würde sich danach sehnen, einen Knopf zu öffnen. Sie habe sich schon angewöhnt, lieber Röcke mit Gummiband zu tragen, damit sie am Nachmittag nicht so beengt sei. Neulich habe jemand angedeutet, ob sie vielleicht schwanger sei. Als sie sich im Spiegel angesehen habe, hätte sie ihm recht geben müssen. Gelegentlich kämen – das sei ihr richtig peinlich – ziemliche Blähungen dazu, vor allem, wenn sie mittags in einem Vollwert-Restaurant esse. Eigentlich schätze sie diese gesunde Nahrung. Aber sie würde ihr nicht guttun. Auch Vollkornbrot oder größere Mengen Salat vertrage sie schlecht. Das könne sie höchstens am Wochenende essen, wenn sie alleine sei. Ihre Blähungen danach seien wirklich unzumutbar. Ihr Freund habe sie in diesem Zusammenhang auch auf ihren Mundgeruch angesprochen. Sie verstehe das überhaupt nicht, da sie sich nach jedem Essen ausgiebig die Zähne putze. Seitdem benutze sie ein Mundspray. Ansonsten gehe es ihr gesundheitlich eigentlich sehr gut. Schmerzen vor der Periode seien ja wohl normal. Bei ihr seien sie ziemlich ausgeprägt. Sie müsse dann häufiger einen Tag zu Hause bleiben. In dieser Zeit habe sie ziehende Schmerzen im Unterbauch, ihre Brust spanne und von Zeit zu Zeit kämen auch Migräneattacken dazu. Aber das halte zum Glück höchstens zwei oder drei Tage an, dann sei sie wiederhergestellt. Wir bedanken uns bei Monika für das offene Gespräch. Offenbar haben wir bei den beiden Frauen etwas Pech gehabt. Sie sahen gesünder aus, als sie sich fühlten. Aber das mag Zufall gewesen sein. Wir sollten es mit einem Mann versuchen.

Am offenen Fenster sehen wir einen sportlichen jungen Mann, der nach draußen schaut und die frische Abendluft genießt. Er muß Mitte Dreißig sein, eine große, schlanke Erscheinung. Die gepflegten, blonden Haare und sein gebräuntes Gesicht geben Michael ein sehr gewinnendes Äußeres. Er würde gerne mit uns sprechen. Allerdings wäre es ihm lieb, wenn wir hier am Fenster stehen bleiben könnten. Auf unseren fragenden Blick hin erklärt er uns, er sei Allergiker. Der Tabakrauch bereite ihm einige Schwierigkeiten mit der Atmung. Wir müßten ihn kurz entschuldigen. Mit diesen Worten nimmt Michael eine kleine Spraydose aus der Hosentasche und sprüht damit in den Mund, während er gleichzeitig tief einatmet. So, jetzt könne er wieder besser Luft holen. Seine Allergie sei recht unangenehm. Wenn viel geraucht werde, dann ziehe es sich in seiner Brust zusammen, und er könne kaum noch durchatmen. Ähnlich ergehe es ihm bei blühenden Wiesen oder wenn es draußen neblig sei. Er sei nämlich nicht gegen einen einzelnen Stoff, sondern gegen eine Unzahl von Dingen allergisch. Das reiche von Nahrungsmitteln über Milben, Pollen, Schimmelpilze bis hin zu Tierhaaren. So habe er über das gesamte Jahr seine Probleme. Gelegentlich käme noch ein juckender Hautausschlag hinzu, aber zum Glück gäbe es Kortisonsalbe. Am besten gehe es ihm noch bei sich zu Hause. Dort sei alles nach seinen Bedürfnissen eingerichtet. Steinfußboden, Stahlmöbel, spezielle Matratze, antiallergische Wäsche, keine Federn, keine Polstermöbel, kein Schrank im Schlafzimmer, keine Gardinen, so ließe es sich ganz gut aushalten. Im Urlaub fahre er meist auf eine Nordseeinsel. Dort fühle er sich pudelwohl. Ein wenig betroffen bedanken wir uns bei Michael und verzichten auf weitere Fragen. Von außen betrachtet, hatte er wie das blühende Leben gewirkt. Wir müssen durch einen dummen Zufall an die falschen Menschen geraten sein. Aber drei Menschen sagen natürlich nichts über den allgemeinen Gesundheitszustand heutzutage aus.

Verlassen wir also diese Gesellschaft! Während wir uns dem Ausgang zuwenden, schnappen wir noch einige Gesprächsfetzen auf: »Haben Sie schon gehört, Herr Dr. L. liegt im Krankenhaus – Herzinfarkt!«…»Ich würde ja auch gerne bei der Wanderung mitmachen, aber meine Arthrose in den Knien.«…»Machen Sie auch mit bei der Aktion ›Abnehmen ohne Mühe‹? Ich habe schon zwei Kilo runter…«

Bei diesen Worten fällt uns auf, wie viele übergewichtige Menschen hier versammelt sind! Das hatten wir auf den ersten Blick nicht bemerkt. Wieso benützt der Herr dort, wohl Anfang Fünfzig, einen Stock? Wieso steht auf einem Tablett mit Nachtisch ein kleines Schild »für Diabetiker«?

Froh, wieder draußen zu sein, halten wir inne. Steht es um unsere Gesundheit doch nicht so gut, wie wir dachten? (Tatsächlich werden wir später sehen, daß wir bei weitem nicht so gesund sind, wie wir sein könnten.) Doch wie ist das nur möglich? Wieso leben wir wie im Schlaraffenland und leiden dennoch an so vielen Beschwerden und Krankheiten? Um diesen Widerspruch geht es in diesem Buch: Warum sind wir krank im Schlaraffenland und was können wir dagegen unternehmen?

Lassen Sie mich Ihnen in einem Überblick darstellen, was Sie in diesem Buch erwartet:

Im folgenden Kapitel möchte ich mit Ihnen zusammen untersuchen, woran wir heute leiden. Was sind die Krankheiten unserer Zeit, welches sind die Nachfolger der großen Seuchen der damaligen Zeit?

Danach werfen wir einen Blick auf unsere Vergangenheit. Unter welchen Umweltbedingungen hat sich der Körper entwickelt? Für welche Art der Nahrung wurde er geschaffen? Wie haben wir uns in vorgeschichtlicher und geschichtlicher Zeit ernährt? Das Ergebnis dieser Betrachtung werden wir mit den heutigen Ernährungsgewohnheiten vergleichen.

Um Ihnen einige Informationen über den Aufbau und die Funktion der menschlichen Organe zu geben, werde ich Sie dann zu einer Reise durch unseren Körper einladen. Dabei werden Sie in einem ersten Schritt den gesunden Verdauungstrakt kennenlernen, in einem weiteren Schritt die Auswirkungen der Zivilisationskost auf unser Verdauungsorgan nachvollziehen können.

Unsere Lebens- und Ernährungsgewonheiten wirken sich aber nicht nur auf den Verdauungstrakt aus. Auch andere Organe sind davon betroffen. Vor allem die Folgen für unser Immunsystem und unsere Durchblutung möchte ich Ihnen in einen weiteren Kapitel näherbringen.

Nach der Darstellung dieser vielschichtigen Zusammenhänge werde ich Ihnen eine Anleitung geben, was Sie persönlich für Ihre Gesundheit tun können. Wie sollten Sie leben, damit die Zivilisationskrankheiten oder Beschwerden, wie wir sie bei Beate, Monika und Michael gesehen haben, an Ihnen vorbei gehen? Welche praktikablen Regeln gibt es für den Alltag? Wie sehen die ersten Schritte auf einem Weg zu Gesundheit und Wohlbefinden aus? Dies sind die Themen, die im Mittelpunkt dieses Buches stehen.

Zum Schluß werde ich Ihnen in kleinen Fallgeschichten aus der Praxis darstellen, wie segensreich sich richtige Lebens- und Ernährungsweise auf unsere Gesundheit auswirken.

Ich hoffe, Sie können aus all dem neue Erkenntnisse gewinnen, die Ihnen zu mehr Gesundheit und größerem Wohlbefinden verhelfen.

Gesund im Schlaraffenland?

Eines ist ganz sicher: Wir sind in vieler Hinsicht gesünder als alle unsere Vorfahren. Die Schrecken der Vergangenheit sind passé. Das betrifft besonders die Infektionskrankheiten. Die großen Seuchen, an denen die Menschen früherer Jahrhunderte in Massen starben, sind besiegt. Cholera, Pest oder Typhus haben ihre Bedrohung verloren. Besonders gut läßt sich dies am Beispiel der Tuberkulose dokumentieren.

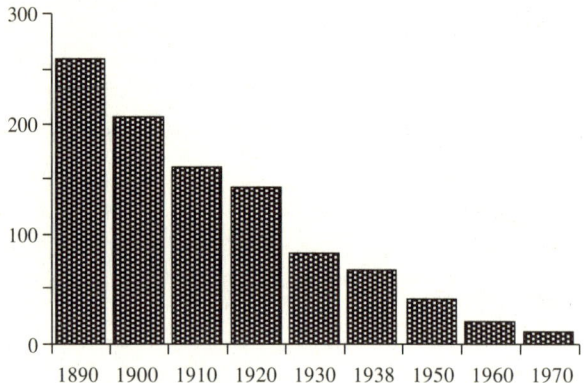

Tuberkulosesterblichkeit pro 100 000 der Bevölkerung (Deutsches Reich beziehungsweise alte BRD[1])

Der kontinuierliche Rückgang der Tuberkulose wird im allgemeinen auf den medizinischen Fortschritt zurückgeführt. Dies trifft allerdings nicht ganz zu. Die Tuberkulose ist nämlich bereits seit über 150 Jahren zurückgegangen[2]. Damals hatte Robert Koch den Tuberkelbazillus noch nicht einmal entdeckt. Auch die Lungenentzündung, die Diphterie und die Pocken gingen zurück, bevor eine spezifische Therapie oder Impfung zur Verfügung stand. Der Grund muß bei den besseren Lebensumständen gesucht werden, die trotz aller Einschränkungen langsam eintraten. Hierbei steht die reichhaltigere Ernährung an erster Stelle. Bessere Ernährung, das heißt ausreichende Ernährung, führte zusammen mit besserer Hygiene zu einem ersten Durchbruch bei der Krankheitsbekämpfung. Die zweite Verbesserung war die Einführung von Impfungen. An dritter Stelle erst standen die Antibiotika, die Ende der dreißiger / Anfang der vierziger Jahre verfügbar waren. Sie bewirkten eine nochmalige Senkung der Sterblichkeit an Infektionskrankheiten. Die Kinder starben nicht mehr an den aus heutiger Sicht »banalen« Infekten. So kam es zur Zunahme der Lebenserwartung.

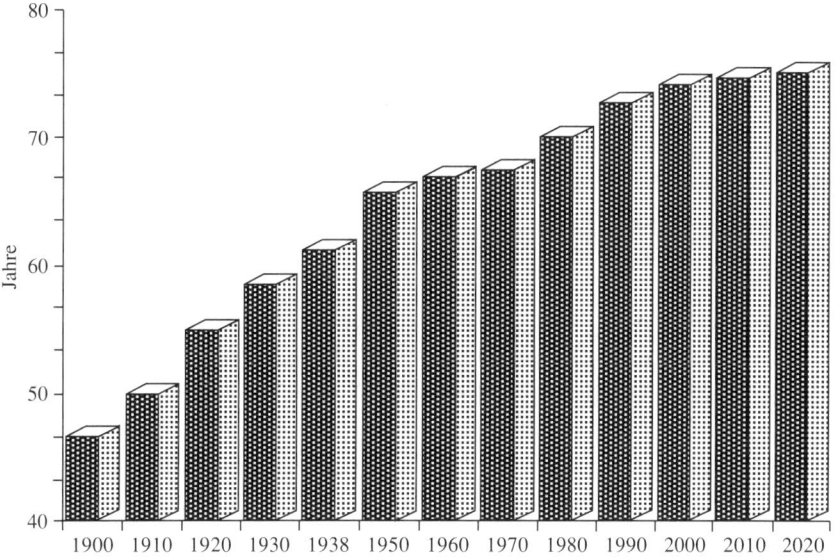

Lebenserwartung eine Mannes in den USA, zum Teil geschätzt[3]

Konnte ein neugeborener Knabe um das Jahr 1900 gerade damit rechnen, 46 Jahre alt zu werden, so hat sich seine Lebenserwartung heute auf respektable 72 Jahre gesteigert. Der durchschnittliche Zuwachs an Lebenserwartung liegt bei Frauen sogar noch höher. Sie werden aus verschiedenen Gründen etwa 7 bis 8 Jahre älter als Männer, und jede zweite wird 80 Jahre oder mehr. Es gibt keine vergleichbare Periode der Menschheitsgeschichte, in der die Lebenserwartung so hoch war.[4] Wenn Sie sich die obige Kurve genauer ansehen, können Sie allerdings erkennen, daß die Lebenserwartung nicht ständig weiter anwächst. Es gibt Hinweise, daß für bestimmte Regionen der Industrieländer die Lebenserwartung rückläufig ist. Verbesserte Ernährungslage, gute medizinische Versorgung, weniger körperlich harte Arbeit führen auch zu einem durchschnittlichen Größenzuwachs der Bevölkerung. Wir werden nicht nur älter, sondern auch wesentlich größer als vor hundert Jahren.

Soweit das Positive. Was ist an Stelle der Infektionskrankheiten getreten? Was ist die Tuberkulose unserer Zeit? Unsere kleine Umfrage zu Beginn des Buches war natürlich nicht repräsentativ, doch zeigt sie einen Trend an. Die Menschen der industrialisierten Welt leiden heute vor allem an den »Zivilisations-« oder »Wohlstandskrankheiten«, da sie erst in der Wohlstandsgesellschaft auftauchten. Es sind vor allem folgende Krankheiten:

Übergewicht, Eßstörungen, Bluthochdruck, Erkrankungen der Herzkranzgefäße, Durchblutungsstörungen (zum Beispiel Raucherbein), Herzinfarkt, Hirnschlag, Diabetes mellitus (Zuckerkrankheit), Arthrosen, rheumatische Erkrankungen, Venenleiden, Asthma, Neurodermitis, viele Lebererkrankungen, chronische Infektionen, Abwehrschwächen, chronische Darmentzündung und viele Arten von Krebs.

In der dritten Welt sind diese Erkrankungen kaum bekannt – dort leiden vor allem die Reichen daran. Völlig unbekannt sind sie unter den primitiven Völkern. Die heute noch lebenden Jäger und Sammler kennen weder Diabetes noch Bluthochdruck. Rheumatische Erkrankungen sind dort ebenso unbekannt wie zahlreiche Krebsarten.[5] Doch sind es nicht nur die schweren Krankheiten, die uns heute plagen. Es gibt eine Unzahl von Störungen, die in der Statistik nur selten auftauchen und die uns ebenso das Leben schwer machen – beipielsweise Magen-Darm-Beschwerden, Kopfschmerzen, Migräne, chronische Nasennebenhöhlen-Infekte, andauernde Infekte bei Kindern, diffuses Mißbehagen, Abgeschlagenheit, Mattigkeit, Müdigkeit und Leistungsschwäche.

Schauen wir uns einige der schweren Krankheiten an, mit denen wir es heute zu tun haben. Dies sind vor allem Herz-Kreislauf-Krankheiten, Krebs, die Komplikationen des Diabetes und Unfälle. Bei den Infektionskrankheiten ist es lediglich noch die Lungenentzündung, der sehr alte oder geschwächte Menschen zum Opfer fallen.

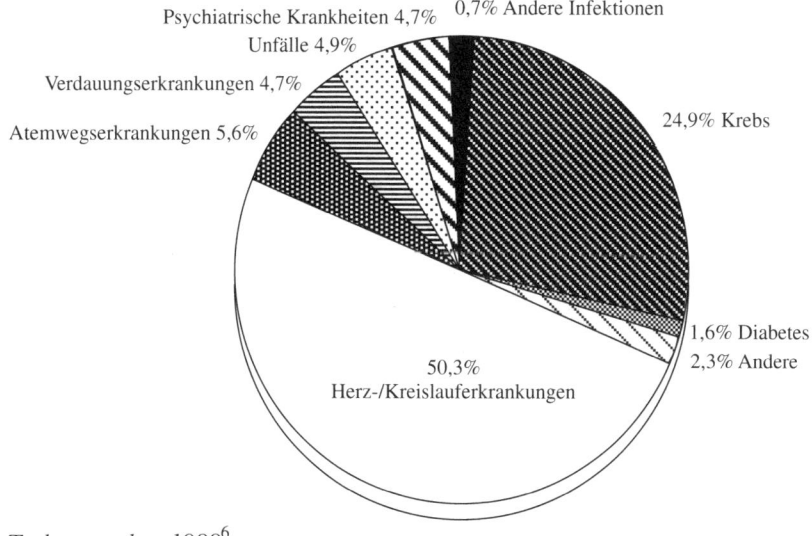

Psychiatrische Krankheiten 4,7%   0,7% Andere Infektionen
Unfälle 4,9%
Verdauungserkrankungen 4,7%
Atemwegserkrankungen 5,6%

24,9% Krebs

1,6% Diabetes
2,3% Andere

50,3%
Herz-/Kreislauferkrankungen

Todesursachen 1988[6]

Herz- und Kreislauf-Erkrankungen

Jeder zweite Deutsche stirbt heute an den Folgen von Herz- und Kreislauf-Erkrankungen. Unter dieser Sammelbezeichnung verbergen sich
folgende Krankheiten:
Bluthochdruck, Verkalkung der Gefäße (Arteriosklerose), Mangel-
durchblutung des Herzens, Herzinfarkt, Herzrhythmusstörungen, Herzschwäche, Schlaganfall und Durchblutungsstörungen (zum Beispiel
der Beine oder des Gehirns).
Noch vor nicht allzu langer Zeit war die Situation gänzlich anders.
Nach dem zweiten Weltkrieg war der Herzinfarkt in Deutschland eine
von Ärzten bestaunte Seltenheit. Ähnlich verhielt es sich mit den anderen Kreislauf-Erkrankungen (siehe Statistik Seite 22).
Was sind die Ursachen für die Zunahme von Herz-Kreislauf-Erkrankungen? Drei vermeidbare Ursachen stehen im Vordergrund: Über-
und Fehlernährung, Nikotinmißbrauch und Bewegungsmangel. Hinzu
kommen seelische Faktoren. Meist sind es chronische Anspannungssi-
tuationen, das heißt Dauerkonflikte, die eine innere Gelöstheit verhindern. Angeborene Ursachen sind dagegen fast zu vernachlässigen. Die
Kette der Ursachen verläuft häufig so:

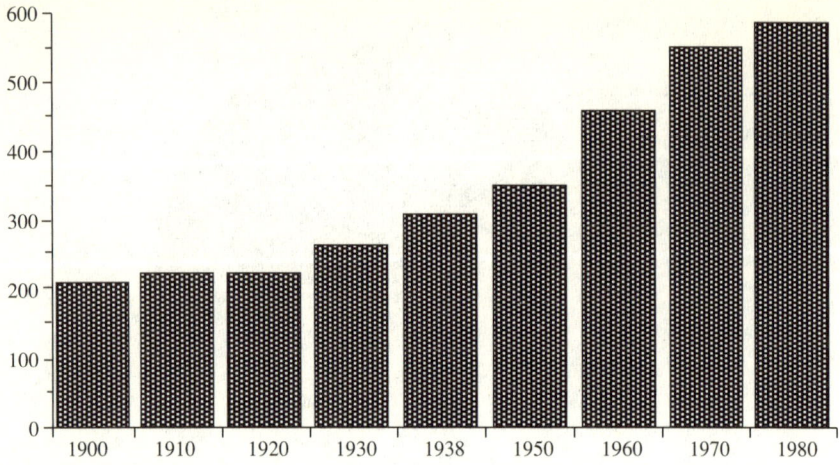

Zunahme der Herz-Kreislauferkrankungen[7]

Der 50jährige Vorarbeiter eines Chemiebetriebes hat sich sein ganzes Leben lang abgerackert. Er wollte es allen Menschen recht machen: seinem Chef, seinen Mitarbeitern, seinen Eltern und seiner Frau. Auf sich selbst achtete er wenig. Er gönnte sich vor allem wenig Zeit. So war er meist eingespannt in andauernde Verpflichtungen, vor allem, weil er auch noch Ämter in Vereinen übernommen hatte. Er selbst kam schon lange nicht mehr dazu, aktiv etwas für seine Gesundheit zu tun – er fand einfach keine Zeit dafür. Je länger das Berufsleben dauerte, desto mehr litt er unter der Arbeitsbelastung. Auch wenn seine Arbeit nicht mit körperlicher Anstrengung verbunden war, hatte er doch abends das Gefühl, als hätte er im Steinbruch gearbeitet. Er fühlte sich zerschlagen und hatte das Bedürfnis, wenigstens gut zu essen und zu trinken. So trank er dann meist ein paar Bier zuviel und aß auch oft fett und reichlich. Nach dem Essen entspannte er sich am liebsten vor dem Fernsehgerät und rauchte dazu einige Zigaretten, nicht übertrieben viel, doch am Ende des Tages war die Packung leer.

Im Laufe der Jahre kam ein beträchtliches Übergewicht zustande, und so spürte er immer weniger Lust, sich zu bewegen. Die ungünstige Ernährung, der Bewegungsmangel und das Nikotin hatten Folgen für die Zusammensetzung seines Blutes. Vor allem der Cholesterinspiegel, der Triglyzeridspiegel, Harnsäure und Blutzucker stiegen auf hohe Werte. Dabei nahmen besonders die ungünstigen Teile des Cholesterins zu (LDL und VLDL). Diese Veränderungen begünstigten die Fettablagerung in den Blutgefäßen, die nach einer Weile durch Kalziumeinlagerung verhärteten und verengten. Der Vorarbeiter merkte, daß er beim schnellen Gehen Schmerzen in den Waden bekam. Der Arzt stellte eine Durchblutungsstörung in den Beinen fest. Außerdem war seit einiger Zeit der Blutdruck immer zu hoch. Die Katastrophe ereignete sich nach einem Virusinfekt. Er hatte sich einige Tage nicht gut gefühlt und auch nur wenig Flüssigkeit zu sich genommen. Das Blut dickte ein und plötzlich spürte er einen vernichtenden Schmerz hinter dem Brustbein: Herzinfarkt!

Die Tragik eines solchen Verlaufes ist, daß in der Regel nicht die dauernde Überbelastung den Patienten tötet. Es sind im Gegenteil die Bemühungen, dem Streß etwas entgegenzusetzen, die letztendlich die fatale Krankheit bedingen. So führt das verständliche Bedürfnis, sich verwöhnen zu müssen, zu Bewegungsmangel, die dauernde innere Anspannung zu überreichem Alkohol- und Zigarettenkonsum. Und das Gefühl des Ausgelaugtseins läßt Menschen über die Maßen essen und trinken. Viele Zeichen sprechen dafür, daß dieses Wechselspiel von Überforderung und anschließender »Entspannung« durch Überernährung und Genußmittel in den nächsten Jahren an Schärfe gewinnen wird.

Krebs

Die zweithäufigste Todesursache ist der gefürchtete Krebs. Jeder vierte Deutsche stirbt daran. Leider gibt es hier wie bei den Herz-Kreislauf-Krankheiten eine zunehmende Tendenz (siehe Statistik Seite 24).

Die Ursachen sind vielfältig. Eine davon liegt im durchschnittlich höheren Alter der Bevölkerung. Je älter Menschen werden, desto eher kann es zur Krebsentstehung kommen. Doch das ist nicht alles. Krebs entsteht zu einem großen Teil aus Gründen, die in unserer Lebensweise liegen. Man geht zur Zeit davon aus, daß 80% aller Krebserkrankungen vermeidbar wären!

Die Liste der krebsauslösenden Substanzen füllt mehrere Bücher, und sie wird täglich länger. Schon lange kann niemand mehr einen Überlick behalten, welche Substanzen für die Entstehung bösartiger Geschwulste verantwortlich sind. Jedes Jahr werden etwa vierhunderttausend Chemikalien neu entdeckt und etwa 1000 davon produziert. Irgendwann aber kommen all diese Stoffe in die Atmosphäre, in das Wasser oder in den Boden und damit in Kontakt mit dem Menschen. Ob sie

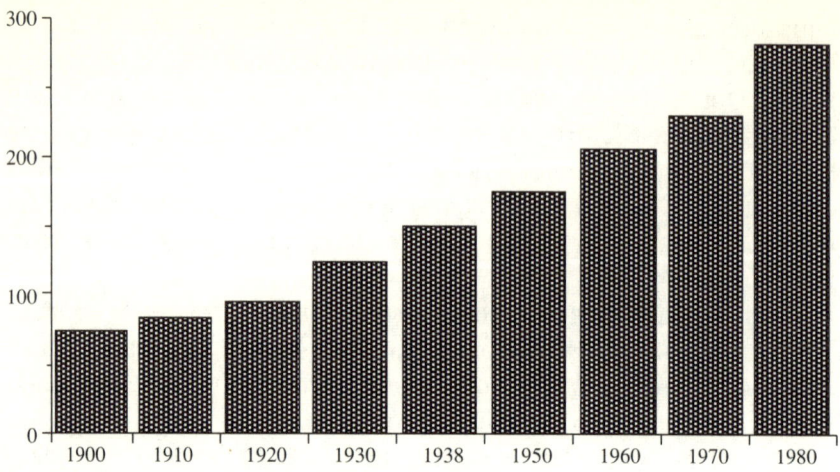

Zunahme der Krebssterblichkeit pro 100 000[8]

krebserregend sind, stellt sich im allgemeinen erst nach Jahren oder Jahrzehnten heraus. Angesichts dieser Zusammenhänge wundert es nicht, daß bestimmte Krebsarten um so häufiger sind, je größer die Luftverschmutzung ist. Das trifft nicht nur für den Lungenkrebs zu, sondern auch für den Magenkrebs, bei dem der Einfluß der Luftverschmutzung nachgewiesen ist.[9]

Die Problematik der Krebsentstehung durch Umweltgifte wird vermutlich in den kommenden Jahren immer weiter in den Vordergrund rücken. Allerdings darf dabei nicht übersehen werden, daß bei den Umweltgiften eines alle anderen weit überragt: Es ist der Zigarettenrauch! Unabhängig davon, ob aktiv inhaliert oder nur passiv mitgeraucht wird, ist er die Nummer 1 der Umweltgifte. Dreißig Prozent der Erkrankungen sind auf ihn zurückzuführen. An zweiter Stelle bei der Krebsauslösung stehen die Folgen unserer Ernährung. Das mag erstaunen. Erst seit wenigen Jahren kennt man die Bedeutung des erhöhten Fettkonsums für die Entstehung von bösartigen Tumoren (zum Beispiel Brust- und Dickdarmkrebs). Auch geräucherte Fleisch- und Wurstwaren stellen einen Risikofaktor dar. Übermäßiger Alkoholkonsum begünstigt die Entstehung von Krebsarten der Speiseröhre und des Mundes.[10]

Essen, Trinken und Rauchen sind somit die häufigsten Ursachen für die Krebsentstehung. Gemeinsam ist ihnen, daß sie dem Körper direkt und in hoher Konzentration bestimmte, gefährliche Stoffe zuführen, die unsere Gesundheit stark beeinträchtigen können. Die Schadstoffe in der

Umwelt, die Luft, Wasser und Böden belasten, sind zwar folgenreich und schrecklich für die gesamte Natur; bezüglich der direkten Auswirkung auf unseren Körper stehen sie – noch – an zweiter Stelle.

Übergewicht

Übergewicht ist in den industrialisierten Ländern die häufigste aller Krankheiten. 60% aller Menschen überschreiten in der Bundesrepublik ihr Idealgewicht! Es ist ausschließlich eine Erkrankung der reichen Industrieländer und war in schlechten Zeiten (Weltkriegen) genauso unbekannt wie heute in der dritten Welt. Die Bedeutung der überschüssigen Pfunde ist kaum zu überschätzen. Zwar geht es den Betroffenen meist in erster Linie um ihr Aussehen, um ihre Attraktivität. Vom gesundheitlichen Standpunkt aus gesehen, ist das Übergewicht jedoch die Hauptursache aller Zivilisationskrankheiten. Dabei sind Übergewichtige auch vermehrt von Krankheiten betroffen, bei denen man einen Zusammenhang mit dem Gewicht nicht so leicht vermuten würde, zum Beispiel Blinddarmentzündungen, Gallensteine oder Leberzirrhose.
Übergewicht mit allen seinen Konsequenzen muß als eine der folgenreichsten Erkrankungen in den Industrieländern angesehen werden. Mehr als ein Viertel aller Krankheitskosten, die im Gesundheitswesen anfallen, sollen durch die Folgen von Übergewicht verursacht werden.[11] Wie kommt es dazu, daß nicht nur einzelne Menschen, sondern die Mehrheit der Bevölkerung erheblich zuviel wiegt?
Die Ursachen für das Übergewicht sind vielfältig. Ich möchte hier auf einen Zusammenhang eingehen, der mir bedeutsam erscheint: die Regulation des Gewichtes. Durch ein »eingebautes« System zur Energieregulation ist unser Körper eigentlich in der Lage, sein Gewicht mit geringen Schwankungen von ein oder zwei Kilogramm zu halten. Dazu muß der Körper exakt »Buch führen«: Wie hoch war der Energiegehalt der aufgenommenen Nahrung? Wie hat sie sich heute zusammengesetzt? Wieviel Fett, Kohlenhydrate und Eiweiß waren vertreten? Wie hoch ist der heutige Energiebedarf? Was habe ich gestern zu mir genommen? Habe ich gestern mehr oder weniger gegessen, als ich benötigt habe? Wieviel bewege ich mich heute? Wie hoch ist die Außentemperatur? Wie gut schützt die Kleidung vor Wärmeverlust? Bin ich in hoher seelischer Anspannung und brauche mehr Energie oder umgekehrt?

All diese Variablen kann unser »eingebautes« System mit hoher Genauigkeit bestimmen und in die Meldung umsetzen: »hungrig« oder »satt«. Schon kleine Irrtümer in unserer Reaktion auf die Meldung unseres Körpers haben große Folgen. Nehmen wir an, Sie würden jeden Tag nur zwei kleine Päckchen Zucker in den Kaffee nehmen, die den täglichen Energiebedarf Ihres Körpers übersteigen. Nach zwei Jahren hätte sich das zu fast 8 Kilogramm Übergewicht summiert. In 10 Jahre hätten Sie bereits das extreme Übergewicht von 40 Kilogramm!

Das gleiche gilt für die Bewegung: Ein geringes Absenken des Energieverbrauchs hat schwerwiegende Folgen. Unsere »eingebaute Buchführung« muß also überaus exakt sein. Durch einen regelmäßigen, täglichen Spaziergang von einer knappen halbe Stunde wäre der Körper in der Lage, den erwähnten Gewichtsanstieg vollständig zu unterbinden.

	Männer	Frauen
Bettruhe	1,0	0,9
Sitzen	1,3	1,1
Gehen	1,7	1,3
Büroarbeit	1,8	1,6
Hausarbei	2,1-4,3	1,7-3,5
Tanzen, Reiten, Tennis	5,0-7,5	4,0-6,0
Rudern, Fußball	7,5 und mehr	6,5 und mehr

Energieumsatz pro Minute in Kcal[12]

Kleine Veränderungen in der Ernährungs- beziehungsweise Bewegungsgewohnheit bringen also auf Dauer große Effekte. Kein Wunder, daß mit zunehmendem Lebensalter viele Menschen übergewichtig werden. Hier kommt eine weitere Besonderheit ins Spiel: Ältere Menschen brauchen eine Spur weniger Energie als Jugendliche und Erwachsene, nicht viel, durchschnittlich ganze 10 kcal pro Tag. Das entspricht etwa 3 Gramm Brot! Eine verschwindende Menge! Trotzdem addiert sich dieser kleine Betrag im Verlauf von zwanzig oder dreißig Jahren auf 40 überschüssige Pfunde.

Falls Sie selbst übergewichtig sein sollten, dann werden Sie sich oft gefragt haben, wie es zu diesem Zuviel an Gewicht kam. Sie essen doch nicht viel! Damit treffen Sie den Sachverhalte auf den Punkt. Genauer gesagt: Sie essen nur eine winzige Kleinigkeit zuviel für Ihre Art der Bewegung!

Das betrifft nicht nur uns Menschen. Die gleiche feine Gewichtsregulation gibt es auch bei Tieren. Wenn Sie den Ausflug ins Tierreich gestatten: Tiere werden bei artgerechter Fütterung niemals fett (die Gans muß gegen ihren Willen gestopft werden!). Sie können Tieren noch so viele Nahrungsmittel anbieten, sie essen freiwillig nicht mehr, als sie verbrauchen.

Das ändert sich aber dramatisch, wenn man Tiere mit der heutigen »Menschennahrung« ernährt. Gibt man etwa Menschenaffen eine gemischte, hochkalorische »Cafeteria-Diät« (Hamburger, Pommes frites, Kuchen, Cola), so stopfen sie abartig große Mengen in sich hinein.[13] Das gleiche gilt für Ratten, Mäuse oder Schweine. Es hängt also nicht nur von dem »wieviel«, sondern entscheidend von dem »was« ab, ob sich im Endeffekt Übergewicht einstellt.

Den gleichen Zusammenhang können Sie in den Entwicklungsländern beobachten. Bei traditioneller Ernährungsweise sind die dortigen Bewohner niemals dick, selbst wenn Nahrungsmittel im Überfluß vorhanden sind. Sie haben Idealgewicht. Das würde sich jedoch ändern, wenn sie die moderne Art des Essens übernähmen.

Wieviel nimmt nun im Durchschnitt der deutsche Mitbürger täglich an Kalorien zu sich? Wie groß ist die »Kleinigkeit«, die er zuviel ißt? Der statistische Durchschnittsmann verbraucht etwa 2400 kcal pro Tag. Real nimmt er aber 3456 kcal am Tag zu sich. Damit ißt er Tag für Tag 1056 kcal zu viel! Die deutsche Durchschnittsfrau lebt kaum besser: Sie nimmt 955 kcal zuviel zu sich.[14] Beide nehmen in trautem Einklang etwa 100 Gramm pro Tag zu! Um diesen Energieüberschuß auszugleichen, müßte der Betreffende zusätzlich zu seiner üblichen Bewegung jeden Tag zwei Stunden und zwanzig Minuten intensiv Fußball spielen oder gut zehn Stunden spazierengehen!

Wir essen also in unglaublichem Maß über unseren realen Bedarf hinaus, obwohl wir von Natur aus über ein Gewichtsregulationssystem verfügen, das in der Lage ist, unseren Energiehaushalt mit höchster Präzision zu steuern.

Wie kommt es zu solch einer gigantischen Fehlentwicklung? Was läuft uns hier so eklatant aus dem Ruder? Ich möchte Ihnen die Antwort später geben, wenn wir gemeinsam noch etwas tiefer in die Materie eingedrungen sind und besser verstanden haben, wie es um den Menschen und seine Ernährung bestellt ist. Dann können Sie auch leichter verstehen, wie Sie Ihre Nahrungszufuhr mit Ihrem Bedarf in Einklang bringen können.

Zuckerkrankheit

In direktem Zusammenhang mit dem Übergewicht steht die Zuckerkrankheit (Diabetes mellitus). Die größte Gruppe der Diabetiker (ca. 90%) leidet unter dem Typ II, dem Alterszucker. Insgesamt sind etwa zwei bis drei Prozent der Bevölkerung von der Zuckerkrankheit betroffen. Das mag auf den ersten Blick als ein geringer Prozentsatz erscheinen. Der Sachverhalt sieht aber gänzlich anders aus, wenn man diesen Durchschnittswert auf das Alter bezieht: Ab dem vierzigsten Lebensjahr kommt es zu einem sprunghaften Anstieg der Diabeteshäufigkeit und erreicht im Alter von 70 bis 80 Jahren die 15%-Marke. Das heißt, fast jeder sechste Bürger ist an der Zuckerkrankheit erkrankt. Übergewichtige haben ein fast viermal so hohes Risiko![15] Dieser Zusammenhang zeigt sich deutlich anhand der besonders betroffenen Berufsgruppen: Köche, Bäcker, Mitarbeiter in Gaststätten, Angestellte und Arbeiter in der Nahrungsmittelindustrie.[16] Je inniger der Kontakt zur Nahrung, desto häufiger der Diabetes!

Die Art der Nahrung spielt bei der Entstehung der Diabetes eine große Rolle. Die Zuckerkrankheit ist ein Mangel des Hormons Insulin, das im Stoffwechsel der Kohlenhydrate (Getreideprodukte, Kartoffeln, Zucker) benötigt wird. Bei der Zufuhr von hochkonzentrierten Kohlenhydraten, also Zucker in jeder Form, kommt es zu einer maximalen Produktion des Insulins durch die Bauchspeicheldrüse. Sobald der Zucker aus der Blutbahn entfernt wurde, wird die Insulinherstellung wieder zurückgenommen. Bei der gegenwärtigen Ernährung mit viel Süßem kommt es zu einem ständigen Anreiz der maximalen Insulinproduktion. Im Verlauf von Jahrzehnten wird dabei die Bauchspeicheldrüse überfordert und in ihrer Funktion, Insulin zu produzieren, geschwächt. Sie ist von Natur aus auf solche Höchstleistungen nicht vorbereitet. Ißt der Betroffene jetzt etwas Süßes, steht nicht mehr genug Insulin zur Verfügung, um den Zucker im Blut aufzuschlüsseln, umzuwandeln und als Energie dem Körper zuzuführen.

Mittlerweile ist der Diabetes eine Allerweltskrankheit geworden. Angesichts seiner Häufigkeit wird er jedoch als wenig bedrohlich empfunden. Man kann ja Tabletten einnehmen, und wenn es ein Stück Kuchen zu viel war, gleicht eine Pille das wieder aus. Schlimmstenfalls muß man das Insulin eben spritzen.

Leider ist dem nicht so: Die Zuckerkrankheit ist eine schwere Krankheit, die praktisch jedes Organ zerstören kann. Die Liste der Folgekrankheiten ist lang: Gefäßschäden, Arteriosklerose, die zur Amputation von Gliedmaßen führen kann, Schädigung der Augen mit nachfolgender Erblindung, diabetische Nervenschäden, diabetische Herzschäden, Nierenschädigung bis hin zur Notwendigkeit zur Dialyse (künstliche Niere) und vieles mehr.

Einen einsamen Rekord in der Diabeteshäufigkeit halten verblüffenderweise die Ureinwohner Australiens: 70% leiden dort unter Alterszucker. Ein Widerspruch? Nein, denn bis vor kurzem war dort die Zuckerkrankheit unbekannt. Erst nach der Umstellung auf die »moderne« Ernährungsweise kam es zu dieser dramatischen Entwicklung.[17]

Rheuma

Gelenkverschleiß und Gelenkentzündungen gibt es schon, so lange Menschen auf der Erde leben. Bei der Untersuchung von ägyptischen Mumien konnte man in vielen Fällen diese Gelenkprobleme entdecken. Angesichts der harten körperlichen Arbeit, die von der damaligen Bevölkerung geleistet wurde, ist dies auch nicht verwunderlich. Ohne die Hilfe von Maschinen, ohne Lastwagen und Kräne wurde der Bewegungsapparat extrem belastet. Heute sieht das gänzlich anders aus. In den reichen Ländern dieser Erde wird die »Knochenarbeit« fast ausschließlich von technischen Geräten erledigt. Dem Menschen kommt häufig nur die Überwachungsfunktion zu. Im Alltag sind wir weitgehend von körperlichen Belastungen befreit (siehe Statistik Seite 30). Wir steigen am Morgen ins Auto, gehen ein paar Schritte zur Arbeitsstätte, nehmen dann den Fahrstuhl und lassen uns in den Schreibtischstuhl fallen.

Vielleicht denken Sie, liebe Leserin, lieber Leser, das sei bei Ihnen ganz anders. Sie seien den ganzen Tag auf den Beinen, hätten kaum Zeit, sich hinzusetzen. Dies ist sicherlich wahr. Aber überprüfen Sie es einmal genau. Wie groß ist die Strecke, die Sie tatsächlich zurücklegen? Wie oft gehen Sie in der Wohnung hin und her? Wie lang sind diese Strecken? Wie weit gehen Sie tatsächlich vom Auto oder von der Straßenbahn aus zu Fuß? Bei genauer Betrachtung sind dies bei den meisten Menschen, über den Tag addiert, nur wenige Kilometer.

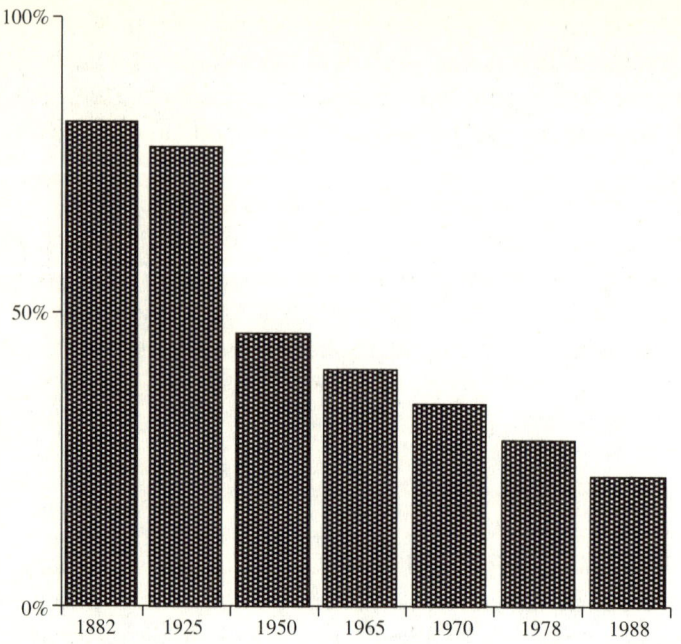

Abnahme von körperlicher Schwer- und Schwerstarbeit innherhalb von 100 Jahren[18]

Wir leben somit in einem Zeitalter, in dem die Gelenke in einem Ausmaß geschont werden, das in der gesamten Menschheitsgeschichte einmalig ist. Die Mehrheit der Bevölkerung (70%) ist praktisch keinerlei körperlicher Belastung ausgesetzt.[19] Als Folge müßten wir über den gesündesten Bewegungsapparat aller Zeiten verfügen. Das Gegenteil ist der Fall! Obwohl die Gelenke noch nie so wenig beansprucht worden sind wie heute, nehmen Arthrosen und entzündliche Gelenkerkrankungen einen immer größeren Anteil unter den chronischen Leiden ein. Bei den Krankmeldungen nehmen die rheumatischen Beschwerden die vorderste Stelle ein: Jede vierte Krankmeldung wird wegen dieses Krankheitsbildes ausgestellt.[20] Bei einer Untersuchung in Hessen ergab sich, daß fast drei Viertel der Berufstätigen (72%) unter rheumatischen Beschwerden litten! Sieben bis acht Prozent sind deshalb länger als drei Monate arbeitsunfähig.[21] Es wundert nicht, daß diese Krankheitsgruppe auch bei den vorzeitigen Berentungen an erster Stelle steht: Ein Viertel aller Berentungen wird mit einer Gelenkerkrankung begründet. Das trifft nicht nur für Arbeiter zu, sondern ebenso für die körperlich geschonten Angestellten.

30

Warum geht geht es uns hier nicht besser? Was hat das mit unserer Lebensweise zu tun? Kann vielleicht die Schonung mehr Nachteile als Vorteile haben? Oder ist die moderne Ernährung mitschuldig, wie manche Autoren vermuten?[22]

Allergien

Etwa 10% unsere Bevölkerung leiden unter Allergien. Sie haben eine der folgenden Beschwerden: Asthma, Neurodermitis, Nesselsucht (Urtikaria), Heuschnupfen, Bindehautentzündungen oder auch Allergien im Magen-Darm-Trakt mit Durchfall, Krämpfen und Erbrechen. Die Liste ist damit keineswegs vollständig.

Die Neigung zu Allergien nimmt beständig zu. Man schätzt, daß innerhalb einer einzigen Generation diese Krankheitsbereitschaft um 300% zugenommen hat.[23] Von den heute geborenen Kindern neigt bereits jedes dritte zu Allergien! Die Tendenz ist weiterhin zunehmend. In absehbarer Zeit wird die Mehrheit der Bevölkerung zu den Allergikern zählen.

Wogegen kann man allergisch werden? Im Prinzip gegen alles. Tatsächlich stehen aber bestimmte natürliche Substanzen wie Pollen von Gräsern, Bäumen oder Blumen, Tierhaare, Milbenausscheidungen, Mehlstaub, Insektengifte und Nahrungsmittel im Vordergrund. Bei den letzteren sind es vor allem Hühnereier, Meerestiere, Milch, Nüsse, Gewürze, Zitrusfrüchte und Getreidebestandteile.

Auch Allergien gegen Chemikalien, Kosmetika, Metalle (zum Beispiel Nickel) oder andere künstliche Stoffe nehmen zu. Allerdings sind die natürlichen Stoffe die häufigste Ursache der Überempfindlichkeit.

Das müßte eigentlich überraschen! Hat die Menschheit nicht immer schon mit Blüten, Gräsern und Früchten gelebt? Wir sollten uns doch an diese natürliche Umgebung langsam gewöhnt haben! Wie kommt es, daß wir jetzt auf einmal gegen unsere natürliche Umwelt allergisch werden? Der Grund liegt nicht in der reichlich vorhandenen Natur. Schuld daran ist die Umweltverschmutzung. Sie bedeutet eine ungeheure Zunahme von Ruß- und Schmutzpartikeln in der Luft. Diese Schmutzteilchen sind zu klein, als daß sie für unser Immunsystem allergieauslösend wirken könnten. Allerdings setzen sich die Pollen auf ihnen fest und bilden mit ihnen zusammen eine brisante Mischung. Sie erreichen unsere Atemwege und sensibilisieren uns dort. Erst die Kombination der beiden Faktoren verursacht also die Allergie! So kommt es, daß die Pollenallergie (etwa gegen Getreidepollen) nicht auf dem flachen Land verbreitet ist, sondern in der Stadt und dort speziell bei den Anwohnern viel befahrener Autostraßen. In Japan verdoppelte sich die Allergie gegen Zedernpollen innerhalb von 10 Jahren parallel zu der Zunahme des Autoverkehrs.[24]

Allergene (die winzigen allergieauslösenden Stoffe) sind nicht nur in der freien Natur vorhanden. Unsere Wohnräume sind voller Substanzen, die vor wenigen Jahrzehnten völlig unbekannt waren. Chemie am Bau, Ausdünstung von Spanplatten, Teppichböden und Beschichtungen, eine Flut von Haushaltschemikalien, Lösungsmittel, Klebstoffe, Hobby- oder Do-it-yourself-Artikel – all das atmen wir in der Wohnung ein. Selbst die Kleidung ist von Chemie nicht frei. Diese Stoffe sammeln sich in der Wohnraumluft, da die wärmedämmenden Fenster einen Gasaustausch behindern.

Schließlich erreichen uns die Allergene auch über die Nahrung. Zwar bestehen auch hier wieder Allergien vor allem gegen natürliche Lebensmittel. Der auslösende Mechanismus dürfte jedoch ähnlich dem der Pollenallergien sein. Im Naturzustand verzehren wir die Nahrung nämlich nur noch zum geringsten Teil. Ganze 20% der Nahrung gelangen unverarbeitet auf unseren Tisch. Der größte Teil (80%) wird in irgendeiner Form industriell verarbeitet. Dabei gelangt eine kaum übersehbare Anzahl von »food-additives«, Nahrungszusätze, in das Essen. Mindestens 3000 Hilfsstoffe werden in unseren Breiten regelmäßig eingesetzt. Wußten Sie, daß Sie als Durchschnittsverbraucher zwischen drei und fünfzehn Kilogramm dieser Nahrungschemie im Laufe eines Jahres zu sich nehmen?[25]

Es gibt aber nicht nur diese Substanzen. Die meisten Umweltgifte reichern sich irgendwann einmal in der Nahrungskette an und gelangen so in unseren Körper. Derzeit lassen sich etwa 8 Millionen verschiedene Chemikalien in der Umwelt nachweisen. Für den Alltag bedeutet dies, daß wir mit etwa 65 000 Substanzen regelmäßig in Berührung kommen.[26] All diese Stoffe muß das Immunsystem identifizieren und sich damit auseinandersetzen. Damit ist es offensichtlich überfordert.

So kommt es, daß sich Allergien immer weiter verbreiten. Längst sind nur noch die wenigsten Menschen auf eine oder wenige Substanzen allergisch. Komplexe Allergiebereitschaft wird immer häufiger. Bereits heute gibt es Menschen, die gegen so viele Stoffe Unverträglichkeiten haben, daß sie nur noch in einer Kunstwelt leben können. In den USA gibt es Camps in Wüstengegenden, in denen hochgradige Allergiker in Spezialwohnwagen aus Aluminium wohnen. Nur dort, weit weg von jeder Zivilisation und ohne blühende Vegetation, sind sie in der Lage, ein erträgliches Leben zu führen.

Magen-Darm-Krankheiten

Probleme mit dem Magen-Darm-Trakt sind in den industrialisierten Ländern außergewöhnlich verbreitet. Etwa 7% der arbeitenden Bevölkerung leiden an einem akuten Magengeschwür.[27] Die Zahl der Menschen mit Magenschleimhautentzündung ist etwa zehnmal so groß![28] Magenstörungen sind in unserer Gesellschaft somit eher die Regel als die Ausnahme. Dies wurde eindrücklich bei einer Untersuchung von beschwerdefreien Zeitgenossen bestätigt: Bei Reihenuntersuchungen fand sich eine wirklich unauffällige Magenschleimhaut lediglich bei einem knappen Viertel der untersuchten Menschen (23%).[29] Der Beschwerdekomplex der Magengeschwüre und Magenschleimhautentzündungen ist damit auch ein volkswirtschaftlicher Faktor, besonders da Magenbeschwerden kein einmaliges Ereignis sind: 70% aller Geschwüre kommen innerhalb von fünf Jahren wieder.

Aber nicht nur der Magen ist bei den meisten unserer Zeitgenossen krank, auch schwere Krankheiten des Darmes breiten sich immer mehr aus. Die Colitis ulcerosa und vor allem die Zunahme des M. Crohn (schwere Dünndarmentzündung) stellen Betroffene wie Ärzte vor große Probleme. Eine unübersehbare Anzahl von Menschen leidet darüber hinaus unter einem Reizdarm, der sich in Schmerzen, Durchfall oder Verstopfung äußert. Mittlerweile sind dies die häufigsten aller Magen-Darm-Krankheiten geworden.[30] Wenn man zu diesen noch die Anzahl aller Patienten mit Dickdarmdivertikeln (Aussackungen des Dickdarms) addiert (etwa 40-60% der älteren Bevölkerung), fragt man sich, wer überhaupt einen gesunden Verdauungsapparat besitzt.

Sie können das Ausmaß der Beschwerden bei einer privaten Umfrage unschwer nachvollziehen. Fragen Sie im Bekanntenkreis nach, ob eines der folgenden Symptome bekannt ist: Magendrücken, Völlegefühl, Aufstoßen nach dem Essen, Sodbrennen, Unverträglichkeit von manchen Speisen und das Gefühl, die Nahrung würde wie ein Stein im

Bauch liegen. Oder fragen Sie nach Unruhegefühlen im Bauchraum, Darmgeräuschen, »Kullern« im Bauch, Blähungen, Krämpfen, Durchfall, Verstopfung oder lediglich einem dumpfen Mißbehagen im Bauchraum. Sie werden feststellen: Es gibt kaum einen beschwerdefreien Menschen!

Kurz zusammengefaßt können wir also feststellen: Eine Fülle neuer, bisher unbekannter Krankheiten ist für uns ähnlich bedrohlich wie die großen Seuchen früherer Zeiten. Diese Tatsache – so könnte man meinen – steht im Widerspruch zu unseren heutigen Lebensumständen. Denn wir haben, verglichen mit früher, die besten Voraussetzungen, um wirklich gesund zu sein. Wie kommt das? Warum geht es uns nicht viel besser? Über Jahrtausende haben Menschen davon geträumt, so zu leben wie wir: ohne harte Arbeit, im Überfluß der Nahrung, ohne Bedrohung durch ansteckende Krankheiten. Trotzdem geht es uns nicht nur gut! Lassen Sie uns untersuchen, wie dieser Widerspruch zu erklären ist.

Zunächst ist es hilfreich, wenn wir einmal mit Distanz betrachten, wie der Mensch wurde, was er heute ist. Treten wir in Gedanken einen Schritt zurück und sehen uns in einer gerafften Zeitreise die Entwicklung des Menschen an – vor allem die Entwicklung seines Körpers und seiner Ernährungsgewohnheiten.

Die Entwicklung unserer
Ernährungsgewohnheiten – eine Zeitreise

Der Mensch in seiner heutigen Erscheinung ist kein Produkt unserer Zeit. Er ist eine recht alte »Maschine«. Seine Entwicklungs- und Konstruktionsgeschichte reicht Millionen von Jahren zurück. Was wir heute als »fertigen« Menschen sehen, ist letztlich das Produkt einer kaum vorstellbar langen Entwicklungszeit. In einem Prozeß von kleinen und kleinsten Schritten wurde diese »Maschine« immer weiter verbessert. Es wurde an ihren Eigenschaften und Fähigkeiten so lange gefeilt, bis sie optimal an die Anforderungen der Umwelt, in der sie lebt, angepaßt war.

Was bedeutet das für uns? Sind wir bereits einem Leben in der Zivilisation optimal angepaßt? – Die Antwort heißt: sicherlich nicht! Veränderungen in der Entwicklungsgeschichte geschehen sehr, sehr langsam. Die Entwicklung der Technik und der Zivilisation kam in rasendem Tempo, verglichen mit der Geschwindigkeit der evolutionären Anpassungsprozesse. Der Mensch ist damit in einer merkwürdigen Lage: Während sich die heutige Umwelt dramatisch verändert hat, ist sein Körper immer noch derselbe wie vor vielen tausend Jahren. Entwickelt für eine gänzlich andere Art des Lebens, muß er nun mit einer hochtechnisierten Gesellschaft umgehen. Vielleicht werden Sie jetzt einwenden, ganz so schlimm kann es doch nicht sein. Sie selbst kommen doch mit diesem technischen Fortschritt ganz gut zurecht und möchten nicht unbedingt wie ein Neanderthaler leben. Selbstverständlich ist das richtig. Ganz so hilflos sind wir in der neuen Umwelt nicht. Menschen sind nämlich im Gegensatz zu den meisten Tierarten ungeheuer anpassungsfähig. Der Körper des Menschen ist allerdings nicht so flexibel. In ihm laufen dieselben Prozesse ab wie in grauer Urzeit. Er kann das Tempo der Anpassung nicht in gleicher Weise mitmachen wie sein Geist.

Bedeutet nun dieser Widerspruch auch etwas für die Krankheiten in unserer Zeit? Hängen die Zivilisationskrankheiten damit zusammen, daß sich unser Körper in der modernen Zeit noch nicht zuhause fühlt?

Bevor wir diese Fragen beantworten können, sollten wir uns ansehen, für welche Art der Umwelt der Mensch eigentlich geschaffen wurde. Wie sah die Welt aus, in der sich der Mensch zu dem entwickelte, was er heute ist? Vielleicht können wir uns durch die Beantwortung dieser Frage die heutigen Krankheiten besser erklären. Ich möchte Sie deshalb zu einer Reise bis in die Urzeit einladen. Nehmen wir an, wir würden über die legendäre Zeitmaschine verfügen und könnten uns beliebig in den vergangenen Zeiten bewegen. Besteigen Sie mit mir diese Maschine, und schauen wir uns um. Wir können bei dieser Reise natürlich nicht alles betrachten und beschränken uns deshalb auf einige interessante Aspekte. Besondere Aufmerksamkeit wollen wir den Ernährungsgewohnheiten vergangener Jahrhunderte beziehungsweise Jahrtausende widmen, denn 60% aller chronischen Krankheiten sind – so die Schätzungen – direkt oder indirekt auf Ernährungsfolgen zurückzuführen.

Die Prähistorische Zeit

Den Beginn unserer Reise möchte ich recht weit zurücklegen, etwa zu dem Erscheinen der ersten Affen auf diesem Planeten. Ich gehe so weit zurück, weil die Entwicklung des Menschen nicht mit dem ersten Menschen begann.[1] Die meisten unserer Organe finden sich bereits bei unseren direkten Verwandten im Tierreich. Insofern wurden bereits durch die Lebensumstände sehr früher Epochen Formen herausgebildet, deren Entwicklung im heutigen menschlichen Körper vorläufig abgeschlossen ist. Das betrifft auch den Verdauungsapparat, der bei unserer Betrachtung im Vordergrund stehen soll.[2] Gehen wir also zurück zu unseren Anfängen, und sehen wir uns unsere frühesten Lebensbedingungen an.

Da die Zeitläufe, von denen hier die Rede ist, außergewöhnlich schwer vorstellbar sind, möchte ich versuchen, sie durch einen Vergleich zu verdeutlichen: Stellen Sie sich vor, die gesamte Periode, die wir betrachten wollen, sei auf den Verlauf eines Jahres verdichtet. Der Beginn unserer Betrachtung sei der 1. Januar. Die momentane Gegenwart, das Ende des zwanzigsten Jahrhunderts, soll die Mitternacht des 31. Dezembers sein. Dieses eine Jahr soll den kaum vorstellbaren Zeitraum von 60 Millionen Jahren umfassen. Es ist der Zeitraum vom ersten

Erscheinen der Affen bis in die Gegenwart. Die Datumsangaben in diesem Vergleich werde ich in Anführungszeichen setzen.
Wir reisen also mit der Zeitmaschine 60 Millionen Jahre zum »1. Januar« zurück in eine Zeit, die Alttertiär oder Paläozän genannt wird. Wir sind in der Periode, in der auf der Erde die großen Faltengebirge wie Alpen, Pyrenäen, Karpaten und Kaukasus entstehen. Wenn wir uns ein wenig umsehen, begegnen wir – mit etwas Glück – den ersten Affen. Diese Affen sind noch recht unscheinbar. Es sind Baumbewohner, und sie ähneln dem späteren Koboldmaki, einem kleinen Baum bewohnenden Halbaffen. Ursprünglich stammen sie übrigens von einer Spitzmausgattung ab. Während diese Tiere bereits auf dem Boden gelebt haben, stellt es sich im Laufe der Entwicklung als großer Vorteil heraus, vom flachen Boden auf die Bäume zu klettern. Dort findet sich ein reichhaltigeres Nahrungsangebot, gleichzeitig Sicherheit vor Feinden. Den großen, schweren Raubtieren gelingt es kaum, kleinen Affen bis in die äußeren Wipfel der Bäume nachzusteigen. Für das Ersteigen der Bäume entwickeln die Kletterer eine Reihe von Besonderheiten: Die Hände werden größer, die Finger länger, und der Daumen wird beweglich, um Zweige schnell und sicher greifen zu können. Der Gang richtet sich auf, und der Kopf wird beweglicher, um guten Überblick zu gewinnen. Die Augen werden größer und weiter nach vorne gelagert. Dadurch wird zwar das Gesichtsfeld insgesamt kleiner, die Tiefenschärfe des Sehens aber gleichzeitig größer. Dieser Zugewinn an Tiefenschärfe ist für das Überleben auf den Bäumen ein entscheidender Faktor. Bewohner der flachen Ebene benötigen das stereoskopische Sehen weit weniger. Die heutigen Menschenaffen (auch der Mensch) haben ein totales Sehfeld von 180 Grad, davon sind 120 Grad beidäugig, das heißt tiefenscharf. Bei einem klassischen »Flachlandbewohner« wie dem Pferd liegen die Verhältnisse anders: Es hat bei einem Gesichtsfeld von fast 360 Grad nur 57 Grad mit Tiefenschärfe. Der Mensch verdankt also sein räumliches Sehen diesem ersten Schritt auf die Bäume. Für die Augen entwickelt sich ein knöcherner Schutz, sie verschwinden in Höhlen. So sind sie vor entgegenschlagenden Zweigen geschützt. Nase und Schnauze, das heißt der Geruchssinn, werden dagegen kleiner, sie verlieren gegenüber den Augen an Bedeutung.[3] Das Leben auf den Bäumen ist nicht nur eine neue Lebensnische, es stellt auch weit höhere Anforderungen an das Bewegungsmuster. Springen, Schwingen und Festhalten dominieren die Art der Fortbewegung. Das stellt aber gleichzeitig hohe Anforderungen an das Nervensystem und das Gehirn, das

nun an Größe zunimmt. Wenn Sie einen heutigen modernen Affen, zum Beispiel einen Gibbon, beobachten, wie er durch die Baumwipfel zu fliegen scheint, bekommen Sie einen Eindruck von der langen Anpassungsgeschichte an das Leben auf Bäumen.

Die ersten Affen ernähren sich von dem, was in ihrer Baumwelt wächst: Früchte, Blüten, Schößlinge und Blätter stehen auf dem Speiseplan.[4] Wir wissen das nicht nur aus den Vergleichen mit den jetzt lebenden Affen, sondern auch aus der Analyse der Zahnstruktur.[5] Erhalten gebliebene Gebisse weisen die Affen als ausgesprochene Vegetarier aus. Wir wissen sogar, daß sie geradezu Feinschmecker sind. Sie lieben die zarten und wohlschmeckenden Früchte.

Die Entwicklung zu den Menschenaffen geht sehr langam. Wir müssen mit der Zeitmaschine bis zum »Herbstbeginn am 20. September« (vor 17 Millionen Jahren) weiterreisen, um den ersten echten Affen zu begegnen. Sie sind nun bereits deutlich größer als ihre Vorgänger. Mit zunehmender Größe bewegen sie sich gelegentlich auch auf dem Boden, auf dem sie mit dem ganzen Fuß abrollen. Zeitweise erheben sie sich auf die Hinterfüße, um einen besseren Überblick zu gewinnen oder um andere Tiere zu beeindrucken. Den aufrechten Gang beherrschen sie jedoch nicht. Ihre Speisekarte ist reichhaltiger. Vorwiegend essen sie Früchte, Triebe, Blätter und einige Wurzeln. Gelegentlich kommen auch Insekten, Würmer, Nestlinge und Eier hinzu. Das sind bereits die Nahrungsmittel, die auch die späteren Menschenaffen zu sich nehmen. Um den »5. Oktober« (etwa vor 14 Millionen Jahren) betritt der Ramapithecus die Erde. Er nimmt eine Mittelstellung zwischen Menschenaffe und Frühmensch ein. Knochenfunde zeigen ein Gebiß, das weniger stark als beim Menschenaffen vorragt. Wenn wir ihm begegnen, finden wir eine große Ähnlichkeit zum späteren Menschen. Auch der Zahnstand hat sich schon weiter in Richtung zu dem des Menschen entwickelt (siehe Abbildung auf Seite 39).

An dieser Stelle trennen sich die Entwicklungslinien von Menschenaffen und Menschen. Einige Forscher sind der Meinung, die Entwicklung zum Menschen habe bereits mit dem Ramapithecus begonnen. Andere legen die Trennlinie später – etwa ab »Mitte November« (vor 7,5 Millionen Jahren). Der eine Weg führt zu den heutigen Menschenaffen, der andere zum modernen Menschen. Doch bis dahin liegt noch eine weite Entwicklungsstrecke.

Am »7. Dezember« kann man dem ersten echten Frühmenschen, dem Australoptihecus (afarensis africanus beziehungsweise robustus) be-

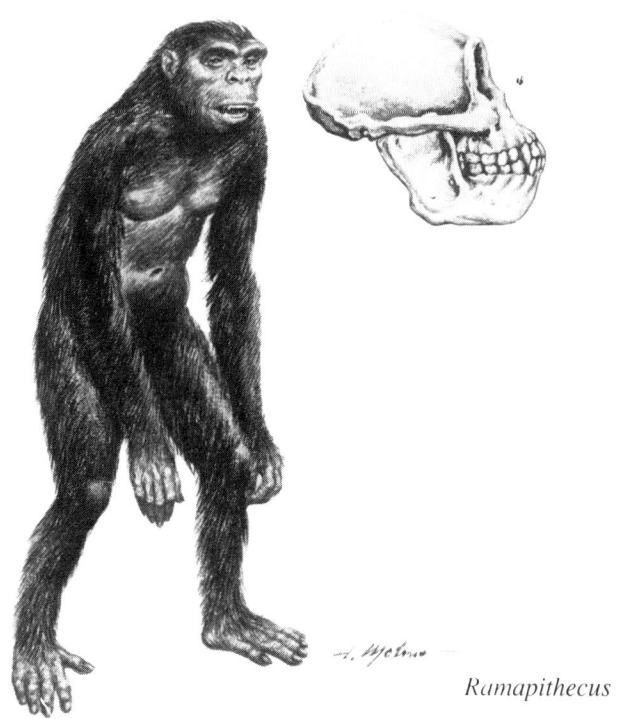

Ramapithecus

gegnen. Er ist nun sicher kein Affe mehr. Er ist klein und leicht. Etwa 135 bis 150 cm groß bringt er ca. 35 bis 45 Kilogramm auf die Waage.[6] Man muß sich ihn als einen nur leicht behaarten, kleinen und leichten Urmenschen vorstellen. Sein Oberkiefer ist kräftig, sein Kinn springt zurück. Im Gegensatz zu seinen Vorfahren beherrscht er den aufrechten Gang perfekt, das heißt, er benützt nicht mehr die Arme zum Abstützen. Das aufrechte Gehen ist notwendig, da in der Umwelt des Frühmenschen eine Veränderung eingetreten ist. Durch Klimaverschiebungen haben weite Savannen die dichten Urwälder verdrängt. Die aufrechte Fortbewegung und der weite Blick sind jetzt von erheblichem Vorteil (siehe Abbildung auf Seite 40).[7]

Sein Lebensraum ist nach unseren heutigen Vorstellungen recht angenehm: ausgedehnte Savannen und lichte Wälder im warmen, tropischen Klima Afrikas. Meist siedelt er nahe eines kleinen Wasserlaufes: eine Landschaft wie die tierreichen Gegenden des heutigen Ostafrikas. Auch wenn die damaligen Frühmenschen in Gruppen leben, so verfügen sie über keine Sprache, die über Laute und Gebärden hinausgeht. Zumindest ist dies der Schluß, den man aus der Analyse der Schädelknochen ziehen kann. Dort hat das Gehirn unserer Urahnen Spuren und

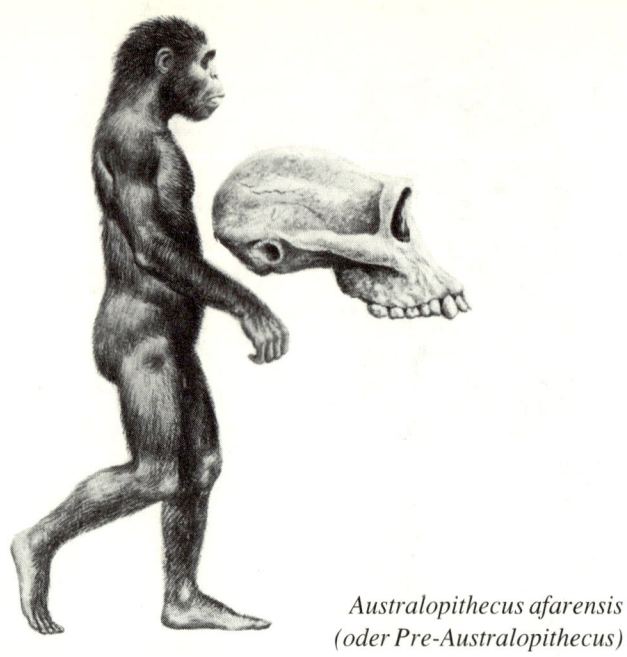

Australopithecus afarensis
(oder Pre-Australopithecus)

Eindrücke hinterlassen, die uns erlauben, eine Vorstellung von dessen Konstruktion zu erlangen.

Unsere Vorfahren ernähren sich vorwiegend vegetarisch: Wurzeln, Beeren, Nüsse, Gräser, Rinden, Blattschößlinge und Früchte wachsen reichlich. Zudem wird gejagt, wofür der Frühmensch allerdings schlecht ausgerüstet ist. Vor allem ist er zu langsam. Daher beschränkt man sich auf die Jagd nach kleinen, langsamen oder geschwächten Tieren. Knüppel und Steine werden bereits als Jagdwaffen eingesetzt. Die Jagd auf gesunde Tiere ist die große Ausnahme. Teilweise gelingt es, andere Tiere von ihrer Beute zu vertreiben. Auch Jungtiere oder Kleinlebewesen sind ein leichter Fang.[8] Die Jagd auf gesunde Säugetiere setzt erst mit dem Homo erectus (aufrecht gehender Mensch) ein.

Die Jagd und das Sammeln der Nahrung nehmen allerdings nur einen kleinen Teil der Tageszeit ein. Aus heutiger Sicht mag es verwundern, daß unseren Vorfahren enorm viel freie Zeit bleibt. Sie verbringen große Teile des Tages mit dösen, spielen oder mit verschiedenen sozialen Kontakten. Darin ähneln sie vielen heute lebenden Naturvölkern, die dank der reichen Natur nur wenig »arbeiten«.

Der Australopithecus und der Ramapithecus leben allerdings nicht nur in Afrika. Auch in Indien und in Java sind sie vertreten. Ob sie durch

Wanderungen dorthin gelangt sind oder sich unabhängig voneinander in den verschiedenen Gebieten entwickelt haben, ist nicht geklärt. Wenn sie auch heute nicht mehr existieren, so darf man die Dauer ihres Überlebens auf der Erde nicht unterschätzen: 3 bis 5 Millionen Jahre umfaßt diese Zeitspanne. Sie lebten damit wesentlich länger auf unserem Planet als der heutige Mensch.

Am »16. Dezember« (vor 2 1/2 Millionen Jahren) ist es soweit: Der erste »richtige« Mensch (homo habilis) ist anzutreffen, und »5 Tage« (oder 750 000 Jahre) müssen wir noch weiterreisen, um am »21. Dezember« dessen Nachfolger, dem Homo erectus, zu begegnen.

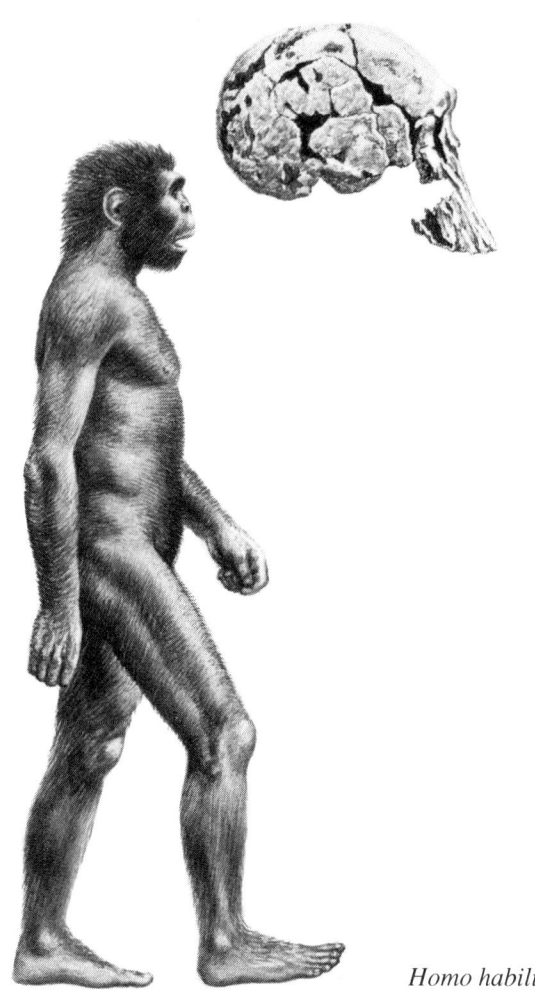

Homo habilis

41

Wenn man den Homo erectus mit uns heutigen Menschen vergleicht, ist er uns schon sehr ähnlich. Allerdings ist er muskulöser und gedrungener. Trotz kürzerer Beine kann er schnell und balanciert laufen. Sein Kopf sieht anders aus als unserer: Der Schädel ist schwerer und die Halsmuskulatur dementsprechend kräftiger, um ihn zu tragen. Das Gehirn hat schon annähernd die heutige Größe. Der schwere Kopf erklärt sich aus einem Unterschied in der Anatomie: Während früher der Schädel aus einem soliden, dicken Knochen gebaut war, kommt es im weiteren Verlauf der Entwicklung zu einer gewichtssparenden Modifikation. Der Schädel besteht später aus zwei dünnen Doppelschalen, die durch Knochenbälkchen verbunden sind. Trotz der Einsparung an Knochensubstanz bleibt die Festigkeit erhalten.

Die ersten Menschen leben in Gemeinschaften, bauen Hütten oder suchen in Höhlen Zuflucht. Sie beginnen, mit dem Feuer zu experimentieren. Für die Jagd fertigen sie erste Waffen an. Faustkeile aus Stein oder Holzwaffen werden eingesetzt. Auch die Sozialstruktur wird von der Jagd mitgeprägt. Erst durch das gemeinsam abgestimmte Handeln gelingt es, körperlich überlegenes Wild zu erlegen.

Diese Phase der Menschheitsgeschichte bezeichnet man auch als die Zeit der Jäger und Sammler. Das regt zu der Vorstellung an, die damaligen Menschen seien vorwiegend auf der Jagd gewesen. Erinnerungen an die Höhlenzeichnungen von Altamira werden vielleicht wach, auf denen in eindrucksvollen Jagdszenen dargestellt wird, wie sich Menschen mit Großtieren messen.[9] Die Alltagsrealität dürfte jedoch anders gewesen sein. Der Mensch ist – damals wie heute – von Natur aus für die Jagd schlecht ausgestattet. Er ist nicht schnell wie eine Gazelle, nicht stark wie ein Löwe, hat keine Klauen oder Reißzähne. Auch die Jagdwerkzeuge waren über die größte Zeit der Entwicklungsgeschichte außergewöhnlich primitiv: Steine oder Knüppel dienten als Wurfgeschoß, später kamen Speere hinzu. Pfeil und Bogen bildeten eine sehr späte Waffentechnologie und waren über den größten Teil der Entwicklung nicht vorhanden. Erst vor etwa 10 000 Jahren haben Pfeil und Bogen weite Verbreitung gefunden.[10] Große Tiere werden dadurch nur selten erfolgreich gejagt. Es sind Ereignisse, die den Jägern Prestige verleihen, da sie nur unter Todesgefahr möglich sind. Sie sind es wert, in künstlerischen Darstellungen (wie in Altamira) festgehalten zu werden. Eine Sitte, die sich bis in unsere Tage erhalten hat. Vielleicht denken Sie einmal an den Stolz, mit dem sich Jäger der heutigen Zeit zusammen mit ihrem erlegten Wild ablichten lassen. Es verwundert daher nicht, daß die Ernährung vorwiegend vegetarisch ist. Es gibt also keinen Entwicklungssprung im Vergleich zur Menschenaffenernährung. Mit Erfolg gejagt werden vor allem kleine Tiere, die nicht so leicht fliehen beziehungsweise sich nicht wehren können. So kommen Tiere auf den Speiseplan, die wir heute nur mit geringem Genuß zu uns nehmen würden: Insekten, Würmer, Schnecken, Ratten, Mäuse und Schlangen.[11]

Sie werden sich fragen, woher unser Wissen über die damaligen Eßgewohnheiten stammt. Immerhin fand das viele hunderttausend Jahre vor jeder schriftlichen Überlieferung statt. Es gibt verschiedene Quellen: Neben Analogieschlüssen zu heute noch lebenden Jägern und Sammlern (siehe Seite 60) konnten zum Beispiel die Reste von Mahlzeiten in Abfallgruben chemisch analysiert werden. Eine weitere Informationsquelle stellen die Knochenfunde dar. Im Laufe eines Lebens werden verschiedene Stoffe im Knochen gespeichert. Neben Kalzium als wichtigstem Mineral finden sich noch andere Elemente wie Strontium, Barium, Zink, Blei und verschiedene Kohlenstoff- und Stickstoffisotope.[12] Verschiedene Lebensmittel enthalten die erwähnten Elemente in unterschiedlicher Konzentration. Vor allem Strontium ist bezüglich der Frage nach vegetarischer oder animalischer Ernährung interessant. Pflanzen enthalten Strontium in wesentlich höherer Konzentration als Tiere. Auf diese Weise kann bei hoher Strontiumkonzentration[13] auf vorwiegend vegetarische Ernährung geschlossen werden. Da der Strontiumstoffwechsel sehr langsam ist und es auch nach dem Tod des Individuums nicht abgebaut wird, kann man so die durchschnittliche Ernährung ermitteln. Zwar gibt es regionale Unterschiede, doch kann man sagen, daß der überwiegende Nahrungsanteil der frühen Menschen aus Pflanzen bestand.

Auch aus der Form des Gebisses lassen sich interessante Schlüsse ableiten. Die ältesten archäolgischen Knochenfunde betreffen den Australopithecus und datieren um den »7. Dezember« (vor etwa 4 Millionen Jahren). Er hat auffallend gut ausgebildete Molarzähne (Mahlzähne) und eine sehr starke Kaumuskulatur, wie man aus den Ansatzstellen der Muskeln am Schädel schließen kann. Die Kombination dieser beiden Merkmale findet sich charakteristischerweise bei Pflanzenfressern.[14]

Als Pflanzennahrung nützen die frühen Menschen alles, was genießbar ist: Gräser, Wurzeln, Pflanzensprossen, junge Blätter, frische Triebe, Knollen, Früchte. Letztlich alles, was nur irgendwie verdaulich ist. Große Hungerperioden sind wohl selten, doch gibt es große Schwankungen in der Nahrungsversorgung. Dank der Fähigkeit, Nahrung als Körperfett zu speichern, können die Menschen solche Schwankungen ausgleichen. Auf diese Weise kommt es zu regelmäßigem Wechsel des Körpergewichtes entsprechend der »fetten« und der »mageren« Jahre. Für Neugeborene und Kleinkinder ist die Muttermilch die einzige Nahrung. Ohne sie kann es kein Überleben geben. Nach etwa einem halben Jahr beginnen die Kinder, auch andere Nahrung zu sich zu nehmen. Mit dem vierten Lebensjahr endet in der Regel die Stillperiode. Haustiere werden noch nicht gehalten. Ihre Haltung beginnt erst wesentlich später – etwa vor 10 000 Jahren. Erwachsene trinken daher keine Milch und demzufolge besteht für sie keine biologische Notwendigkeit, Enzyme zur Milchverdauung weiterhin bereitzuhalten. Diese Tatsache wird in einem anderen Zusammenhang noch bedeutsam werden (siehe Seite 150). Bekannt ist auch, daß unsere Zivilisationskrankheiten (zum Beispiel Bluthochdruck, Diabetes, Arthrosen) in diesen Gesellschaften so gut wie unbekannt sind.

Reisen wir weiter bis zur »Mittagszeit des 29. Dezembers« – (vor 250 000 Jahren), das Jahr ist bald um. Nun erst erscheint der erste Neanderthaler (homo sapiens neanderthalis). Der Unterschied zum modernen Menschen wird nun immer geringer. Auch er ist ein Jäger und Sammler. Allerdings bewegt er sich – im Vergleich zu seinen Vorgängern – auf einem ganz anderen technologischen Niveau.

Der Neanderthaler kleidet sich mit Pelzen und kann sich in gewärmten Hütten schützen. Damit sind die damaligen Erdenbewohner zum ersten Mal nicht mehr an das tropische Klima gebunden. Sie können auch kältere Landstriche besiedeln, in denen sie zu überleben lernen. So gelingt es ihnen, in den Kaltzeiten (Eiszeiten) ein Klima zu meistern, das so kalt ist wie heute nur in den Polarregionen. Gute Jagdtechnik und geordnete Sozialstruktur ermöglichen auch das Erlegen von gefährlichen und großen Tieren bis hin zum Mammut. Haustiere sind noch unbekannt. Doch werden die ersten Hunde zum Schutz und zur Jagd gezähmt.

Dem Neanderthaler gelingt eine technische Großtat, die alle anderen überschattet und die Ernährung revolutioniert: Am »31.Dezember gegen 16 Uhr« (vor 50.000 Jahren) ist er in der Lage, das Feuer zu zähmen. Wie es dazu kommt, ist unbekannt. Möglicherweise wird das Feuer anfänglich von natürlichen Brandstellen (nach Blitzschlag) auf eine heimische Feuerstelle übertragen. Zunächst dient es nur als Schutz vor angreifenden Tieren oder als Licht in der Nacht.

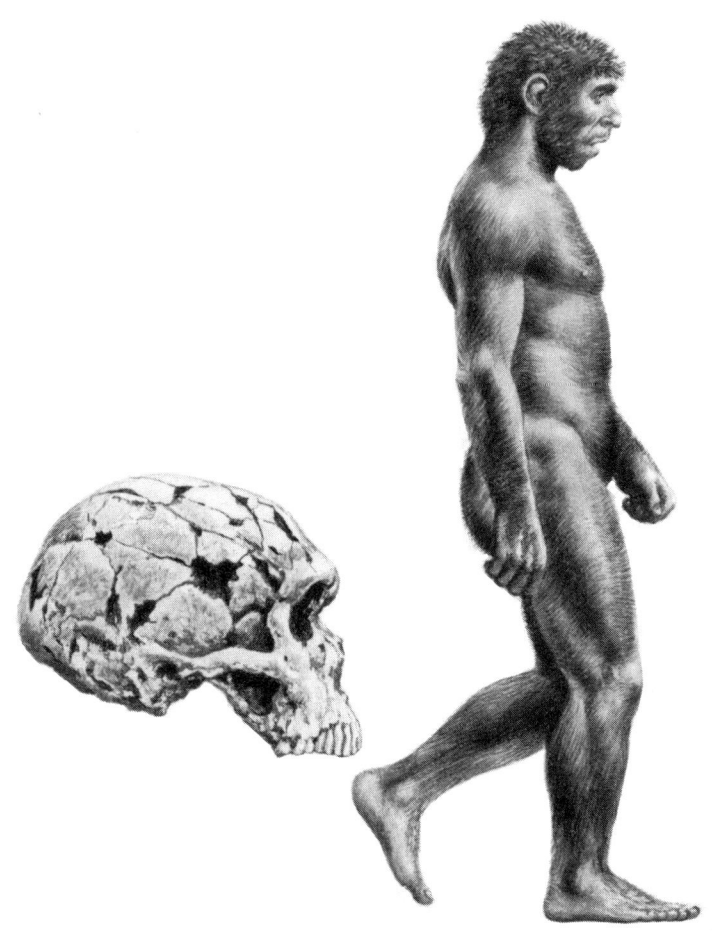

Homo sapiens neanderthalis (Neanderthaler)

Das Braten der Nahrung auf dem offenen Feuer ist die gängige Art der Zubereitung. Die Entdeckung, daß Fleisch auf diese Weise leichter verdaulich ist, ist wohl ein späteres Zufallsprodukt. Das Kochen soll noch etwas dauern. Es ist erst seit 10.000 bis 20.000 Jahren bekannt. Man nützt dabei eine Art Tauchsiederprinzip: Große Kieselsteine (Kochsteine) werden im Feuer erhitzt und dann in einen wassergefüllten Lederbeutel geworfen. Dort befinden sich die Speisen, die nun gekocht werden können. Zwar gibt es Hinweise, daß bereits früher Fleisch gebraten wurde (etwa ab dem »24. Dezember«)[15] [16], zum Kochen jedoch wurde das Feuer wohl nicht regelmäßig genützt. In allen Zeiten zuvor wurde die Nahrung roh gegessen. Für heutige Menschen ist es kaum vorstellbar, wie zähes Fleisch in rohem Zustand genießbar ist. Wahrscheinlich fanden es unsere Vorfahren auch nicht sehr verlockend, sehniges Rattenfleisch zu verspeisen. Jedenfalls zogen sie es auch in Perioden des Fleischüberflusses vor, reichlich weiche, pflanzliche Nahrung zu sich zu nehmen, die leichter zu kauen war. Das Braten oder Grillen am Spieß wird die bevorzugte Zubereitungsart von Fleisch. Dabei darf man sich das nicht wie bei einer heutigen Grillparty vorstellen. Das verwendete Fleisch unterschied sich sehr von dem heutigen, das wir beim Metzger kaufen. Es ist außergewöhnlich zäh und sehnig. Auch biochemisch bestehen zwischen dem Fleisch der heutigen Schlachttiere und dem damaligen Fleisch bedeutsame Differenzen. Wild enthält wesentlich weniger Fett (nur 3,9%) im Gegensatz zum Schlachttier, das viel verstecktes Fett in der Unterhaut, unter den Faszien und im Fleisch selbst aufweist (20-30%). Dagegen enthält Wild das Fünffache an hochungesättigten Fettsäuren und ist vor allem reich an Omega-3-Fettsäuren. Letztere spielen bei der Vermeidung der Arteriosklerose eine herausragende Rolle.

Beim Vergleich einer paläolithische (urzeitlichen) Diät mit der heutigen, kommt man zu folgendem Ergebnis: Die damaligen Bewohner der Erde aßen nur halb soviel Fett, fast zehnmal soviel Fasern, nur ein Zehntel des Kochsalzes, fünfmal soviel Vitamin C und dreimal soviel hochungesättigte Fettsäuren wie ein heutiger Bewohner der zivilisierten Welt.[17]

Durch die Möglichkeit, Nahrung zu erhitzen, beginnt nun eine Entwicklung, die sich bis in die heutige Zeit nachvollziehen läßt: Das Gebiß wird entlastet. Dadurch verändert sich zunehmend die Kopfform. Der Mund wird immer kleiner, bis er zuletzt von der Nase überragt wird. Die Unterschiede gehen jedoch über die äußere Form hinaus. Zur letzten Stufe der Entwicklung kommen wir, wenn wir zum »31. Dezember gegen 18.10 Uhr« weiterreisen. Nun tritt der moderne Mensch auf die Bühne – der homo sapiens. Mit ihm finden weitere technologische Fortschritte statt. So baut er zum Beispiel den Fischfang aus, den der Neanderthaler nur unvollständig beherrschte.

Die eigentliche Revolution in der Lebensweise ist die Umstellung von der Jäger- und Sammlerperiode auf den Ackerbau. Etwa um »22.50 Uhr« (vor 10.000 Jahren) beginnt diese epochale Umstellung. Nun werden systematisch Feldfrüchte – vor allem Getreide – angebaut. Einige Zeit später (vor etwa 5000 Jahren) werden vermehrt Haustiere (Rinder,

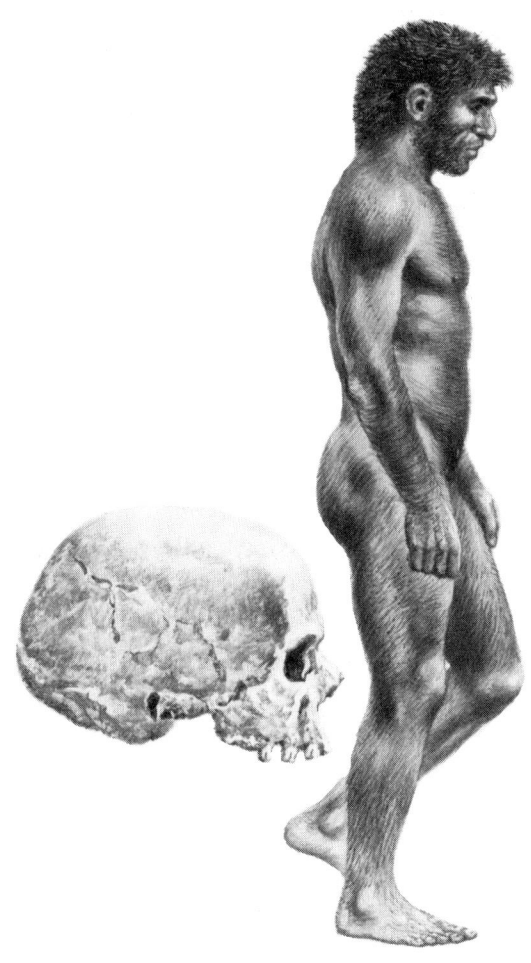

Homo sapiens sapiens,
der moderne Mensch

Schweine, Ziegen) gezähmt und gezüchtet. Man darf sich diesen Wandel allerdings nicht schlagartig vorstellen. Es war sicherlich ein sehr langsamer Prozeß, bei dem es eine breite Überschneidung beider Lebensformen gab. Damals begann ein Prozeß, der bis in die heutige Zeit nachzuvollziehen ist: die Konzentration auf die ertragreichsten Nutzpflanzen. In der Sammlergesellschaft wird nichts verschmäht, was in irgendeiner Weise verdaulich ist. Somit werden viele hundert Wildpflanzen gegessen. In den folgenden Jahrtausenden kommt es zu einer immer größeren Konzentration auf die »besten« Pflanzen.
Bis zum Beginn des Ackerbaus ist die Nahrung damit sehr abwechlungsreich. Je nach Jahreszeit werden die jeweils vorhandenen Pflan-

47

zen gesammelt und verzehrt. Dadurch wechselt der Speiseplan regelmäßig. Manches wird auch getrocknet und ist so für den Winter als Vorrat verfügbar. Die Jagd ergänzt das Angebot an pflanzlicher Nahrung. Mit dem Ackerbau ändern sich nun die Ernährungsgewohnheiten. Statt einer breiten Palette von unterschiedlichen Pflanzen werden einige wenige – die ertragreichsten – kultiviert. Sie liefern den entscheidenden Anteil an der Ernährung. Es sind vor allem die verschiedenen Getreidesorten, welche die Ernährung revolutionieren. Getreide hat einen sehr hohen Nährwert und kann verhältnismäßig einfach angebaut werden. Diese ersten Getreidearten sind die Weiterentwicklungen aus bestimmten Wildformen: Kolbenhirse, Rispenhirse, Fennich, Emmer und Gerste. Heute sind es im wesentlichen vier Nutzpflanzen, die die Welt ernähren: Weizen, Reis, Mais und Kartoffeln.[18]

Die Kultivierung von Getreide bedeutet auch eine Veränderung der Sozialstrukturen. Die Sammlergesellschaft benötigt sehr viel Raum, um sich zu ernähren. Große Streifzüge sind notwendig, um die tägliche Nahrung zu beschaffen. Mit dem Ackerbau ändert sich die Situation. Plötzlich ist es möglich, auf kleinem Raum effektiv Nahrung anzubauen, die in der Lage ist, eine große Anzahl von Menschen zu ernähren. Somit bedeutet der Getreideanbau auch den Beginn von größeren Sozialgemeinschaften mit allen Konsequenzen: größere Arbeitsteilung, die Entwicklung spezieller Fertigkeiten und sozialer Hierarchie.[19] Einige Anthropologen sind der Ansicht, das Getreide habe einen ganz herausragenden Anteil an der Seßhaftwerdung der Menschheit. Durch seine Lagerfähigkeit ist Nahrung nicht nur zu gewissen Zeiten, sondern das ganze Jahr über verfügbar. Allerdings müssen hierzu Lagermöglichkeiten errichtet werden. Diese benötigen Pflege, vielleicht auch Bewachung. Das geht nur bei einer Bevölkerung, die Abstand vom nomadischen Wanderleben genommen hat.[20]

In unserem Beispieljahr sind wir nun fast am Ende angekommen. Nur noch eine halbe Stunde trennen uns von der »Mitternacht« und damit von der Gegenwart. Erst jetzt, vor etwa 5000 Jahren, beginnt die geschichtliche Zeit. Lediglich über diese letzte Zeitepoche haben wir schriftliche Überlieferungen und damit detaillierte Kenntnis der Lebens- und Ernährungsbedingungen. Die körperliche Entwicklung des Menschen, namentlich die seines Verdauungssystems, ist jetzt vollständig abgeschlossen. Wir haben seit einer ganzen Weile bereits den heutigen Menschen vor uns. Es ist der gleiche Mensch, der heute Auto fährt, Computer bedient oder durch Einkaufszentren hetzt. Hier könnte unsere Betrachtung der Ernährungsgeschichte enden, die mit den ersten Affen und deren Lebensbedingungen begann.

Wenn man die Entwicklung der Verdauungsorgane rückblickend betrachtet, so war sie geprägt von der Anpassung an eine sehr abwechslungsreiche, vorwiegend vegetarische Kost. Allerdings haben unsere Vorfahren Fleisch keineswegs verschmäht. Nur war dieses Fleisch für unsere heutigen Begriffe wenig attraktiv, um nicht zu sagen, kaum genießbar. Vor allem war die gesamte Nahrung ungeheuer grob, sehnig und hart. Darauf hat sich, wie Sie später noch sehen werden, unser Verdauungsapparat eingestellt. Er ist für eine sehr grobe Kost gebaut, was sich in vielen Organen nachweisen läßt. Auf diese Zusammenhänge soll später eingegangen werden (siehe Seite 103).

Was war noch alles anders? Auf einen Unterschied möchte ich besonders eingehen – die körperliche Bewegung. Alle Tätigkeiten waren über den gesamten betrachteten Zeitraum mit sehr viel Arbeit verbunden. Vor allem die Nahrungssuche bedeutete lange Streifzüge durch die Natur, um eßbare Pflanzen zu finden. Besonders viel Bewegung brachte die Jagd mit sich. Jäger mußten dem Wild stundenlang, oft tagelang nachstellen, bis sie endlich in eine günstige Schuß- oder Wurfposition gelangten. Auch die Zubereitung der Nahrung, beispielsweise das Stampfen von Samen und Getreidearten, hieß harte Arbeit leisten. Wenn Sie auch nur einen Tag am Leben der damaligen Menschen teilnehmen könnten, Sie würden sich am Abend mit einem heftigen Muskelkater zerschlagen auf Ihr Lager fallen lassen.

Ich möchte die kleine Reise durch die Zeit an dieser Stelle noch nicht enden lassen, sondern sie in die geschichtliche Zeit weiterführen. Die meisten Menschen wissen nur wenig über die Lebens- und Ernährungsgewohnheiten des Alltags unserer jüngsten Vergangenheit. Zu sehr ist unser Wissen von den Gewohnheiten der jeweiligen Oberschicht geprägt. Die tägliche Nahrung der breiten Bevölkerung dagegen ist fast unbekannt. Lassen Sie uns also noch ein Stückchen weiterreisen, und sehen wir dabei besonders den verschiedenen Zeitgenossen in den Kochtopf.

Die Ägypter

Machen wir uns mit unsere Zeitmaschine auf an den Nil in das Jahr 4000 v. Christus, also 6000 Jahre vor unserer Zeit. Wie sieht es dort aus und was bekommen wir wohl zu essen vorgesetzt?[21]

Wenn wir über das Land laufen, so sehen wir zahlreiche Menschen, die mit Hacke und Pflug das Feld bestellen. Vor dem Pflug befindet sich ein Rind, das den Menschen die schwere Arbeit erleichtert. Angebaut wird vor allem der Emmer (triticum dicoccum). Dieser Emmer ist bereits ein bedeutender Fortschritt gegenüber dem weniger nahrhaften Einkorn (tiriticum monococcum), das in den Jahrtausenden zuvor angebaut wurde. Auf die uns heute bekannten Getreidearten wie Weizen und Gerste müssen die Ägypter noch gut 2000 Jahre warten.

Die Ernte ist mühsam. Das Getreide wird mit einer Sichel aus Ton geschnitten. Nach der Ernte wird das Korn im Mörser zerstoßen oder zwischen Steinen zermahlen. Durch Hinzufügen von Wasser wird aus dem Mehl ein Brei, der mit den Händen zu Fladen geformt wird. Sie werden dann auf heißen Steinen gebacken und sind in der Mitte noch halb roh. Diese Fladen finden sich auch im heutigen Ägypten wieder, wo sie zu jeder Mahlzeit gereicht werden. Der damalige Fladen ist von Spelzen durchsetzt, eine Herausforderung an das Gebiß! Neben Getreiden gibt es noch eine Vielzahl weiterer Nutzpflanzen, wobei der Lotus eine besondere Rolle spielt. Man kann daraus Brot backen oder einzelne Pflanzenteile rösten. Der Saft ist trinkbar, und aus den Fasern lassen sich Matten flechten. An Gemüsen kennen die Ägypter unter anderem Zwiebeln, Gurken, Melonen, Lauch, Flaschenkürbis, Saubohnen und Gartenrettich. Die Dattelpalme wird vielfältig genutzt. Aus den jungen Blättern läßt sich ein Gemüse zubereiten, die Früchte sind eßbar, und aus dem Saft des Stammes wird Wein gewonnen, der nach Xenophon heftige Kopfschmerzen bereitet. An weiteren Bäumen finden sich der Ölbaum, die Eßfeige, der Granatbaum und der Johannisbrotbaum. Rinder bilden den Hauptbestandteil der Viehzucht. In geringerem Umfang gibt es auch Ziegen, Schafe und Esel. Butter und Milch sind noch unbekannt. Schweine tauchen in den Bilddarstellungen nicht auf. Für die »normalen« Ägypter ist die Hauptquelle tierischen Eiweißes allerdings der reichlich vorhandene Nilfisch. Das normale Getränk ist das Nilwasser. Außer in Zeiten der Überschwemmung gilt es als so gesund und wohlschmeckend, daß sich die ägyptischen Prinzessinnen in der Fremde Nilwasser in Tongefäßen nachkommen lassen.[22]

Es finden sich auch bereits die ersten Weinreben, die zu Wein vergoren werden. Wie im heutigen Griechenland wird der Wein durch ein Stück Harz haltbar gemacht. Der Wein ist jedoch eher das Getränk der Oberschicht. Offenbar wird Bier in größeren Mengen getrunken. Das Produktionsverfahren ist folgendermaßen: Gerste oder Emmer wird zum Keimen gebracht, danach werden die Keimlinge geschrotet und aus der Masse ein großes Brot unter Sauerteigzusatz geformt. Auch hier läßt man das Innere roh. Dieses Brot wird nun zerkleinert und unter Wasserzusatz zur Gärung gebracht. Nach einem Tag wird die Brühe gefiltert und sofort getrunken, da das Bier nicht haltbar ist. Der Geschmack ist wohl vom heutigen Bier deutlich unterschieden. Das Verfahren, Brot in Wasser gären zu lassen, wird auch in späteren Jahrtausenden zur Bierherstellung genutzt. Noch heute wird Bier daher als »flüssiges Brot« bezeichnet.

Die Nahrung des kleinen Mannes besteht aus Brot, Lauch und Bohnen. Hinzu kommt gelegentlich Fisch. Vier Brote und zwei Krüge Bier als tägliche Gabe gelten bereits als eine besondere Auszeichnung der Untertanen durch ihren König. Die Ernährung des Normalbürgers ist also sehr bescheiden, grob und eintönig. Daneben kommen immer wieder ausgedehnte Hungersnöte vor, die der König nur unzureichend durch Getreidezuteilungen mildert. Fleisch ist die Festtagsspeise beziehungsweise reserviert für die Wohlhabenden. Es wird im wesentlichen am Spieß gebraten. Erst im neuen Reich kommt als Zubereitungsart das Kochen im Metallkessel hinzu. Wenn Sie also bei einfachen Leuten zum Essen eingeladen werden, gibt es wahrscheinlich Fladenbrot, einen Brei aus Emmer mit Gemüse und als Nachtisch ein paar Datteln. Zu trinken erhalten Sie Wasser und – mit etwas Glück – ein Glas Bier, das hoffentlich noch nicht sauer geworden ist.

Wenn Ihnen das nicht genug sein sollte, reisen wir zu den alten Griechen, und lassen wir uns dort mit einem besseren Essen verwöhnen.

Die Griechen

Die Nahrung der Griechen ist Ihnen vielleicht aus den Überlieferungen Homers bekannt. Er schildert große Gelage, bei denen Rinder, Schafe, Ziegen und Schweine am Spieß gebraten werden. Dazu serviert man Würste aus Fett und Blut in Ziegenmägen. Brot wird in Körben gereicht

51

und schwerer Wein mit Wasser gemischt. So malerisch die Schilderung ist, so wenig hat sie mit der Alltagsnahrung zu tun. Diese ist wie in Ägypten für die große Bevölkerungsmehrheit hauptsächlich vegetarisch. Das Rückgrat der Ernährung bilden die Getreidesorten Gerste, Einkorn, Emmer und Weizen. Das Getreide wird von Pferden ausgetreten oder von Hand mit dem Dreschflegel gedroschen. Um es zu mahlen, stehen entweder Mörser oder Steinmühle zur Verfügung. Das Mahlen mit der Steinmühle ist eine äußerst mühselige Beschäftigung. Wenn keine Tiere vorhanden sind, müssen Sklaven dazu herhalten. Um sie vom Essen des wertvollen Getreides abzuhalten, werden ihnen Holzscheiben um den Hals gelegt, die es ihnen unmöglich machen, die Hand zum Mund zu führen. Das grobe Mehl wird zu einem einfachen Teig geknetet und dann getrocknet. Mit etwas Wasser angefeuchtet, ist das Essen fertig. Das ist die Alltagsspeise. Brot gilt schon als etwas besseres. Es ist grob und so schwer, daß es im Wasser untergeht. Zu dem Brei wird noch Gemüse gegessen: Lauch, Gurken, Zwiebeln, Hülsenfrüchte, Salate und vor allem Rüben. Aus Erbsen, Bohnen und Linsen wird ein dicker Brei hergestellt. An Gewürzen kennt man vor allem Thymian, Kresse, Lattich, Kerbel.

Fleisch ist wie im alten Ägypten eine Speise, die man sich nur selten leisten kann. Bei den griechischen Soldaten beispielsweise ist von einer Fleischverteilung nie die Rede. Der Getreidekonsum ist dementsprechend hoch, man schätzt über 300 Liter Getreide pro Kopf und Jahr.[23] Aus dem Getreide werden auch Kuchen zubereitet, denen man Öl, Käse, Milch, Wein oder Gewürze zufügt. Das Fleisch ist also die begehrte Speise für die Festtage beziehungsweise für die Reichen. Auch in Griechenland wird es nicht gekocht, sondern man grillt es am Spieß, eine Sitte, die bis heute lebendig geblieben ist. Fisch dagegen ist auch für den Normalverbraucher eine Eiweißquelle. Dabei gibt man dem Meeresfisch gegenüber dem Süßwasserfisch den Vorzug.

Das übliche Getränk ist Wasser. Daneben spielt auch Wein eine wichtige Rolle. Über dessen Herstellung weiß man nicht viel. Die Trauben werden mit den Füßen ausgetreten, und der Saft wird nach der Gärung gefiltert. Verschiedenste Stoffe werden ihm beigesetzt, um eine geschmackliche Verbesserung zu erzielen. Dabei erscheinen uns einige der Weingewürze zumindest ungewöhnlich: Rosenblätter, Veilchen, Myrthe, Wermut, Anis, Thymian, Fenchel, Zimt, Pfeffer, Honig. Der Wein wird stets mit Wasser verdünnt, wobei im allgemeinen mehr Wasser als Wein in der Mischung ist. Reinen, unverdünnten Wein zu trinken, gilt als »barbarisch«. Ebensowenig ist es erlaubt, schon während des Essens Wein zu sich zu nehmen. Wein bildet immer den Abschluß der Mahlzeit.

Üblicherweise werden auch in Griechenland nur drei Mahlzeiten gegessen. Frühstück und Mittagessen bestehen lediglich aus Brot oder Brei. Das Brot wird dabei zum Teil in verdünnten Wein getaucht. Erst nach Sonnenuntergang folgt die Hauptmahlzeit. Insgesamt sind die »normalen« Griechen von der Völlerei also weit entfernt und leben so, wie man es sonst nur von den Spartanern erwartet.

Die Römer

Nachdem Sie sowohl im alten Ägypten als auch in Griechenland nicht sonderlich verwöhnt wurden, darf ich Sie nun ins alte Rom einladen. Besuchen wir gemeinsam das Inauguralessen (Einsetzungfeier) des Lentulus, eines römischen Priesters. Werfen wir einen Blick auf die Speisekarte des Mahls, die orginalgetreu erhalten ist. Folgendes erwartet Sie:

Vorspeise	*Hauptgericht*
Seeigel	Saueuter
Frische Austern	Geräucherte Wildschweinköpfe
Gienmuscheln	Fische
Lazarusklappen	Gebackenes Euter
Drosseln mit Spargel	Entenfrikassee
Masthühner	Hasenbraten
Meereichelgericht	Gemästetes und gebackenes Geflügel
Zwischengericht	
Feigen	*Dessert*
Schnepfen	Mehlspeise
Lendenschnitten vom Reh und Wildschwein	Pistazienzwieback
	Obst
Mastgeflügel mit Teigpastete	Backwerk
Stachel- und Purpurschnecken	

Dies wird Sie nun hoffentlich für die magere Küche vergangener Epochen entschädigen. Es ist zwar keine »nouvelle cuisine«, machte aber bei den damaligen Zeitgenossen bestimmt einen guten Eindruck.

Auch andere exotische Gerichte sind uns überliefert: etwa ein Salat aus Nachtigallenzungen oder ein Gericht aus Makrelenleber, Pfauenhirnen und Flamingozungen.

Würden wir noch an dem Festessen teilnehmen, das Kaiser Vitellius für seinen Bruder gab, könnten wir unter anderem 2000 Fische und 7000 Vögel bewundern, die gleichzeitig serviert wurden. Selbst wenn uns die Anzahl der Gäste nicht bekannt ist, dürften der Kaiser, sein Bruder und alle Tischgenossen gut gesättigt aus dem Mahl gegangen sein. Vielleicht benützten Sie gelegentlich die Pfauenfeder, um sich zu erleichtern. Die Römer kultivieren das Essen nicht nur als Zeichen der verfeinerten Lebensweise. Die opulenten Mahle sind ein wesentliches Mittel, um Macht und Geld zu demonstrieren. In einer Agrargesellschaft ist das Essen in besonderem Maße als Prestigeobjekt geeignet. Noch heute werden Geschäftsessen nach solchen Kriterien gestaltet.

Wie sieht dagegen die tägliche Nahrung der Bevölkerung aus? Es ist fast schon ermüdend zu wiederholen: Grundlage bildet das Getreide. Vorwiegend sind es Emmer, Gerste und Weizen. Hafer und Roggen lernen die Römer erst im Kontakt mit den Germanen kennen. Aus dem Getreide wird als Grundnahrungsmittel ein Brei hergestellt. Der Ausdruck »Brei« (»puls«) bezieht sich ursprünglich auf den Getreidebrei und bezeichnet erst später alle Breigerichte. Zum Brei gibt es, wenn möglich, billiges Gemüse, Hülsenfrüchte, etwas Fisch, Speck oder Fleisch. Stellt man sich dieses Gericht nicht als Brei, sondern als gebackenen Fladen vor, so ist die heutige Pizza fast perfekt, das Alltagsessen für jedermann. Es fehlt nur noch die später nach Europa eingeführte Tomate.

Zu Catos Zeiten erhält ein römischer Sklave gut 900 Gramm Getreide pro Tag. Einem Legionär werden 43 Liter Getreide pro Monat zugeteilt. Dazu kommen noch Wein, Öl, Essig, Schweinefleisch oder Hammel. Höhere Ränge erhalten entsprechend mehr. Die Soldaten sind so an das Getreide gewöhnt, daß sie es als schwere Entbehrung empfinden, wenn sie stattdessen Fleisch zu sich nehmen müssen. Dabei gilt es allerdings, die Qualität des angebotenen Fleisches zu bedenken, die wohlweislich schlecht ist.

Eine weitere Volksnahrung sind Graupen, die gewöhnlich aus Gerste, Emmer und Weizen im Mörser gestampft werden. Um ihr Aussehen zu verbessern, wird weiße Tonerde[24] hinzugefügt. Brot stellen professionelle Bäcker her, die nun einen Backofen benützen. Das Brot (anfänglich aus Gerste, später aus Weizen) wird mit verschiedenen Substanzen wie Milch, Käse, Öl, Anis, Mohn, Sesam und Pfeffer veredelt.

Die Römer kennen schon fast alle unsere Haustiere: Rinder, Schafe, Ziegen, Schweine und verschiedenes Geflügel. Wie heute auch werden Singvögel in großer Zahl mit Schlingen und Netzen gefangen. Fische können durch Einsalzen konserviert und damit auch in nicht unmittelbar am Meer liegenden Regionen genossen werden. Zahlreiche schon bekannte Gemüse sind den Römern verfügbar bis hin zum Spargel, der als selten und teuer gilt. Kräuter verfeinern die Geschmacksnuancen. Man kennt Dill, Raute, Alant, Minze, Melde, Dosten, Fenchel, Anis, Mohn, Lauch, Knoblauch, Kümmel, Koriander, Thymian, Majoran, Sesam, Senf, Pfeffer, Ingwer, Kardamom und Zimt. Letztere werden aus dem Orient eingeführt. Erstaunlicherweise ist das Bier nur wenig beliebt. Es gilt als Krankennahrung. Auch der Wein erlebt erst nach Kenntnis des griechischen Weins einen Aufschwung. Dann allerdings wird überall in großem Maß die Weinrebe gepflegt. Wie in Griechenland wird der Wein vorwiegend verdünnt getrunken, wobei vor dem Genuß erst die Hefe abgefiltert werden muß. Eine Tatsache, die den Geschmack stark beeinträchtigt.

Das alte Rom zeigt also bei der Nahrung eine große Bandbreite. Das Alltagsessen des Volkes ähnelt sehr dem der Griechen und Ägypter. Daneben gibt es bei Festen einen Aufwand, der heute kaum vorstellbar und vermutlich nicht ohne schlechtes Gewissen zu betreiben wäre.

Die Germanen

Wie haben Sie eigentlich gelebt und vor allem, wie haben Sie gegessen und getrunken? Lagen Sie wirklich auf dem Bärenfell, tranken Bier aus Stierhörnern und warfen die Knochen des verzehrten Spießbratens hinter sich? Machen wir uns auf zu unseren Vorfahren.

Ein Besuch mit der Zeitmaschine bei den Germanen bringt Ernüchterndes zu Tage: Die Nahrungsgrundlage der Germanen im gleichen Zeitraum – es überrascht nicht mehr sonderlich – ähnelt dem, was wir aus den anderen Kulturen kennen: Weizen, Gerste, Hirse und Hafer. In der Eisenzeit kommt aus Südrußland noch der Roggen nach Mitteleuropa. Der Name »Rugier« soll ein Spottname für »Roggenesser« gewesen sein. Auch im Inselnamen »Rügen« klingt der Roggen noch an.

Das Getreide wird entweder geröstet oder mit Mahlsteinen gemahlen. Dabei bleibt die Kleie im Mehl enthalten. Erst unter römischem Einfluß lernt man, diese zu entfernen. Im wesentlichen wird aus dem Mehl ein Mus zubereitet. »Mus« meint hier wieder den faserreichen Getreidebrei. Erst später wird der Ausdruck auf andere breiartige Speisen ausgedehnt. Der Brei, dem gelegentlich noch andere Zutaten beigefügt werden, bleibt also Hauptnahrungsmittel. Brot dagegen gilt als Herrenessen. Es besteht anfangs lediglich aus Mehl, Wasser und Salz. Ungewiß ist, ob der Sauerteig schon bekannt ist.

Eine der Besonderheiten Germaniens sind die ausgedehnten Wälder. In ihnen gibt es reichlich Eichen und Buchen, die zu den fruchttragenden Bäumen gerechnet werden. Aus Eicheln und Bucheckern läßt sich Mus bereiten oder Brot backen. Der Genuß dieser Pflanzen hält sich bis weit über das Mittelalter. So müssen polnische Bauern ihrem Gutsherren bis ins 16. Jahrhundert Eicheln und Bucheckern abliefern. Später sinken diese Früchte zu Viehfutter ab. Besonders die Schweine werden in den Wäldern damit gemästet. Damit macht man sich wenig Arbeit. Sie werden im Frühling in die Wälder getrieben und suchen sich ihre Nahrung selbst. Im Herbst ist dann »Erntezeit«: Die Schweine werden zusammengetrieben und geschlachtet. Diese Schweine – besonders die Schinken – erfreuen sich eines sehr guten Rufes. Bis nach Rom reicht der Export. Neben Schweinen werden Geflügel, Schafe (auch als Opfertiere), Rinder und Pferde gehalten. Letztere gelten als besondere Leckerbissen. Während Milch genutzt wird, ist Käse noch unbekannt, Butter bleibt der Oberschicht vorbehalten. Früchte sind in großer Vielfalt vorhanden: Heidelbeeren, Himbeeren, Johannis- und Erdbeeren. Auch wilde Äpfel, Kirschen und Birnen werden gerne gegessen.

Vielleicht überrascht es, daß bis zum 16. Jahrhundert kaum Bier getrunken wird. Das deutsche Nationalgetränk blickt also auf eine erstaunlich kurze Tradition zurück. Mit größerem Recht könnten die Ägypter es als ihr Nationalgetränk bezeichnen – wenn es der Islam inzwischen nicht verboten hätte. Statt dessen wird in Germanien aus Honig der bekannte Met hergestellt. Das Verfahren ist einfach: Honig und Wasser werden in einem bestimmten Verhältnis gemischt und aufgekocht. Der Sud wird dann einige Zeit stehengelassen. Er geht in Gärung über, wobei Alkohol entsteht. Schon ist das Getränk fertig. Der Met wird über Jahrtausende getrunken. Erst im Mittelalter wird er vom Wein, später vom Bier verdrängt.

Honig – darauf bin ich bisher noch nicht eingegangen – ist in allen genannten Kulturen das einzige Süßungsmittel. In Griechenland soll es bereits Imker gegeben haben. Meist wird er aber wild gesammelt. Man kann sich leicht vorstellen, wie schwierig seine Gewinnung und wie gering die Ausbeute ist.

Fleisch wird in Germanien häufig roh gegessen. Um es etwas zarter zu machen, wird es in Felle geschlachteter Tiere gewickelt und mit Händen oder Füßen geknetet. Dann wird es am Spieß gebraten und im bronzenen oder eisernen Topf gekocht.

Das Mittelalter

Die Germanen schätzten also eine äußerst grobe Hausmannskost. Wie sah es im Mittelalter aus? Wenn Sie mit mir nun einen weiteren Sprung bis ins Mittelalter machen (einen Zeitbegriff, den ich eher weit auslegen möchte), dann werden Sie wieder Ähnlichkeiten mit der Römerzeit entdecken.[25] In vielfacher Weise gibt es Verbindungen zur römischen Küche, vor allem was die »haute cuisine« der damaligen Zeit angeht.

Lassen wir uns nochmals zu einem Festgelage einladen, diesmal der Hochzeit des Bäckermeisters Veit Gundlinger mit der Tochter des Zinkenbläsers Baruch im Jahr 1493 in Augsburg. Bei dieser Gelegenheit wird an 60 Tischen zu je 12 Personen getafelt, die Speisen werden zu Pyramiden aufgetürmt, so daß ersichtlich ist, was sich der Gastgeber die Angelegenheit kosten läßt. Die Menge der Speisen ist uns überliefert. In acht Tagen ißt die Hochzeitsgesellschaft:

> 20 Ochsen,
> 49 junge Ziegen,
> 5000 Stück Federvieh,
> 30 Hirsche,
> 15 Auerhähne,
> 46 gemästete Kälber,
> 900 Würste,
> 95 gemästete Schweine,
> 25 Pfauen,
> 1006 Gänse,
> 15000 Hechte,
> Barben, Aalraupen, Forellen und Krebse.
> (Dazu kommen die Beilagen und die Getränke.)

Auch an den Fürstenhöfen ist Mäßigung kein Trumpf. Katharina von Medici ist berühmt für die Mengen, die sie verschlingen konnte, Ludwig XIV soll phänomenale Eßleistungen verbracht haben, auch Ludwig XVI hat Beachtliches zuwege gebracht. Vor einem Jagdausflug frühstückt er einmal Huhn, Lamm, Eier, Schinken und eineinhalb Flaschen Wein, ohne sich den Appetit auf die Hauptmahlzeit zu verderben. Lediglich der Fall der Herzogin von Berry, die sich zu Tode ißt, wird als pathologische Freßsucht betrachtet.[26]

Die Gelage des Mittelalters sind vor allem durch einen gewaltigen Fleischkonsum gekennzeichnet, während Gemüse und andere »Beilagen« wohl einen geringeren Stellenwert einnehmen. Möglicherweise werden Gemüse nicht erwähnt, weil lediglich Fleisch hohes soziales Prestige genießt. Dabei genießt wiederum das Wild das höchste Ansehen, da es Herrenprivileg ist, bestimmte Wildarten (Hochwild) zu jagen. Das Servieren des edlen Fleisches ist eine besondere Zeremonie. Die Tiere werden als ganzes Stück gebraten und aufgetragen. Einige Tiere werden wieder in ihr Fellkleid gehüllt, was besonders beim Pfau oder Schwan einen besonderen Effekt ergibt. Deshalb erfreuen sich gerade diese beiden großer Beliebtheit, obwohl ihr Fleisch keineswegs einen Genuß verspricht. Das Tranchieren und Vorlegen des Bratens ist eine besondere Kunst, die von jungen Adligen genauso erlernt wird wie das Fechten. Während er den Braten serviert, begleitet der »Aufschneider« seine Tätigkeit mit unterhaltsamen und vermutlich nicht immer ganz wahrheitsgemäßen Reden, was den Begriff zu einem geflügelten Wort werden ließ.

Selbstverständlich geht es bei jedem Fest zum großen Teil um Repräsentation: Auf die Menge kommt es an! Je mehr aufgetischt wird, desto wichtiger sind das Fest und der Gastgeber, der sich solches leisten kann. Es ist eine Darstellung der Macht, und damit sind die Gelage an den Fürstenhäusern durchaus ein politischer Faktor wie zu anderen Zeiten Militärparaden. Die Art der Zubereitung spielt dabei eine untergeordnete Rolle. Die Menge der Speisen richtet sich auch nicht nach der Anzahl der Gäste. Der Zusammenhang ist eher umgekehrt. Der Anlaß bestimmt die Menge! Dementsprechend werden dann auch die Gäste geladen. Hungrig bleibt vermutlich niemand. Auch bei der Kirche geht es nicht sparsam zu. Bei der Einsetzung des Erzbischof Nevill im Jahre 1465 in York können die Gäste kräftig zulangen. Serviert werden: 1000 Hammel, 2000 Schweine, 2000 Gänse, 4000 Kaninchen, Fisch, Vögel und Wild zu Hunderten, 12 Braunfische und Seehunde.

Was wissen wir über die Zubereitung? Es gibt im Mittelalter nur wenige Kochbücher. Die ältesten gehen auf römische Quellen zurück. Eine ländertypische Küche ist damals noch unbekannt. Die Oberschicht – nur von dieser ist erst einmal die Rede – ißt weitgehend gleich. Im Mittelpunkt steht der Braten. Um ihn gruppieren sich Vor- und Nachspeisen, teils ergänzend, teils kontrastierend zur Geschmacksrichtung des Fleisches. Dem heutigen Zeitgenossen würden die Speisen vermutlich grotesk abgeschmeckt erscheinen. Denn sie mußten vor allem stark gewürzt sein! Fleisch ohne Honig war manchen Köchen nicht vorstellbar. Genauso wurden Pfeffer, Senf, Kardamom und Ingwer für den Braten verwandt, wodurch die damalige Küche Ähnlichkeit mit der heutigen, einfachen indischen Zubereitungsart hat. Es kommt also weniger auf die Herausarbeitung des Eigengeschmacks der Speisen an als auf starke Reize. Vermutlich würden Sie die römische Küche bevorzugen, die letztlich wohl feiner gewürzt war als die mittelalterliche. Das reichliche Würzen ist wiederum eine Demonstration des Reichtums. Gewürze sind für unsere heutigen Verhältnisse ungemein teuer. Wer es sich leisten kann, seinen Gästen stark gepfeffertes Fleisch anzubieten, muß ein reicher und mächtiger Mann sein. Daneben kann starkes Würzen den – gelegentlich schlechten – Eigengeschmack der Rohprodukte überdecken. Schließlich steht auch der Oberschicht lediglich an zwei oder drei Monaten im Jahr (im Herbst) frisches Fleisch zur Verfügung. In den anderen Zeiten muß mit Salz- oder Dörrfleisch vorlieb genommen werden, was im Geschmack wenig attraktiv ist.

Gutes Essen macht natürlich durstig, und so wird im späten Mittelalter auch viel getrunken. Dies beginnt oft schon beim Frühstück. Während die armen Leute eine Wassersuppe zu sich nehmen, tauchen die Adligen feines Brot in einen Pokal Wein. Bei einem Festessen wird dann schon mehr getrunken. Dabei stehen die Gläser nicht ständig auf der Tafel. Sie werden von Dienern gereicht, die sie an einem Nebentisch auffüllen. Danach werden sie im Anschluß an einen Toast vollständig geleert. Die Gäste können nicht entscheiden, wieviel sie trinken. Sie müssen mithalten, wenn ihnen jemand zutrinkt.

Diese Küche hat auch unliebsame Folgen. Wir finden bei den Fürsten etwas, was bei den einfachen Leuten unbekannt ist: Zivilisationskrankheiten – allerdings werden sie noch nicht so genannt. Als Albrecht v. Bayern im Jahr 1575 zum Reichstag nach Regensburg muß, ist er zum Reisen mit Pferd, Wagen oder Sänfte schon nicht mehr in der Lage. Lediglich den Wasserweg findet der stark übergewichtige Herr als noch erträglich. Er leidet unter Gicht, Magenschmerzen und Schwellungen der Beine und kann gerade noch 40 oder 50 Schritte gehen. Nach seinem Tod mit 52 Jahren finden sich riesige Nierensteine.[27] Anderen gekrönten Häuptern geht es kaum besser. Übergewicht, Gicht, Steinleiden, Gelenkschmerzen und Schlaganfälle sind weit verbreitet.

Wie sieht nun der soziale Hintergrund aus, vor dem solch ein Überfluß stattfindet? Tatsächlich gibt es im Mittelalter eine glückliche Periode, in der die Ernährungssituation günstig ist, vielleicht sogar ein gewisser Überfluß herrscht. Etwa vom Ende des 14. bis Anfang des 16. Jahrhunderts war in vielen Teilen Europas Fleisch auch für die einfache Bevölkerung vorhanden, auch wenn keine Mengenangaben überliefert sind. Für die Oberschicht, die selbstverständlich ungleich viel mehr Fleisch konsumierte, ist jedoch eine Zahl bekannt: Im Haushalt des Erzbischofs von Arles gab es für die Geistlichen etwa 300 Gramm Fleisch pro Tag, wobei das Knochengewicht abzuziehen ist. Die Bevölkerungsmehrheit konnte sich solche Genüsse selbstredend nicht leisten. Selbst in dieser Zeit wird also der Fleischkonsum für die Bevölkerungsmehrheit nicht groß gewesen sein. Dagegen sind vor und nach dieser Periode Hungersnöte an der Tagesordnung. Allein im 9. Jahrhundert gibt es vier große Hungersnöte, die sich über mehrere Jahre und den größten Teil Mittel- und Westeuropas erstrecken. Hinzu kommen mindestens 64 örtliche Hungersnöte. In den folgenden Jahrhunderten ist die Ernährungslage kaum besser.[28] Man schätzt, daß es in Florenz zwischen 1375 und 1791 einhundertelf Mißernten gibt, gegenüber 16 wirklich ausreichenden Ernten.[29] In dieser Zeit ernähren sich die Menschen von allem, was irgendwie eßbar erscheint bis hin zu Baumrinden und Flechten. Selbst Kannibalismus soll nichts Außergewöhnliches gewesen sein. Den Hungersnöten folgen Seuchen. Bei solchen Katastrophen kommen große Teile der Bevölkerung ums Leben: In Ostpreußen stirbt zu Beginn des 18. Jahrhunderts etwa die Hälfte der Bevölkerung. Schließlich gehen die Hungersnöte mit der Bedrohung durch Landstreicher oder vagabundierende Soldaten einher. Niemand weiß in solchen Zeiten, wie sicher der Kornspeicher ist. Lohnt es sich zu sparen, wenn morgen schon alles vernichtet werden kann? Vor diesem gesellschaftlichen Hintergrund also müssen Berichte über Nahrungsorgien verstanden werden.

Doch gibt es neben den furchtbaren Mangelzuständen und den überbordenden Gelagen auch die normale Ernährung. Dieses Alltagsessen bleibt über Jahrhunderte weitgehend unverändert. Es ist eine Suppe oder ein Brei, deren Hauptbestandteil das Getreide (meist Hafer oder

Hirse) ist. Je nach örtlicher und jahreszeitlicher Gegebenheit kommen zur Hafer- oder Griessuppe noch Zwiebeln, Lauch, Kohl, Erbsen oder Bohnen. Ein oder zwei solcher Suppen täglich sind das Alltagessen. Brot ist eine sehr viel seltenere Speise. Dies hat mehrere Gründe: Mahlen und Backen sind häufig ein Herrenprivileg, das entsprechend teuer ist. Das Stampfen des Getreides kann dagegen jedermann selbst vornehmen. Auch sind Backöfen selten. In den Städten sind sie fast ausschließlich bei den Bäckern anzutreffen. Selbst in Frankreich findet man Brot vielerorts erst Anfang des 19. Jahrhunderts. Das Baguette hat also eine kurze Tradition.

Die Ausstattung der mittelalterlichen Küche erscheint im Vergleich zu heute kümmerlich. Auch in Häusern der Oberschicht gibt es meist nur eine einfache Feuerstätte mit Kessel. Daher können im wesentlichen nur Suppen oder Spießbraten zubereitet werden. Selbst bei guter Versorgungslage ist die Suppe die vorherrschende Zubereitungsart. Fleisch bleibt – wie gewohnt – das Ausnahme- und Festtagsessen. Für die Menschen, die in der Nähe von Flüssen leben, ist Fischfang eine Ergänzung des Nahrungsangebotes. Auch für die Küstenbewohner steht diese Möglichkeit offen, die sie erstaunlicherweise nur in geringem Umfang nützen.[30] Als Eiweißspender gewinnt die Milch an Bedeutung, die oft als Sauermilch gegessen wird. Getreidebrei (oder Brot) mit Milch ist eine oft beschriebene Mahlzeit. Da ein Bauer selten mehr als eine oder zwei magere Kühe hat, sind die Mengen an Milch aber eher klein. Butter und Käse bleiben ein Luxusartikel.

Das Mittelalter zeigt also enorme Kontraste. Auf der einen Seite gibt es maßlosen Überfluß bis hin zur bewußten Verschwendung, auf der anderen Seite herrschen schreckliche Hungersnöte. Die tägliche Ernährung zeigt wieder das gewohnte Bild: Getreidebrei, ergänzt durch Gemüse, ist das Grundnahrungsmittel. Hinzu kommen Brot und Milch. Selten gibt es Fisch oder Fleisch.

Schließlich möchte ich die damaligen Tischsitten nicht unerwähnt lassen. Den größten Teil des Mittelalters langen die Menschen mit den Händen in die Schüssel. Noch im Jahr 1651 nimmt niemand daran Anstoß, wenn Königin Anna von Österreich mit »ihren schönen Händen in die Fleischschüssel«[31] hineingreift. Servietten sind unbekannt. Man schneutzt sich mit der Hand, aus hygienischen Gründen aber nur mit der linken… Das Essen kommt kleingeschnitten auf den Tisch. Es kann mit dem Löffel beziehungsweise mit den Händen gegessen werden. Erst 1650 wird am französischen Hof die anfangs zweizinkige

Gabel eingeführt. Das Messer ist teilweise schon hundert Jahre früher in Gebrauch. Meist bringen es die Gäste an ihrem Gürtel mit. Teller werden ebenfalls erst im 16. Jahrhundert üblich. Sie bestehen anfangs aus Holz, später aus Zinn oder edleren Materialien und verdrängen damit die Brotscheibe, die bis dahin diesem Zweck diente.

Die Verfeinerung der Eßsitten in der kommenden Zeit läßt sich an den Tafelgeräten gut erkennen. 250 Jahre nach Einführung der Gabel umfaßt ein vollständiges gutbürgerliches Besteck nicht weniger als 120 verschiedene Elemente.[32] Die Verwendung der einzelnen Besteckteile, die sich teilweise nur um weniger als einen Zentimeter unterschieden, ist heute nicht mehr bekannt.

Vom Mittelalter zur Neuzeit

Das Ende des 17. Jahrhunderts wird von einem verheerenden Ereignis geprägt, dem 30jährigen Krieg. Dieses gesamteuropäische Desaster hat auf die Ernährung der Bevölkerung vernichtende Auswirkungen: Bauern werden hingeschlachtet, Felder verwüstet, Vieh überlebt selten. Am Ende, so schätzt man, befindet sich die Landwirtschaft wieder auf dem Niveau der Zeiten Karls des Großen, das heißt, sie ist um 1000 Jahre zurückgeworfen. Die Zahl der Bevölkerung soll um die Hälfte bis Dreiviertel abgenommen haben, und es dauert bis zum Anfang des 19. Jahrhundert, bis die ursprüngliche Einwohnerzahl wieder erreicht ist.

Durch die Entvölkerung entstehen gleichzeitig die riesigen Güter des Adels, da die freien Bauern fast verschwunden sind.[33] In der Folgezeit stellen sich eine Reihe von wichtigen Veränderungen in der Landwirtschaft ein. Ist bis dahin der Ablauf auf einem Hof über Jahrhunderte gleich geblieben, beginnt nun eine Zeit rascher Veränderungen. Nachdem ein großer Teil des Waldes vernichtet ist, lassen sich die Schweine nicht mehr zum Mästen in die Eichenwälder schicken. Sie werden mit Haus- und Küchenabfällen gefüttert und sind nur noch in der Nähe des Hauses anzutreffen. Die Rinder befinden sich in einem erbarmungswürdigen Zustand. Im Winter werden sie regelmäßig so kraftlos, daß man sie am Schwanz aufheben muß, um sie zum Stehen zu bringen. Der Milchertrag ist dementsprechend gering. Erst unter Friedrich dem Großen wird systematisch Futterklee für Kühe angebaut. Gleichzeitig werden die Wiesenkulturen ausgebaut. Milch- und Fleischerträge gehen dadurch deutlich in die Höhe. Das Gewicht der Rinder nimmt um 40% zu.

Die eigentliche Revolution in der Ernährung aber heißt »Kartoffel«. Sie wird von den Spaniern zwischen 1560 und 1570 vom neu entdeckten Amerika nach Europa eingeführt. Ihr Anbau in Deutschland beginnt Anfang des 18. Jahrhunderts, es dauert aber bis gegen Ende desselben Jahrhunderts, bis sie in ganz Deutschland und Europa eine der dominierenden Feldfrüchte wird. Kartoffeln werden nun neben dem Getreide das zweite Grundnahrungsmittel des Volkes. Hauptsächlich durch die Kartoffel werden nun die großen Hungersnöte vermieden, die für das Mittelalter noch charakteristisch sind.

Mit dem Übergang ins 19. Jahrhundert ist die Versorgungssituation also prinzipiell günstiger als zuvor. Die Landwirtschaft produziert mehr und bessere Produkte. Gleichzeitig mit der Industrialisierung beginnt aber eine gegenläufige Entwicklung. Landlose Arbeiter haben keine Möglichkeit, Nahrungsmittel selbst anzubauen. Sie verarmen kontinuierlich, und ihre Ernährung wird eher schlechter als die der Bauern früherer Jahrhunderte. Friedrich List schrieb 1844: »Unter den notwendigen Lebensbedürfnissen versteht man in vielen Gegenden Deutschlands Kartoffeln ohne Salz, eine Suppe mit Schwarzbrot, zur höchsten Notdurft geschmälzt, Haferbrei, hier und da schwarze Klöße...«[34]. Wer mehr über die Lebensweise der damaligen Zeit erfahren möchte, soll Gerhard Hauptmanns »Die Weber« lesen, wo sich eindrucksvolle Beispiele der Armut finden. Allerdings litt nicht die ganze Bevölkerung not. Das 18. und 19. Jahrhundert zeigt sich auch von einer ganz anderen Seite. Der Adel, das aufkommende Bürgertum und die hohen Militärs entwickeln eine neue Kochkunst, die sich vom Mittelalter abgrenzen möchte. War das höfische Gelage des Mittelalters vor allem durch die Massen an Fleisch (besonders Wild) gekennzeichnet, wird nun eine allgemeine Verfeinerung des Geschmacks angestrebt. Nicht das bunte Sammelsurium der teuren, exotischen Gewürze ist Trumpf, sondern die Heraushebung des Eigengeschmacks der Speisen. Dazu betreibt man einen bis dahin nicht gekannten Aufwand. Eine der Neuentdeckungen ist der »Soßenfond«. Er wird durch geduldiges Einkochen und Konzentrieren aus großen Mengen an Fleisch gewonnen. Jetzt steht Qualität vor Quantität. Mit dem »Fond« werden die verschiedenen Fleischgerichte abgeschmeckt, um jedem einen typischen Geschmack zu verleihen. Es ist die große Zeit der verschiedenen Soßen, von denen bald hunderte beschrieben sind. Auch Süßspeisen werden in großer Zahl erfunden. Neben den üblichen Kuchen und Torten entstehen als Krönung der Tafel ganze Gebäude aus Zucker und Marzipan.[35] Die Konditoren entwickeln bei der Erfindung enorme Einfaltskraft. Mit Figuren aus Zucker werden ganze Handlungsabläufe samt aller dazugehörigen Gebäude, Paläste undsoweiter dargestellt. So formt beispielsweise der Regenburger Stadtkoch den Einzug Prinz Eugens in Belgrad und den Auszug der Türken als Zuckergebilde, nachdem Belgrad 1717 erobert wurde.[36] Das Besondere der Zuckerprodukte ist vor allem ihr Preis: Sie sind sündhaft teuer und damit eine gute Möglichkeit, sich von Habenichtsen und Emporkömmlingen abzugrenzen.

Eine weitere Neuerung entsteht in der Zeit nach der französischen Revolution: die öffentlichen Restaurants. Bis dato ist es nicht üblich, lediglich zum Essen auszugehen. Nur auf Reisen ißt man gezwungenermaßen in den Herbergen. Die Mahlzeit ist eine private Angelegenheit. Sie findet dementsprechend im Privathaus statt. Nun aber entwickeln sich aus den Garküchen die ersten öffentlichen Speiselokale. Anfänglich wird täglich ein Gericht serviert, später kann man »à la carte« speisen. Kochbücher kommen in Mode und werden in großer Anzahl geschrieben. Meisterköche erlangen Berühmtheit und werden die Attraktion der neu eröffneten Restaurants.

Die opulenten Mahlzeiten des Mittelalters werden also von der einfacheren, aber feinen Küche abgelöst. Die Entwicklung läßt sich beispielsweise auch an den täglichen Mahlzeiten der herrschaftlichen Häuser ablesen. Falls uns Georg III am Samstag, den 1. Juli 1780, zum Mittagessen eingeladen hätte, würden wir mit dem König folgendes gegessen haben (bei Festlichkeiten geht es selbstverständlich weniger bescheiden zu):[37]

> Vermicelles-Suppe,
> Geflügelpilaw,
> Hammelfilet mit Kartoffeln,
> Kaltes Huhn und Zunge in Scheiben,
> Schinken mit Erbsen und Bohnen,
> Kleiner Steinbutt und kleine Hummer,
> Wachteln,
> Artischocken,
> Kirschtorte,
> Lammsbriesragout,
> Omelette roulade.

Zwischenbilanz

Wir sind nun am Ende des 19. Jahrhunderts und damit fast am Ende unserer kleinen Reise durch die Zeit angelangt. In unserer Zeitrechnung sind es noch »50 Sekunden bis Mitternacht«. 60 Millionen Jahre sind vergangen, seit die ersten menschenähnlichen Wesen die Erde betreten haben. Im Laufe dieser Zeit hat sich der menschliche Organismus an die Nahrung angepaßt, die er in der Natur vorgefunden hat. Mehr als 99% dieser Zeit sind vorgeschichtliche Epoche und decken sich weitgehend mit der Zeit der Jäger und Sammler, die vorwiegend Pflanzen verzehrten. Erst in den letzten zehntausend Jahren (bezogen auf das Beispieljahr sind das 90 Minuten) beginnt der Ackerbau und kurz darauf die geschichtliche Zeit.

Bereits beim Übergang zum Ackerbau ist die körperliche Entwicklung abgeschlossen. Die Menschen damals und heute sind im wesentlichen biologisch identisch. Veränderungen im genetischen Material der letzten zehntausend Jahre sind zu vernachlässigen. Die Form der menschlichen Verdauungsorgane wird demgemäß von der langen Sammler- und Jägerzeit bestimmt. Sie ist eine optimale Anpassung an die damals vorherrschenden durchschnittlichen Bedingungen.

Nochmals: Was sind die Charakteristika des Essens der Jäger und Sammler? Es besteht vorwiegend aus pflanzlicher Nahrung und ist faser- und artenreich. Der Anteil des Fleisches schwankt regional zwischen 20 und 40%. Doch dieses Fleisch ist nicht mit dem heutigen vergleichbar. Es stammt vor allem von Kleintieren und Wild und wird zum größten Teil roh gegessen. Nahrungskonzentrate sind unbekannt. Milch und Honig spielen nur eine minimale Rolle. Es werden am Tag wenige (zwei oder drei) Mahlzeiten eingenommen, die sich nur gering voneinander unterscheiden.

Zwei Veränderungen müssen hervorgehoben werden. Seit etwa zwanzigtausend Jahren (oder auch etwas früher) wird das Kochen und Braten die gängige Zubereitungsart. Seit zehntausend Jahren ersetzen wenige Kulturpflanzen (vor allem Getreide) die vielen hundert Wildpflanzen, die bis dahin verzehrt wurden. Gleichwohl bleibt die Nahrung prinzipiell gleichartig: Sie besteht weiterhin aus vorwiegend grober, vegetarischer Kost mit hohem Faseranteil. Damit bleiben die wesentlichen Charakteristika der Jäger- und Sammlerperiode auch in der Akkerbauzeit für einen großen Teil der Bevölkerung erhalten.

Ist der Mensch eher ein »Pflanzerfresser« oder »Fleischfresser«? Beim Vergleich von typischen Pflanzenfressern und typischen Fleischfressern stellt sich heraus, daß sich beim Menschen Charakterisitika beider Gruppen finden, allerdings mit einer deutlichen Betonung der körperlichen Gegebenheiten von Pflanzenfressern. Im einzelnen sind dies: die relativ kleine Mundöffnung, die Fähigkeit, Mahlbewegungen der Zähne durchzuführen, die kräftige Zunge, die Zusammensetzung des Speichels, die große Darmoberfläche und die Struktur des Dünn- und Dickdarmes. Mit den Fleischfressern verbindet den Menschen lediglich der säureproduzierende Magen, der in der Lage ist, Fleisch zu verdauen.[38]

Jäger und Sammler heute

Bevor ich auf die Ernährung in der Gegenwart eingehe, möchte ich noch die heute lebenden Jäger und Sammler betrachten. Die Jäger- und Sammlerepoche ist für den größten Teil der Menschheit seit Jahrtausenden Geschichte. Allerdings nicht für alle Menschen. Einige wenige Völker leben noch heute in dieser Phase der geschichtlichen Entwicklung. Es sind vor allem die Naturvölker Amazoniens, Afrikas, Australiens und Papua-Neuguineas. Aufgrund ihrer geographischen Abgeschiedenheit konnten sie einen kulturellen Status bewahren, der in der übrigen Welt längst Vergangenheit ist. Das Studium dieser Kulturen zeigt daher schlaglichtartig einen Ausschnitt des Lebens, wie es vermutlich in anderen Erdteilen vor mehr als zehntausend Jahren üblich war. Dabei gilt es allerdings zu berücksichtigen, daß die sogenannten primitiven Kulturen jeweils ihre eigene, unverwechselbare Geschichte haben. Außerdem ist die Abgeschiedenheit dieser Völker selten perfekt. Gewisse Kontakte zur industrialisierten Welt sind heute oft vorhanden. Trotzdem können uns die noch existierenden Jäger und Sammler einen Hinweis über eine dieser historischen Phasen geben.
Wie sieht nun deren Ernährung aus? Moderne Naturvölker ernähren sich in den tropischen Breiten unseres Planeten (also dort, wo die ersten Menschen lebten) relativ einheitlich. Den größten Teil des Speiseplanes nehmen Pflanzen ein. Beeren, Blumen, Obst, Nüsse, junge Blätter, Pilze, Wurzeln, Rhizome, Samen, Halme und Schößlinge sind die Basis

der Ernährung.[39] Bis zu hundert verschiedene Pflanzen stehen auf dem Speiseplan. Daneben wird auch Fleisch verzehrt. Hier ist die Bandbreite der Nahrung gleichfalls groß. Ameisen, Schnecken, Kakerlaken, Larven, Würmer, Fliegen, Heuschrecken, Spinnen, Skorpione und andere Insekten oder deren Sekrete sind ein Teil der Ernährung. Daneben gibt es Fische, Frösche, Muscheln, Schlangen, Ratten, Mäuse, Warane, Vögel und die Eier dieser Tiere. Schließlich werden noch Säugetiere gejagt wie Büffel, Antilopen, Giraffen, Leoparden, Löwen, Kaninchen. Fleisch von Säugetieren steht bei diesen Völkern besonders hoch im Kurs. Allerdings begrenzen die Schwierigkeiten der Jagd die Menge des verzehrten Fleisches. Der Fleischanteil an der Gesamternährung liegt bei den Naturvölkern im Durchschnitt bei etwa 35%.[40] Einen höheren Anteil gibt es nur in Regionen, in denen pflanzliche Nahrung nicht zur Verfügung steht. Die Massai Ostafrikas ernähren sich zwangsläufig hauptsächlich von ihren Rindern (auch von deren Milch und Blut), da pflanzliche Nahrung dort nicht wächst. Ebenso verhält es sich mit den Eskimos, die notgedrungen vorwiegend Fisch und Meerestiere essen. Allerdings versuchen auch solche Völker, einen gewissen Anteil von Planzennahrung zu gewinnen. Eskimos verspeisen daher die Pflanzen, die sie im Magen der erjagten Tiere finden, oder suchen die Pflanzenvorräte, die von Lemmingen angelegt werden.

Das Jäger- und Sammler-Experiment

Möglicherweise sind Sie über die Nahrung der Urvölker erstaunt. Es wäre auch nicht verwunderlich, ist sie doch von der heutigen sehr verschieden. Vielleicht fragen Sie sich auch, ob ein heute lebender »zivilisierter« Mensch sich so »primitiv« ernähren kann. Frisches Obst und Gemüse mag ja noch angehen, aber Insekten, Spinnen, Würmer… Kann ein moderner Mensch dies – besonders in rohem Zustand – überhaupt verdauen?

Wenn Sie dieses Buch bisher aufmerksam gelesen haben, wissen Sie selbstverständlich, daß sich unsere Anatomie und Physiologie in den letzten Jahrtausenden wenig oder nicht geändert haben. Es sollte also möglich sein, auch heute sich mit einer urzeitlichen Kost zu ernähren. Falls Sie Zweifel haben, können Sie es getrost einmal versuchen, vielleicht finden Sie im Garten ein paar schmackhafte Regenwürmer… Sie können allerdings auch auf die Experimente anderer zurückgreifen. Einigen Menschen kam schon der Gedanke, auch in unserer Zeit als Jäger und Sammler zu leben und nur das zu verzehren, was die Natur wild bietet. Sie kehrten damit in die Zeit vor dem Ackerbau zurück. Um es kurz zu machen: Sowohl in unseren Breiten als auch in tropischen Ländern ist es durchaus möglich, so zu überleben. Es erfordert allerdings eine erhebliche Umstellung. Solch ein »moderner Urmensch« ist gezwungen, all das zu essen, was sich ihm gerade bietet. Damit ähnelt sein Speisezettel fast vollständig dem der Naturvölker beziehungsweise dem unserer eigenen Vorfahren.

Rüdiger Nehberg, ein moderner Jäger und Sammler, hat seine Erfahrungen in mehreren Büchern zusammengefaßt.[41] Ähnlich wie unsere Vorfahren konnte er feststellen, daß man in der freien Natur nicht mit wenigen Pflanzen zur Ernährung auskommt. Zum Überleben ist man gezwungen, sehr unterschiedliche Gewächse zu sich zu nehmen. Neben vielen bekannten Pflanzen verschmäht er auch Algen, Tang, Moos, Entengrütze oder Brennesseln nicht. Besonders empfiehlt er folgende Teile: Wurzeln, Zwiebeln, Knollen, Rinden, Mark von Stengeln, Kolben, Sprossen und Blüten.[42] Es kommt darauf an, mit Geduld Erfahrung zu sammeln, welche Pflanzen verträglich sind.

Bei der Versorgung mit tierischem Eiweiß stellt Nehberg fest, was auch unsere Vorfahren wohl schmerzlich bemerkten: »Gutes Fleisch läuft schnell.«[43] Dementsprechend muß sich der moderne Jäger und Sammler auf das »niedere Wild« einstellen: Würmer, Wasserflöhe, Ratten, Schlangen, Raupen, Mücken, Ameisen, Frösche und dicke, grüne Schmeißfliegen. Selbst verwesende Tierkadaver können noch für die Ernährung nützlich sein, da die darin wachsenden Maden »Kompaktnahrung« für den Überlebenskünstler ergeben.[44]

Wenn Ihnen nun schaudert, so sagt das mehr über den Kulturprozeß als über Ihren Körper. Wir sind immer noch in der Lage, äußerst einfache Nahrung zu verwerten. Warum sollen auch rohe, schleimige Muscheln (Austern) oder rohe Fischeier (Kaviar) eine Delikatesse sein, während rohe Schnecken und Spinnen Ekel erregen? Ob wir Nahrung als abstoßend oder verführerisch empfinden, hängt also stark von der Gewöhnung und unserer inneren Einstellung ab. Wie würde Ihnen das schmecken: »Grassamen in Wasser aufgekocht, Tierembryos in zerschmolzenem Fett erhitzt, dazu Blätteraufguß, verrührt mit dem Drüsensekret eines Wiederkäuers?«[45] – Gemeint sind Porridge, Spiegeleier und Tee mit Milch. Allein die Bezeichnung verändert den Inhalt!

»Zivilisationskost« –
unsere Ernährung im Schlaraffenland

Betrachten wir nun den Zeitraum der »letzten Minute bis Mitternacht«, die letzten hundert Jahre bis zur Zeit, in der wir leben. War bisher vor allem von der Gleichförmigkeit der Entwicklung die Rede, so ändert sich nun das Bild schlagartig. Unsere Ernährungsgewohnheiten haben sich so drastisch verändert, daß es leichter wäre, die wenigen Gemeinsamkeiten aufzuzählen als die vielen Neuerungen.

An erster Stelle steht die Nahrungsmenge: Zum ersten Mal in der Geschichte ist die Nahrungsmittelproduktion so gestiegen, daß es für die Masse der Bevölkerung mehr zu Essen gibt als sie benötigt. Das betrifft nicht nur die Grundnahrungsmittel, sondern auch die Luxusgüter. Zum ersten Mal gibt es wirklich Auswahl, sogar Überfluß für alle – zumindest im reichen Teil der Welt.

Wozu führt das? Woran orientiert sich die Bevölkerungsmehrheit in ihrem Eßverhalten? Unter diesen Überflußbedingungen bieten sich zwei Orientierungpunkte an: 1. Die Eßgewohnheiten der ehemaligen Oberschicht und 2. das Essen bei festlichen Gelegenheiten. Die heutige Ernährung hat beide Elemente gleichzeitig aufgegriffen. Falls ein Zeitgenosse des 18. Jahrhunderts in die heutige Zeit versetzt würde, würde er unser Essen als nicht endende Folge von Festmahlen beschreiben: ein tägliches Schlaraffenland mit viel Fleisch, Fett und Süßigkeiten und frei von der groben, faserreichen Kost der armen Leute. Was liegt auch näher als endlich so zu leben wie vorher nur die Reichen und Mächtigen? Endlich kann sich ein Durchschnittsverdiener das leisten, was bisher einer winzigen Minderheit vorbehalten war.

Sehen wir uns noch einmal im Detail an, wie wir heute leben, das heißt, was heute auf den Tisch eines durchschnittlichen Zeitgenossen kommt. Von der Menge war bereits die Rede: Männer wie Frauen nehmen in trautem Einklang etwa 1000 kcal zuviel an Nahrung zu sich (siehe Seite 25). Über die Menge des Essens hinaus hat sich auch in der Art der Nahrung ein charakteristischer Wandel ergeben. In den industrialisierten Ländern (und nur von diesen ist im folgenden die Rede) lassen sich acht Hauptveränderungen beobachten:

- Pflanzliche Nahrung wird durch tierische ersetzt.
- Der Anteil der groben, faserreichen Nahrung ist rückläufig.
- Der Fettanteil an der Nahrung steigt kontinuierlich.
- Der Zuckerkonsum steigt drastisch.
- Alkohol nimmt einen immer größeren Anteil der täglichen Energiezufuhr ein.
- Das Spektrum der Getränke wandelt sich zu energiereichen Konzentraten.
- Vorfabrizierte Nahrung ersetzt zunehmend Naturprodukte.
- Häufige Mahlzeiten ersetzen wenige.

Auf den folgenden Seiten möchte ich auf die veränderten Ernährungsgewohnheiten im Detail eingehen.

Fleisch – früher nur an Festtagen

Es ist nicht besonders verwunderlich, daß der Anteil der tierischen Nahrung unter Wohlstandsbedingungen zunimmt. Schließlich ist das Fleisch von jeher der Ausdruck des Überflußes – besonders im Mittelalter, das für seine Fleischorgien berühmt ist. Wenn man den Fleischkonsum vergangener Zeiten in Zahlen ausdrücken will, stößt man auf Schwierigkeiten, da es verläßliche Statistiken erst seit kurzer Zeit gibt. In den altpreußischen Provinzen soll der Durschnittsverbrauch im Jahr 1871 etwa 37 Pfund pro Kopf und Jahr betragen haben. Das bedeutet einen täglichen durchschnittlichen Konsum von etwa 50 Gramm Fleischprodukten. Die Durchschnittsangaben täuschen jedoch. Wenige aßen deutlich mehr, viele sehr viel weniger.
Heute liegt der durchschnittliche Verbrauch bei etwa 250 Gramm Fleischprodukten pro Kopf und Tag oder fast 100 Kilogramm Fleisch pro Jahr.[1] [2] Die Gesamtmenge hat sich also verfünffacht! Solch ein täglicher Luxuskonsum an Fleisch ist wahrscheinlich einmalig in der

Geschichte der Menschheit. Selbst in den reichen Zeiten des Mittelalters aßen die Privilegierten wohl deutlich weniger Fleisch. Hervorzuheben ist, daß es sich heute nicht um Wild, sondern um Schlachtvieh handelt, das in seiner biochemischen Zusammensetzung wesentlich ungünstiger ist. Besonders der Anteil von gesättigten Fettsäuren, der für die Entstehung der Arteriosklerose mitverantwortlich ist, liegt bei den Haustieren hoch. In Deutschland steht traditionell das Schweinefleisch mit über 57 Kilogramm pro Jahr und Person an erster Stelle des Konsums.

Dabei sind auch die besonderen Bedingungen der Aufzucht beachtenswert. Schlachttiere werden normalerweise wenig artgerecht gehalten (um es sehr rücksichtsvoll zu formulieren), da Bauern gezwungen sind, unter hohem finanziellen Risiko schnell und effektiv zu produzieren. So kommt es dann zu einer Mästung, die vor dem Einsatz von Chemikalien und Arzneimitteln nicht zurückschreckt. Auswirkungen auf den Konsumenten (Allergien, Resistenzen gegenüber Antibiotika und anderes) werden dabei nicht berücksichtigt. Es ist vielleicht für die gegenwärtige Situation kennzeichnend, daß Schweinezüchter im allgemeinen das so erzeugte Fleisch selbst nicht verzehren. Für den Eigengebrauch hält man sich lieber einige »traditionell« ernährte Säue.

Obwohl es nicht zum eigentlichen Thema der »Ernährung« gehört, sei noch auf zwei Auswirkungen des hohen Fleischkonsums hingewiesen. Viel Fleisch bedeutet intensive Viehhaltung. Diese Tiere produzieren eine bisher unbekannte Menge an Fäkalien. Solange Bauern nur einige wenige Rinder und Schweine haben, ist der Dung hochwillkommen. Mittlerweile ist aber aus dem erwünschten Naturdünger eine Plage geworden. Er wird, da es keine andere Verwendung dafür gibt, nach wie vor auf den Feldern ausgebracht. Die Pflanzen können die riesigen Mengen an Nährstoffen nicht mehr aufnehmen. Als Konsequenz werden diese vom Regen in das Grundwasser geschwemmt. Nach einer Weile erscheinen sie wieder in unserem Trinkwasser (vor allem Nitrate). Die aktuelle Diskussion über die problematische Trinkwasserversorgung ist also unter anderem eine Folge unseres Fleischkonsums.

Die zweite Auswirkung ist noch globalerer Natur. Der riesige Bestand an Tieren in den industrialisierten Länder hat einen entsprechend großen Bedarf an Futtermitteln geschaffen. Unsere Schlachttiere sind ausgesprochen schlechte Futterverwerter. Sie brauchen sehr viel pflanzliche Nahrungsmittel, um sie in wenig Fleisch umzubauen. Zwischen 60 bis 90% der Pflanzenergie gehen dabei verloren. Anders ausgedrückt: Um 1 kg tierisches Eiweiß zu produzieren benötigt ein Bauer ca. 10 kg wertvolles pflanzliches Eiweiß – meist Sojaprodukte. Diese pflanzlichen Eiweißspender werden nicht mehr an Ort und Stelle produziert – das wäre zu teuer –, sondern zum großen Teil aus der dritten Welt importiert. Vor allem Sojabohnen werden dort in riesigen Monokulturen angebaut, wofür in einigen Ländern großflächig Urwald gerodet wird. Gleichzeitig entsteht die paradoxe Situation, daß die armen Entwicklungsländer zu Nahrungsmittelexporteuren für die Tiere der reichen Industrieländer werden – Nahrungsmittel, die den Entwicklungsländern zur Ernährung der eigenen Bevölkerung im Land fehlen. Die Länder der dritten Welt sind zu diesem perversen Geschäft gezwungen, da sie sonst nicht an die dringend benötigten Devisen gelangen, die sie für Öl und Industrieerzeugnisse benötigen. Zugespitzt könnte man sagen: Die Rinder und Schweine der reichen Länder essen das Brot der Armen dieser Welt.

Ballaststoffe – wenig geschätztes Beiwerk

Die zweite wesentliche Veränderung betrifft den Anteil der Fasern in der Nahrung. »Bedauerlich niedrig ist die Zufuhr von Ballaststoffen«, formuliert es lapidar der Ernährungsbericht aus dem Jahr 1988. Es gibt zwar keine Statistik über die letzten hundert Jahre, doch kann man davon ausgehen, daß gegenwärtig ein absoluter Tiefpunkt bezüglich der Faserversorgung des Menschen besteht. Selbst ohne eigenen Nährwert haben diese »Ballaststoffe« doch einen unersetzlichen Wert für die Verdauung. Davon wird in späteren Kapiteln noch die Rede sein.
Was wird unter Ballaststoffen verstanden? Es sind Teile von Pflanzenfasern, die im Dünndarm des Menschen nicht abgebaut werden können. Im wesentlichen sind es:
• Stützfasern, die einer Pflanze Struktur verleihen,
• Pflanzengummis und Schleimstoffe, die vor Verletzung und Austrocknung schützen,
• Speicherkohlenhydrate.[3]
Chemisch sind es vor allem Zellulosen, Hemizellulosen, Lignin und Pektin. Einige dieser Substanzen können bis zum einhundertfachen ih-

res Gewichtes an Wasser speichern. Eine Tatsache, die für die Zusammensetzung des Stuhles große Bedeutung hat. Der Ausdruck »Ballaststoffe« wurde übrigens aus der Seefahrt übernommen. Er bezeichnet die Gewichte, die dazu dienten, dem Schiff die nötige Stabilität zu geben – eine keineswegs nebensächliche Funktion.

Der Rückgang der Faserstoffe ist leicht zu erklären. In der Jäger- und Sammlerperiode wurden die Fasern hauptsächlich von den verschiedenen Wildpflanzen geliefert. Zellulosen und Hemizellulosen sind in allen Pflanzen enthalten. Mit der Umstellung auf den Ackerbau übernahmen die verschiedenen Getreidesorten diese Funktion, da sie reichlich Kleie enthalten. Volles Getreide enthält von allen Lebensmitteln den höchsten Anteil von unverdaulichen Faserstoffen. Das übliche Getreidemus oder auch das normale Brot war eine überaus grobe Nahrung, die lange sättigte und nur langsam resorbiert wurde. Wie schon berichtet, ging ein ins Wasser getauchtes Brot sofort unter, so grob und schwer war es gebacken. Mit zunehmendem Wohlstand ging man vom groben Getreide zuerst auf die feiner gemahlenen Arten über, wobei die Kleie immer noch im Mehl erhalten blieb. Dann folgte dem ursprünglichen Roggenbrot mit hohem Faseranteil (21%) das »bessere« Weizenbrot (15,5% Fasern).[4]

Erst Ende des 19. Jahrhundert bestand die technische Möglichkeit, die Kleie zu entfernen. Anfänglich noch aufwendig und teuer, war das »feine Weißbrot« zuerst eine Speise für die Oberschicht. Das Volk aß einfaches »Schwarzbrot«. Vor dieser Zeit gab es die Unterscheidung nicht. Alle Brote waren »schwarz«, das heißt aus vollem Korn. Später wurde aus dem teuren Weißbrot das normale Alltagsbrot, da die verbesserte Mühlentechnik die massenhafte Produktion von billigem, kleiefreiem Mehl erlaubte. Das ursprüngliche »schwarze« Brot wurde in den sechziger und siebziger Jahren auf einen unbedeutsamen Rang zurückgedrängt. Erst in den letzten zehn Jahren dieses Jahrhunderts findet das ursprüngliche, kleiereiche Vollkornbrot in Deutschland wieder mehr Absatz. Dabei kann diese erfreuliche Entwicklung bei weitem nicht die Gesamtreduzierung der Fasern in der Ernährung ausgleichen.

Genaue Statistiken über den Verzehr von Ballaststoffen gibt es erst seit kurzem. Einen Hinweis auf die dramatische Abnahme in diesem Jahrhundert kann der Rückgang des Konsums von grobem, faserreichem Roggen geben.

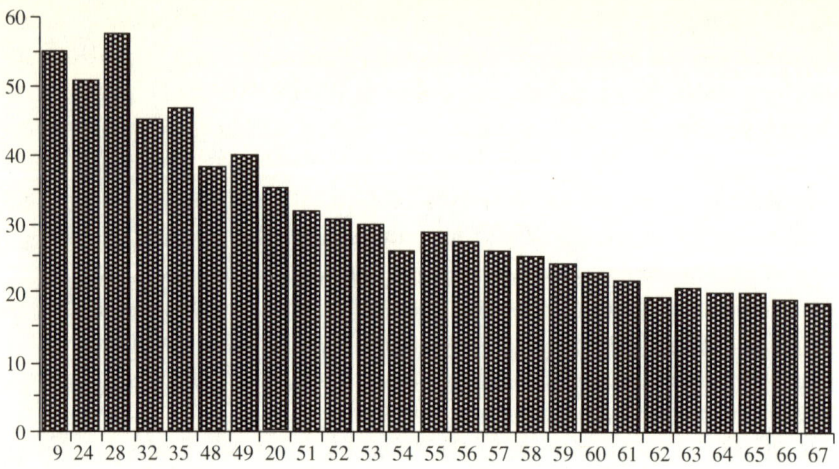

Roggenkonsum 1909 bis 1968 in Kilogramm pro Person und Jahr

Die Graphik beginnt erst im Jahr 1909. Frühere Daten sind nur schwer verfügbar. Vermutlich war der Verbrauch zuvor noch deutlich höher. – Vielleicht erinnern Sie sich noch? Ein römischer Sklave erhielt 900 Gramm Getreide am Tag. Das summiert sich auf stolze 328 Kilogramm pro Jahr! Die Jahresmenge heute liegt bei etwa bei 65 Kilogramm[5], wenn man die Hauptgetreidesorten Weizen und Roggen addiert. Der tägliche Konsum dieser Verdauungshilfen liegt zur Zeit unter 20 Gramm.[6] Zum Vergleich: Afrikanische Landbewohner essen etwa 50 bis 140 Gramm. Nicht ganz so hoch liegt der Verzehr bei Vegetariern.[7][8]

Die Minderung der Faserversorgung wird also durch zwei gleichlaufende Entwicklungen bedingt: Der Getreideverbrauch ist stark rückläufig, und das Getreide wird fast ausschließlich sehr fein vermahlen konsumiert, das heißt ohne Kleie oder Keimling.

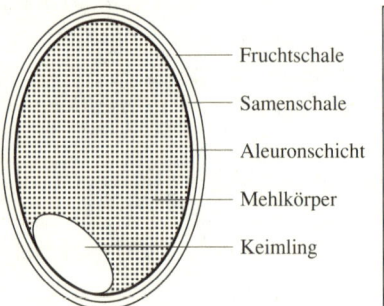

	Vollkornschrot, Vollkornmehl Vollkornflocken mit Keim	Ganzes Getreide
Fruchtschale		
Samenschale	Schrot Flocken	Ohne Keim
Aleuronschicht	Grütze, Graupen	Ohne Keim und Fruchtschale
Mehlkörper	Weißmehl polierter Reis	Ohne Keim, Fruchtschale und Samenschale
Keimling		
	Puddingpulver	Nur Mehlkörper

Andere Quellen von grober Faserkost sind heutzutage hauptsächlich Gemüse und Obst. Hier kam es in den letzten hundert Jahren zu einer Verbrauchszunahme: Von etwa 36 Kilogramm anfangs des Jahrhunderts bis auf 60 Kilogramm in unserem Tagen. Charakteristischerweise ist allerdings auch hier der Anteil der groben Gemüse (Kohl, Kohlsorten, Rüben) sehr stark rückläufig. Hülsenfrüchte waren lange Zeit eine wesentliche Quelle von Faserstoffen. In der Tat enthält kein anderes Gemüse so viele Ballaststoffe. Ihr Konsum ist jedoch in den letzten Jahrzehnten stark rückläufig. Aktuelle Untersuchungen zeigen, daß sie in vielen Haushalten gar nicht mehr gegessen werden.

Weizenkleie	40-50	Blumenkohl	2,2 – 2,4
Roggen	21	Broccoli	3,0 – 3,2
Weizen	15,5	Bohnen	2,9 – 4,2
Knäckebrot	13-24	Champignons	1,9 – 2,5
Roggenvollkornbrot	6,4-9	Chinakohl	0,9
Vollkornnudeln	6-8	Erbsen (frisch)	4,6 – 5,9
Haferflocken	7	Grünkohl	4,8
Weizenschrotbrot	6,3-7,1	Gurken	0,4 – 1,0
Hirse	1,9-8,0	Kartoffeln	1,1 – 2,2
Roggenmischbrot	3,5-5,8	Kohlrabi	1,6
Weizenmischbrot	3,4-4,9	Kopfsalat	1,3 – 15
Weizenbrötchen	2,5-3,7	Möhren	1,5 – 3,0
Toastbrot	3,1	Paprika	1,4 – 2,2
Himbeeren	2,5-3,8	Porree	1,5 – 4,0
Stachelbeeren	2,4-4,4	Rettich	2,7
Birnen	2,3-3,3	Rote Beete	1,9 – 2,5
Erdbeeren	1,4-2,7	Rosenkohl	2,3 – 2,5
Äpfel	1,5-2,3	Sauerkraut	2,1 – 2,6
Orangen	1,9-2,0	Spargel	1,5
Bananen	1,3-2,0	Spinat	1,7
Kirschen	1,0-1,7	Tomaten	0,9 – 2,3
Johannisbeeren	3,6-4,8	Weißkohl	1,9 – 2,3
Ananas	1,7	Zwiebel	1,3 – 1,8
Pfirsich	1,4-1,5		

Ballaststoffgehalt einiger Lebensmittel in Prozent[9]

Insgesamt liegt Deutschland beim Gemüsekonsum im internationalen Vergleich weit hinter anderen Nationen zurück.[10] Doch mit Gemüse und Obst alleine ist es schwer, eine ausreichende Versorgung mit Quellstoffen zu erreichen. Bezüglich des Fasergehaltes nimmt das Getreide eine absolute Spitzenstellung ein.

Fett – in Nahrungsmitteln oft nicht mehr erkennbar

Fett war in den vergangenen Jahrhunderten stets knapp. Butter blieb den reichen Zeitgenossen vorbehalten. Eine Suppe, auf der ein Fettauge schwamm, war bereits ein Hochgenuß. Immer wenn man sich etwas mehr leisten konnte, erhöhte sich auch der Fettkonsum. Anfang des 20. Jahrhunderts betrug der Fettanteil an der Nahrung etwa 28%. Ein Wert, der bereits erheblich über dem Durchschnitt früherer Jahrhunderte liegt. In den letzten 80 Jahren kam es zu einem nochmaligen 60%igen Verbrauchszuwachs. Heute liegt der Anteil des Fetts am gesamten Energieverbrauch bei über 42% und nähert sich damit der 50%-Marke!

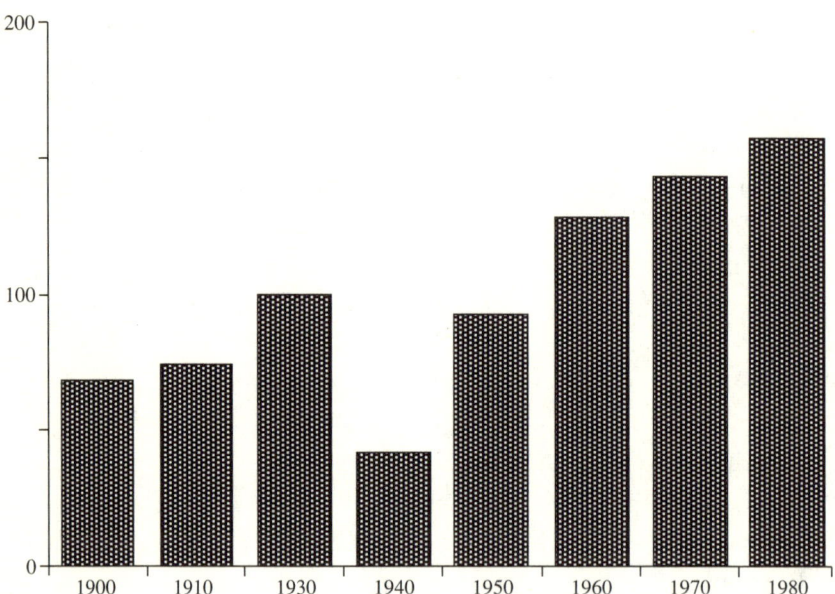

Fettverbrauch in Deutschland in Gramm pro Kopf und Tag[11]

In absoluten Zahlen bedeutet das einen Anstieg von 68 Gramm auf über 150 Gramm pro Kopf und Tag in den letzten achzig Jahren. Interessant ist besonders die Erhöhung des verborgenen Fettes in der Nahrung: Von 26 Gramm auf über 81 Gramm stieg ihr Anteil.[12] Diese Fette sind auf den ersten Blick nicht erkennbar. Meist sind sie Bestandteil von vorfabrizierten Nahrungsmitteln. Somit ist mehr als die Hälfte des verzehrten Fettes für den Verbraucher kaum mehr wahrnehmbar. Davon ist wiederum der größte Anteil gesättigtes Fett tierischen Ursprungs, also minderwertig.

Der vermehrte Fettanteil ist für die Gesundheit von elementarer Bedeutung. Zusätzliches Gewicht erhält der hohe Fettverbrauch durch den Anstieg der Cholesterinzufuhr. Hühnereier sind hier statistisch die wichtigsten Lieferanten. Auf sie allein entfallen 34% des durchschnittlich aufgenommenen Cholesterins. Wie nicht anders zu vermuten, ist auch der Verbrauch an Eiern deutlich gestiegen: Im Zeitraum von sechzig Jahren kletterte er von 6 auf über 15 Kilogramm pro Einwohner und Jahr. Im Schnitt ißt also jeder Deutsche täglich ein Ei. Dieses eine Ei enthält 280 mg Cholesterin: das Maximum, was täglich insgesamt an Cholesterin aufgenommen werden sollte![13] Ähnliche Verbrauchszunahmen gelten auch für Käse, Sahne (6 Liter pro Jahr), Kondensmilch (über 5 Liter pro Jahr) oder ähnliche fettreiche Kalorienträger,[14] die den Fett- und Cholesteringehalt des Blutes weiter ansteigen lassen.

Zucker – ein »Grundnahrungsmittel«

Zucker war im Altertum unbekannt. In der gesamten menschlichen Geschichte gab es Süßspeisen in der heutigen Form praktisch nicht. Lediglich mit Honig oder süße Obstsorten (Rosinen, Feigen, Datteln) wurde gesüßt. Verläßliche Zahlen über den Verbrauch an Honig liegen nicht vor, doch muß man annehmen, daß der Konsum gering war. Wer einmal den Versuch gemacht hat, in ungeschütztem Zustand Bienen ihren Honig abzunehmen, wird rasch eine Vorstellung davon bekommen, wie oft die damaligen Menschen Honig essen konnten.

Ab dem Mittelalter gab es dann den Beruf des Imkers und eine bessere Versorgung mit dem süßen Produkt. Trotzdem blieben Süßspeisen eine Seltenheit und »Honigkuchen« den Festtagen vorbehalten. Selbst heute, bei weiter steigendem Verbrauch an Honig, liegt die jährliche Gesamtmenge bei lediglich etwas mehr als einem Kilogramm pro Kopf.

Der uns bekannte Zucker stammt ursprünglich aus Melanesien (den Inseln um Neu-Guinea), wo er als Zuckerrohr (Saccharum spontaneum) in dem feuchtwarmen Gebiet gut gedeihen konnte.[15] Zuckerrohr ist nichts anderes als eine süße Wildpflanze, die als ganzes gekaut oder gelutscht wurde. Noch heute kann man das in den Ländern sehen, in denen Zuckerrohr angebaut wird.

Die Wildform des Zuckerrohrs wurde dann kultiviert, um eine noch süßere Pflanze zu erhalten. Vermutlich veredelten die Perser die Zuckerpflanze und waren in der Lage, Zuckerpulver zu erzeugen. Man ging dabei folgendermaßen vor: Zuckerrohr wurde in Mörsern zerstampft, der Saft über dem Feuer eingedickt, schließlich wurde die Masse in Jute abgefüllt, gepreßt und getrocknet.

Mit den Arabern, die diese Kunst von den Persern übernahmen, breitete sich dann der Zucker im Mittelmeerraum aus, wobei die Mengen immer noch minimal waren. Dies lag unter anderem an den hohen Anforderungen des Zuckeranbaus. Zuckerrohr braucht viel Wärme und Wasser. Das bedeutet aufwendige Bewässerungsanlagen und – da die Setzlinge anfällig sind – intensiver Pflege. Schließlich muß das Rohr nach der Ernte schnell verarbeitet werden, da der Zuckergehalt rasch abnimmt. Alles ist nur mit Hilfe von zahlreichen Arbeitskräften möglich. Ein hoher Preis für das Luxusgut Zucker war die Folge.

Durch die Kreuzzüge kam die europäische Oberschicht mit der arabischen Kultur in Kontakt. Man lernte den Zucker neben den exotischen Gewürzen und den neuen Getränken Kaffee und Tee kennen. Es kam zu einem geringen Handel mit Zucker, der naturgemäß auf die Oberschicht begrenzt war. Er war so teuer, das er im 15. Jahrhundert – ähnlich wie Pfeffer – als Zahlungsmittel benützt wurde. Für drei Kilogramm konnte man um 1460 eine ganze Ritterrüstung kaufen.[16]

Dementsprechend lockte der Anbau dieser gewinnbringenden Pflanze. Zuerst wurde in Sizilien, später auf Madeira Zuckerrohr angepflanzt. Auch in Malta, Zypern, Marokko und an der Südküste Spaniens enstanden Zuckerrohrplantagen. Mit den aufkommenden Kolonien verlagerte sich die Produktion auf die karibischen Inseln, deren Felder vor allem durch Sklavenhilfe bewirtschaftet wurden.

In den europäischen Haushalten blieb Zucker allerdings bis weit in das 18. Jahrhundert ein Luxusartikel. Süßspeisen oder kleine Figuren aus Zucker blieben den Fürstenhöfen vorbehalten. Zucker wurde wegen seines Wertes daher in einer besonders geschmückten und vor allem abschließbaren Dose aufbewahrt (eine Sitte, die auch heute wieder ihre Berechtigung hätte).

Eine zweite Nutzung gab es noch im medizinischen Bereich. Zucker wurde in Apotheken vertrieben, die daraus verschiedene Stärkungsmittel fabrizierten. Zucker war teuer und daher fast für alles gut: Fieber, Reizhusten, Magenleiden(!), Ohrensausen, Verstopfung, Brandwunden, Melancholie und anderes mehr. Man setzte ihn ein zur Unterstützung der Spermienbildung und der Nierenfunktion. Auch als Mundwasser und sogar als Zahnputzmittel fand er Verwendung. Zucker als Allheilmittel: »Das Kind bleibt schwach, das Kind bleibt krank? – Die Tante rät zum Zuckertrank.«[17]

Die »Demokratisierung« des Zuckers geht auf den Chemiker Andreas Sigismund Markgraf zurück. Er entdeckte 1747, daß auch gewöhnliche Runkelrüben »richtigen« Zucker enthalten. Es dauerte allerdings über fünfzig Jahre, bis die Entdeckung umgesetzt wurde. Unter Friedrich Wilhelm III wurden die ersten Versuche unternommen, aus Rüben fabrikmäßig Zucker zu erzeugen. 1802 eröffnete eine Fabrik in Schlesien, die – mit einer Ausbeute von etwa 4% – Rüben zu Zucker verarbeitete. Erst jetzt war es möglich, auch in einem gemäßigten Klima Zucker so preiswert zu erzeugen, daß er von großen Bevölkerungsschichten gekauft werden konnte. Der Zuckerrübenanbau und der Konsum des so erzeugten Zuckers nahm konsequenterweise ständig zu.

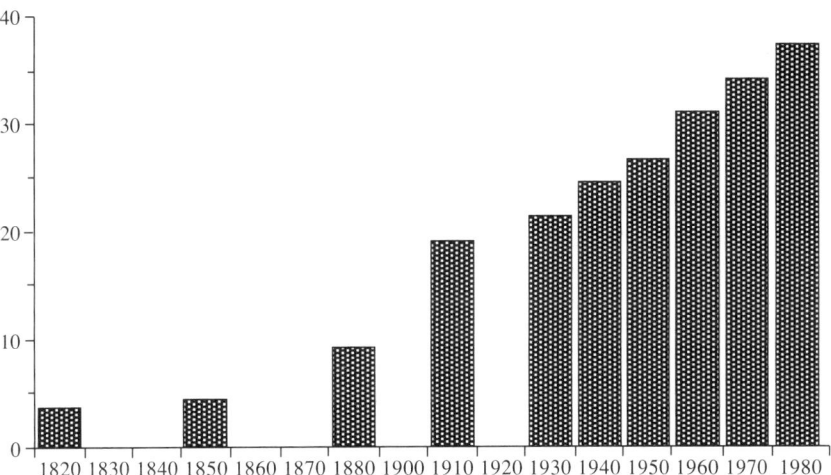

Zuckerkonsum in Kilogramm pro Einwohner und Jahr[18]

1820 lag der Verbrauch pro Kopf bei etwa 2 Kilogramm im Jahr oder 5 Gramm täglich. In der Folgezeit verdoppelte sich der Konsum ungefähr alle 20 Jahre. Der heutige Konsum ist gewaltig: Allein an Zucker konsumiert jeder Einwohner über 36 Kilogramm pro Jahr. Hinzu kommen noch weitere Zuckerprodukte: Glukose, Fruchtzucker, Isoglukose und Honig addieren sich auf weitere 6,5 Kilogramm pro Jahr. Schließlich ißt der Zeitgenosse im Durchschnitt noch 2,3 Kilogramm Kakaomasse und 7 Liter Speiseeis pro Jahr.[19] [20] Insgesamt nimmt also jeder Bürger jeden Tag – vom Baby bis zum Greis – 122 Gramm Zucker zu sich. Für die Ernährung bedeutet das eine tägliche Energiezufuhr von fast 500 Kilokalorien bei steigender Tendenz.

Falls Sie sich fragen sollten, wie solch ein Zuckerverbrauch möglich ist, wird Sie vielleicht noch die folgende Aufzählung interessieren: Allein an Süßwaren im engeren Sinn (Marzipan, Bonbons, Pralinen, Schokolade, Waffeln, Keksen, Riegeln oder Kaugummi) verzehrt jeder Deutsche 13,4 Kilogramm pro Jahr.[21] Vielleicht stellen Sie sich diese Menge einmal bildlich vor, wenn Sie vor den entsprechenden Regalen des Supermarktes stehen.

Getränke – anregend oder kalorienreich

Über Jahrtausende war Wasser das häufigste Getränk. Seine Vorteile sind unübersehbar. Sofern sauber, ist es in jeder Weise ideal: Es wird schnell aufgenommen, löscht den Durst ausgezeichnet, belastet den Körper nicht, löst keine allergischen Reaktionen aus, schmeckt gut und ist billig. Mit dem zunehmenden Wohlstand hat das Wasser als Standardgetränk an Boden verloren. Dabei spielt weniger die Angst vor schlechtem, das heißt verschmutztem oder chemisch belastetem Wasser eine Rolle. Dies ist erst in den letzten Jahren in den Vordergrund gerückt. Die Entwicklung geht bereits seit längerer Zeit andere Wege.

Wie auch bei den Nahrungsmitteln wurden die Getränke verfeinert. Dabei lassen sich zwei Trends erkennen: Anregende (Kaffee, Tee, Alkohol) und kalorienreiche Getränke (Fruchtsäfte, Limonaden) sind auf dem Vormarsch.

Limonaden und Fruchtsäfte nehmen mittlerweile eine bedeutsame Stellung in der täglichen Ernährung ein. Während 1950 im Durchschnitt

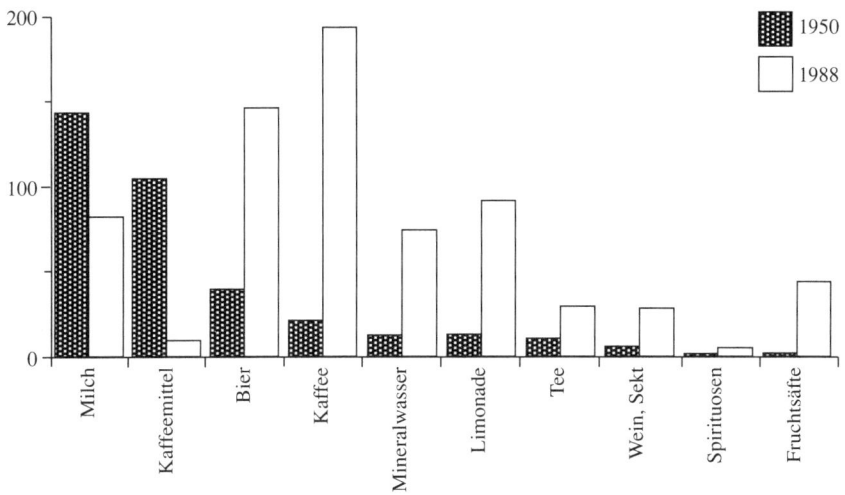

Konsum von Getränken 1950 und 1988 in Litern pro Kopf und Jahr[22]

etwa 13 Liter getrunken wurden, ist der Verbrauch 1988 auf 118 Liter emporgeschnellt. Sie sind ein bedeutsamer Kalorienträger geworden: Ein Liter Limonade oder Fruchtsaft hat durchschnittlich 500 Kilokalorien! Ein kleines Glas Limonade (0,2 Liter) enthält genausoviele Kalorien wie 5 Bonbons.[23]

Diese Entwicklung unterstreicht nochmals die Abnahme der Faserstoffe. Alle erwähnten Getränke sind praktisch frei von Ballaststoffen. Statt eines Apfels oder einer Orange wird ein Konzentrat aufgenommen, oft zusätzlich mit Zucker, Farbstoffen und anderen Chemikalien bereichert. Über den Wert der reinen Limonaden möchte ich in diesem Zusammenhang schweigen. Er ergibt sich aus dem bisher Ausgeführten wohl von selbst.

Alkohol

Bier – Sie erinnern sich noch – war zumindest in den letzten zehntausend Jahren ein beliebtes Getränk. Auch Wein wurde gerne getrunken. Vor der Ackerbauzeit dürfte Alkohol unbekannt gewesen sein beziehungsweise sich auf zufälligen Konsum von vergorenen Früchten beschränkt haben. Letzteres Phänomen kennt man auch bei Tieren: Kühe schwanken betrunken auf der Weide, wenn sie vergorene Äpfel gefressen haben.

Beim Alkohol fehlen verläßliche Angaben über die Mengen, die in historischen Zeiten regelmäßig getrunken wurden. Berichte über die Trinkgelage des Mittelalters geben kaum eine Vorstellung über den Alltag. Vieles spricht aber für die Annahme, daß auf ausschweifende Feste ein höchst nüchterner Alltag folgte. Nicht Bier und Wein, sondern Wasser war das tägliche Getränk. Mittlerweile sind alkoholische Getränke zu einer täglichen Selbstverständlichkeit geworden. Ein Mensch, der keinen Alkohol zu sich nimmt, wird häufig mißtrauisch als komischer Vogel beäugt oder als ehemaliger Alkoholiker verdächtigt. In Zahlen: Im Jahr 1988 wurden 180 Liter Bier, gut 6 Liter Schnaps, 26 Liter Wein und Sekt[24] pro Einwohner konsumiert – wiederum unter Einschluß der Babys und der Greise. Auf den Tag umgerechnet, bedeutet das etwa 40 bis 45 Gramm reinen Alkohols pro Kopf der Bevölkerung: Dies entspricht dem Gegenwert von einem Liter Bier oder einem halben Liter Wein. Der Alkoholkonsum ist auch für die tägliche Energiebilanz nicht unerheblich: Ein Liter Bier führt dem Körper fast 500 Kilokalorien Energie zu – etwa ein Viertel des täglichen Bedarfs!

Einzelne Bevölkerungsgruppen, besonders Männer im Erwachsenenalter, liegen in ihrem durchschnittlichen Alkoholkonsum deutlich höher. Dabei reden wir nicht von den Alkoholkranken, sondern von der normalen Durchschnittsbevölkerung. Allerdings ist auch die Zahl der Alkoholabhängigen beängstigend hoch, man rechnet auf dem Gebiet der alten Bundesrepublik mit 1,4 bis 1,8 Millionen Betroffenen.[25] Auch hier ist die Tendenz weiter steigend.[26]

Fertigprodukte[27] – fatal für Allergiker

Fertigprodukte gibt es erst seit sehr kurzer Zeit. In der Phase der Jäger und Sammler waren sie selbstverständlich genauso wenig bekannt wie in der anfänglichen Agrarwirtschaft. Vorratshaltung beschränkte sich auf das Einsalzen von Fleisch oder Fisch. Als Vorläufer der heutigen Fertigprodukte können die ersten Obst- und Gemüsekonserven gelten, die durch Hitzeeinwirkung haltbar gemacht wurden. Diese Tradition hat sich erst im letzten Jahrhundert verbreitet.

Die Notwendigkeit, Nahrungsmittel in größerem Umfang zu konservieren, bestand früher nicht, da Verbraucher und Erzeuger in unmittelbarem Kontakt lebten beziehungsweise identisch waren. Das heißt, man lebte anfänglich buchstäblich von der Hand in den Mund. Erst später wurde dies um eine bescheidene Vorratswirtschaft erweitert. Der größte Teil der Nahrung wurde nur zur jeweiligen Jahreszeit gegessen, da sie sonst verdorben wäre. Selbst Frischfleisch gab es – wie bereits erwähnt – nur an zwei oder drei Monaten im Jahr, das heißt im »goldenen« Herbst. Nur in dieser Jahreszeit war alles reichlich vorhanden. Mittlerweile hat sich die Situation grundlegend geändert. Die Ernährung wird im reichen Teil der Welt immer unabhängiger von den Jahreszeiten. Der Verbraucher merkt nur am Preis, daß bestimmte Lebensmittel im Moment am Wohnort nicht reifen. Doch erhältlich ist alles. Tomaten, Erdbeeren oder Spargel kann man von Januar bis Dezember kaufen. Möglich wurde dies erst durch eine zweite grundlegende Entwicklung. Zwischen Erzeuger und Verbraucher, die nun schon lange nicht mehr dieselbe Person sind, trat die industrielle Verarbeitung und der Lebensmittelhandel. Erst durch diese beiden Faktoren kann überall und jederzeit ein breites Nahrungsmittelangebot vorhanden sein. Damit ist zweifellos eine Bereicherung der sonst eher dürftigen Nahrungspalette eingetreten. Vor allem können nun frische Produkte, die bis vor kurzem nur im Sommer zu haben waren, das ganze Jahr über gegessen werden.

Es gibt allerdings auch Schattenseiten dieser Entwicklung: Während bis vor wenigen hundert Jahren praktisch alle Nahrungsmittel im Naturzustand in die Küche kamen (Ausnahme: Obst- oder Gemüsekonserven, eingesalzenes Fleisch), hat sich dieser Zustand vollständig gewandelt. 80% des Essens gelangen heute industriell verarbeitet auf den Küchentisch! Im Naturzustand sind lediglich noch ganze 20% der Nahrung.

Was ist mit industrieller Verarbeitung gemeint? Die unterschiedlichsten Verfahren werden hierzu angewandt. Nahrungsmittel werden getrocknet, erhitzt, gekühlt, bestrahlt, oder es werden Chemikalien zugesetzt, um sie haltbarer zu machen. Sie werden gekocht, gebacken, gebraten, geräuchert, gesäuert, gegoren oder gesalzen, um sie so bereits in der Fabrik fertig zuzubereiten. Zudem wird unter anderem noch separiert, konzentriert, extrahiert oder raffiniert, damit »Unnötiges« aus der Nahrung entfernt wird – zum Beispiel Ballaststoffe. Schließlich werden noch künstliche (»naturidentische«) Geschmacksstoffe zugesetzt. Das Produkt wird fortifiziert, gehärtet, kondensiert oder umgeestert. Die Reihe ließe sich noch weiterführen. Das Ganze wird zum Schluß appetitlich verpackt und mit dem Bild eines knackig frischen Naturprodukts versehen.

So ist die Kehrseite der größeren Verfügbarkeit die immer weitere Abkehr von den ursprünglichen Nahrungsmitteln, wobei völlig neue, nie dagewesene Produkte entstehen: Aus Zucker und Fleischresten, zum Beispiel Lunge, lassen sich Geschmacksstoffe entwickeln, die die menschliche Zunge nicht vom natürlichen Fleischgeschmack unterscheiden kann. So aromatisiert, können auch Pflanzenfasern zu Hühnerfleisch werden. Aus tierischem Tran, Ölsaaten, Fett und mineralischem Rohöl läßt sich durch geeignete Verarbeitung Margarine gewinnen. Durch den Zusatz von über hundert verschiedenen Geschmackskomponenten kann sie derart aromatisiert werden, daß der regionale Verbrauchergeschmack optimal getroffen wird. Vor allem Fertiggerichte bestehen aus einer kaum überschaubaren Anzahl von Einzelsubstanzen, die leider unter einer gewissen Menge nicht auf der Packung verzeichnet sein müssen. Eine Tatsache, die für Allergiker oft fatal ist. Trotz mühevoller Suche gelingt es ihnen daher nicht herauszufinden, warum sie auf bestimmte Fertigprodukte mit Symptomen reagieren.

Um dies an einem Beispiel deutlich werden zu lassen: Eine Hühner-Reis-Suppe ist in der Küche aus wenigen natürlichen Zutaten herstellbar. Man nehme Reis, Hühnchenfleisch, Salz und Pfeffer. Als industrielles Fertigprodukt sieht das dann so aus:

Reis (65,4%),
Hühner-Reis-Instantmischung (das sind acht verschiedene Komponenten, davon die Hälfte Kochsalz: 22,3%),
Zwiebelgranulat (0,4%)
Petersilienflocken (0,07%),
Tomatenflocken (0, 04%),
Gewürzmischung (0,04%),
Zwiebelgewürzmischung (0,09%),
weißer Pfeffer (0,02%),
Hühnerfett (2,74%),
Instant Bratensaft (1,3%),
Weinsteinsäure (0,03%),
Zitronensäure 0,03%),
Inosinat/Guanilat (0,04%),
Lactose (7,0%) und
Glutamat (6,1%)

Industriell erzeugte Hühner-Instant-Suppe

Unter den Substanzen, die bei den Fertigprodukten eingesetzt werden, nimmt der Zucker eine überragende Stelle ein: Wie bereits erwähnt ist die Hälfte des täglich konsumierten Zuckers (also ca. 60 Gramm) in Fertigprodukten von Ketchup bis zu Essig-Gurken enthalten. Daneben gibt es eine breite Vielfalt von Substanzen (»food additives«), die den Geschmack variieren. Wie bereits anfangs erwähnt, werden etwa 3000 verschiedene Substanzen in unseren Breiten angewandt. Zwischen drei und fünfzehn Kilogramm pro Kopf der Bevölkerung sollen pro Jahr konsumiert werden. Die Bedeutung solcher Chemikalien für die Zunahme von Allergien kann kaum ermessen werden!

Um die aktuelle Bedeutung der industriellen Nahrungsmittelzubereitung richtig einzuschätzen, möchte ich noch zwei Zahlen anfügen. Im Jahr 1977 hatte die gesamte Landwirtschaft einen Umsatz von 50 Milliarden DM.[28] Die Nahrungsmittelindustrie setzte dagegen im gleichen Zeitraum mehr als das Doppelte (108 Milliarden DM) um. Auch der Energieverbrauch spiegelt die Verhältnisse wieder: Die Bearbeitung der Nahrung verbraucht das dreifache der an sich schon energieaufwendigen Landwirtschaft. Auch im Bereich der industriell gefertigten Produkte muß in den kommenden Jahren mit einer Steigerung der Produktion gerechnet werden.

Häufig kleine Mahlzeiten – ein trügerischer Rat

Erinnern Sie sich noch an die Ernährungsgewohnheiten der Griechen und Römer? Dort waren zwei oder drei Mahlzeiten am Tag üblich. Ähnliche Verhältnisse bestanden auch im Mittelalter.

Bei uns hat sich in den letzten hundert Jahren ein Wandel ergeben. Gegenwärtig wird meist empfohlen, möglichst viele kleine Mahlzeiten am Tag zu sich zu nehmen (Regel Nr. 3 der Deutschen Gesellschaft für Ernährung)[29]. Statt zwei oder drei Mahlzeiten werden vier, fünf oder sechs Nahrungsaufnahmen am Tag für vorteilhaft erachtet. Dabei orientiert man sich an den Regeln für Diabetiker, die auf solche Weise den Blutzuckerspiegel konstant halten sollen.

Eine viel praktizierte Ernährungsweise sieht folgendermaßen aus: Frühstück am frühen Morgen, zweites Frühstück bei der Arbeit, Mittagessen, Kaffee und Kuchen, Abendessen. Nach dem Abendessen gibt es dann Kleinigkeiten wie Kartoffelchips oder Süßigkeiten. Auch tagsüber wird der »kleine Hunger zwischendurch« rasch durch Schokoladenriegel, Fruchtjogurt oder ähnliches gestillt. Die Bedeutung dieses Wandels wird uns später noch beschäftigen.

Alles in allem verzehrt ein Mensch, der in einem der hochindustrialisierten Länder[30] lebt, pro Tag durchschnittlich etwa 3000 Kilokalorien. Davon besteht fast die Hälfte aus Fett, 500 kcal aus Zucker, weitere 500 kcal aus Alkohol, es bleiben etwas über 500 kcal für alle übrigen Lebensmittel. Brot und Teigwaren nehmen davon den größten Teil ein – meist in Form von Weißmehl. Hinzu kommen noch Kartoffeln, frische Gemüse und Salate. Letztere sind mengenmäßig weit abgeschlagen, etwa 150 Gramm Salat und Gemüse sowie 210 Gramm Obst. Dabei gilt es noch, den Anteil der Säfte, Marmeladen und anderer Obstprodukte am gesamten Obstkonsum abzuziehen.

Denken Sie einmal an die Nahrung zurück, die unsere Vorfahren bis vor ganz kurzer Zeit zu sich genommen haben. Es war eine sehr einfache, grobe Kost. Sie war reich an Fasern, arm an Fett, Zucker und Kalorien. Schließlich bestand sie ausschließlich aus Naturprodukten. Der Übergang von der Jäger- und Sammlergesellschaft zur Agrargesellschft bedeutete einen ersten Schritt im Wandel der Ernährung. Doch dieser Schritt ist fast vernachlässigbar klein im Vergleich zur dramatischen Umwälzung der letzten 100, besonders der letzten 50 Jahre.

Bevor wir auf die Auswirkungen unserer so drastisch veränderten Ernährungsweise auf unsere Gesundheit zu sprechen kommen, lassen Sie uns zuerst mehr über den Aufbau des Körpers erfahren, speziell, wie er mit der Nahrung umgeht. Dieses Wissen wird Ihnen später das Verständnis der Auswirkungen unserer Ernährung sehr erleichtern.

Die Verwertung unserer Nahrung –
eine Reise durch den Verdauungstrakt

Lassen Sie uns zuerst den Verdauungstrakt betrachten. Er ist das erste und zugleich zentrale Verdauungsorgan unserer Nahrung. Stellen Sie sich vor, Sie säßen bequem in einem Miniatur-U-Boot und würden an einer Führung durch den Magen-Darm-Kanal teilnehmen. Doch bevor die Reise beginnt, zwei Vorbemerkungen:

Auch wenn ich einzelne Abschnitte beschreibe (Mundhöhle oder Magen), ist das Verdauungsorgan doch eine funktionale Einheit. Die einzelnen Teile arbeiten fein aufeinander abgestimmt und sind in einem komplexen Regelsystem miteinander vernetzt. Die Art, wie die Nahrung in der Mundhöhle vorbereitet wird, beeinflußt beispielsweise die Verarbeitung im Magen. Das bedeutet auch: Störungen eines Teils haben Einflüße auch auf andere Teile des in sich vernetzten Systems.

Verdauung von Nahrung ist notwendig, da wir die Nahrung nicht direkt verwerten können. Fleisch, Getreide oder Obst – all das ist für den Menschen nicht direkt in Energie umsetzbar. Ja, alle Nahrung wäre tödlich, gelänge sie direkt in unsere Blutbahn. Erst durch die Verdauung wird Nahrung für den Menschen verwertbar. Dazu müssen die Nahrungspartikel in ihre kleinsten biochemischen Bestandteile zerlegt werden, die dann der Körper zu neuen, eigenen Strukturen wieder aufbauen kann.

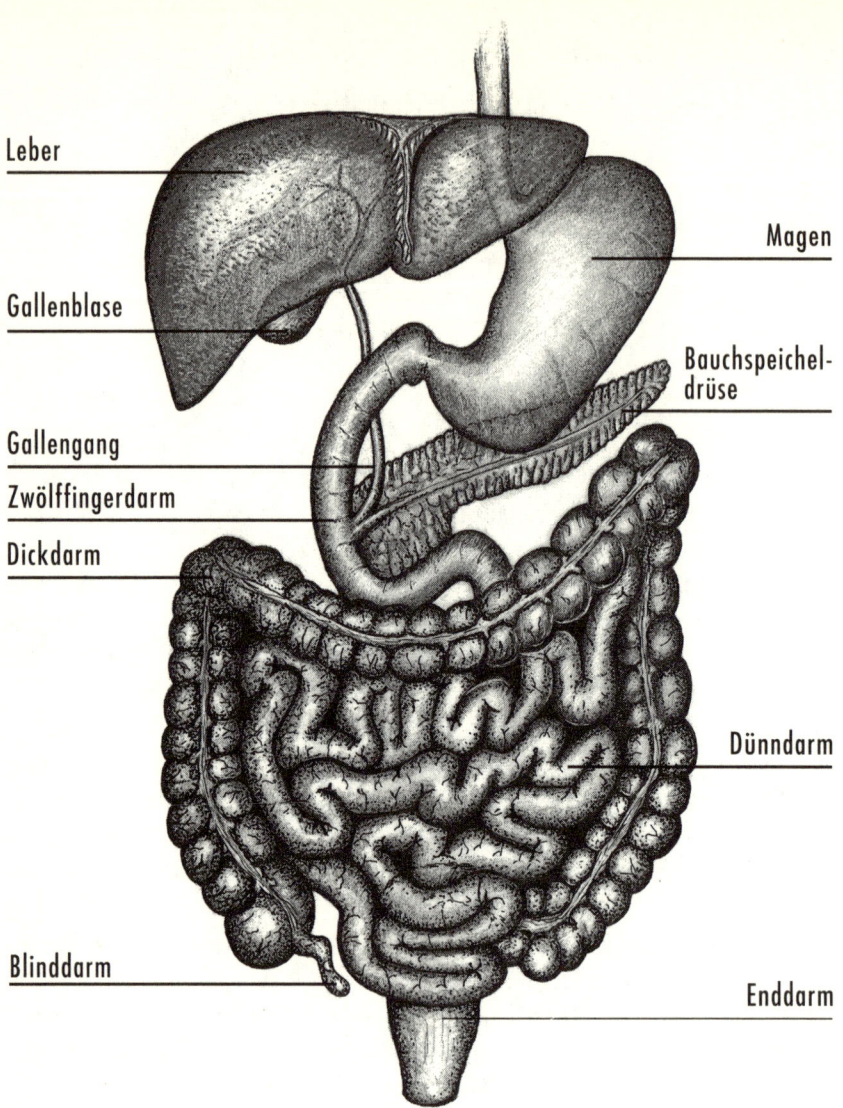

Leber

Gallenblase

Gallengang

Zwölffingerdarm

Dickdarm

Blinddarm

Magen

Bauchspeichel-
drüse

Dünndarm

Enddarm

Ganzer Verdauungstrakt

Die Mundhöhle

Lehnen Sie sich also im Sessel des gedachten Mini-U-Bootes zurück. Die Führung soll jetzt starten. Der Weg durch den Körper beginnt bei den Zähnen. Bei einem Blick aus dem Fenster des U-Bootes sehen Sie auf ein furchterregendes Mahlwerk, in dem die Nahrung krachend zerkleinert wird. Gleichzeitig sprudelt aus vielen Röhren Flüssigkeit in den Mund, in der die zerkleinerte Nahrung aufgeschwemmt wird. So verwandeln sich die harten Brocken der Nahrung bereits während der ersten Station zu einem glatten Nahrungsbrei.

Zu diesem ersten Schritt einige Details: Zähne sind härter als Stahl und können enorme Leistungen vollbringen. Die Schneidezähne haben die ideale Form, um, wie ihr Name sagt, Nahrungsteile abzubeißen. Von dort befördert das Zusammenspiel von Zunge und Wange die Nahrung in das eigentliche Mahlzentrum: die Backenzähne. Zwischen breiten Kauflächen wird das Essen zerquetscht und kleingemahlen. Ober- und Unterkieferzähne greifen paßgenau ineinander und lassen keine Lücken, in denen sich größere Teile verbergen könnten. So wird die Nahrung mechanisch zerlegt und damit für die eigentliche Verdauung vorbereitet. Die dabei entstehenden Kräfte sind gewaltig – die Kaumuskeln gehören zu den stärksten des Körpers. Kräfte in der Größenordnung von 100 Kilogramm und mehr treten dabei auf.

Bereits in der Mundhöhle beginnt die biochemische Zerlegung. Große Mengen an Speichel (1 bis 1 1/2 Liter pro Tag) gelangen aus drei Speicheldrüsen zum Essen. Sofort beim ersten Nahrungskontakt beginnen die Speichelenzyme, das Essen zu zerlegen. Vor allem Kohlenhydrate (Brot, Getreide, Nudeln, Reis oder Kartoffeln) werden hier gespalten und zu Zucker verwandelt. Deshalb schmeckt Brot süß, wenn man es lange genug kaut. Der Speichel sorgt auch für die Gleitfähigkeit der Nahrung, die uns sonst »im Halse stecken bliebe«.

Sobald die Zähne ihr Werk beendet haben, schieben Zunge und Gaumen die Nahrung in den hinteren Teil des Mundes. Hier passiert sie die erste mächtige Abwehrstation des Körpers: die Rachen- und Gaumenmandeln. Dieses Lymphorgan registriert mögliche Krankheitserreger (zum Beispiel Bakterien, Viren) und produziert entsprechende Antikörper beziehungsweise Lymphozyten, da mit jedem Bissen Millionen von Keime in den Körper gelangen. Im hinteren Bereich des Rachens sitzen Nervenzellen, die die ankommende Nahrung registrieren und den Schluckakt auslösen. Von nun an geht es automatisch: Der Kehldeckel schließt sich und die Nahrung rutscht über die Luftröhre hinweg in die Speiseröhre. Nur beim »Verschlucken« glückt es nicht, die Luftröhre rechtzeitig zu verschließen. Ein wenig Nahrung gelangt in die Luftröhre und wird durch Husten förmlich »herausgeschossen«.

Die Speiseröhre

Ihr U-Boot gleitet nun durch die 23 bis 28 Zentimeter lange Speiseröhre. Diese ist in Falten gelegt, damit sie sich bei Bedarf etwas dehnen kann. Etwa 7 bis 8 Sekunden dauert es, bis Sie in Ihrem U-Boot steil nach unten zum Mageneingang gerutscht sind. Die Nahrung gleitet allerdings nicht einfach passiv hinunter, sonst könnte man nur mit aufrechtem Oberkörper essen. Die Speiseröhre zieht sich in mehreren Wellen aktiv zusammen und schiebt dabei den Speisebrei vor sich her. Dabei entwickelt der kräftige Ringmuskel einiges an Druck. Der Mensch ist in der Lage, selbst im Kopfstand zu essen und zu trinken, ohne sich zu verschlucken. Diese Position empfiehlt sich aber nur in Ausnahmesituationen.

Kurz vor dem Eintritt in den Magen führt die Speiseröhre durch das Zwerchfell. Dieser Abschnitt hat eine besondere Aufgabe. Er muß einen sicheren Abschluß zum Magen hin gewährleisten. Wie bei einer Schleuse mit Einbahnverkehr muß die Nahrung zwar sicher in den Magen geleitet werden, auf keinen Fall aber darf der Mageninhalt in die Speiseröhre zurückgelangen. Der aggressive Magensaft würde die empfindliche Oberfläche der Speiseröhre entzünden oder gar ein Geschwür entstehen lassen. Sodbrennen sind für den Betroffenen die ersten Anzeichen solch eines unerwünschten Rückflußes.

Der Magen

Nach der Passage der Mageneingangsschleuse befindet sich die Nahrung nun im Magen. Bei einem Blick aus dem Fenster des U-Bootes sehen Sie die Magenwände im Licht der Bootsscheinwerfer schleimig glänzen. Bei genauem Hinsehen ähneln die Magenwände einer Krater- oder Porenlandschaft, wobei aus jeder einzelnen Pore ein feiner Strom zäher Flüssigkeit quillt. Dabei ist der Aufenthalt im Magen nicht sehr beschaulich. Kaum angekommen, werden Sie bereits heftig durcheinandergewirbelt. Die Magenwände ziehen sich zusammen, um so die angekommene Nahrung zu kneten und zu walken.

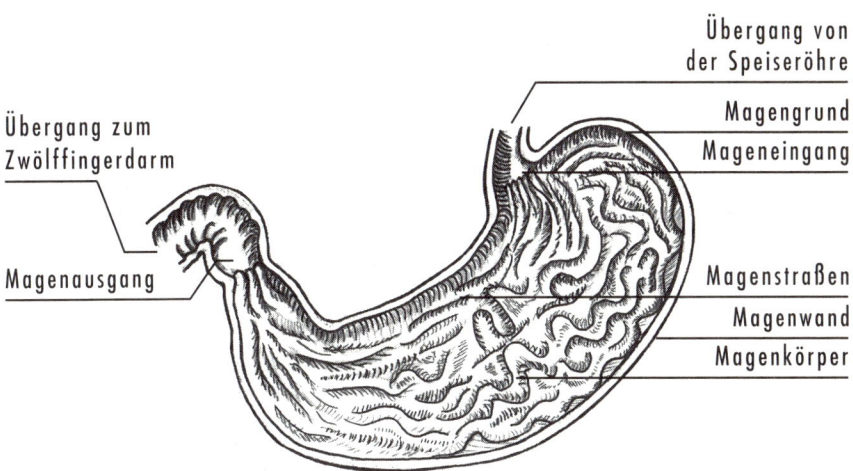

Magen

Der Magen betätigt sich zuerst als Speicherorgan, das einiges an Volumen zur Verfügung stellen kann. Im Leerzustand nimmt er kaum Platz ein und enthält lediglich 20 bis 50 ml Sekret (ein Schnapsglas voll) sowie etwas Luft. Ohne Aufwand kann der Magen aber 1,5 oder mehr Liter Nahrung oder Flüssigkeit aufnehmen, um sie später weiterzuverdauen. Dabei verhält er sich bei der Speicherung nicht wie ein Sack. Es geht wohlgeordnet zu. Über sogenannte »Magenstraßen«, das sind Schleimhautfalten an der oberen Seite, kann die nicht verdauungspflichtige Flüssigkeit (zum Beispiel Wasser) an der Nahrung vorbei direkt in den Dünndarm gelangen. Die ankommende Nahrung wird nun schichtweise im Magen abgelagert. Dabei wird das Kunststück erreicht, daß die »frische« Nahrung dicht an die Magenwände gelagert wird, an denen die Konzentration der Verdauungssäfte am höchsten ist. Ältere Nahrung bewegt sich langsam zur Magenmitte hin. Auf die Weise kann eine optimale Benetzung der neu angekommenen Nahrung gewährleistet werden.
Das Magensekret ist ein besonderer Saft. Es besteht hauptsächlich aus zwei chemischen Substanzklassen: Aus einer hochkonzentrierten Salz-

säure und aus eiweißspaltenden Enzymen. Beide zusammen bilden eine äußerst aggressive Mischung, die in der Lage ist, auch zähes Fleisch oder Sehnen zu zerlegen. (Das gleiche praktiziert die Hausfrau beim Sauerbraten: Durch den Essig wird zähes Fleisch zart.) Von diesem Saft produziert der Körper im Laufe eines Tages zwei bis drei Liter! Dabei besteht für den Magen ein interessantes Dilemma. Auf der einen Seite muß er in der Lage sein, Eiweiß zu spalten, ohne aber andererseits die Magenwände selbst aufzulösen, die aus den gleichen Eiweißstrukturen aufgebaut sind. Während ein geschlucktes Stück Magenwand also verdaut werden könnte, darf die eigene, lebendige Magenwand auf keinen Fall angegriffen werden. Die Natur hat sich dafür eine Reihe von Schutzmechanismen »ausgedacht«. Einer davon ist ein dichter, sich dauernd erneuernder Schleimfilm, der das Mageninnere auskleidet. Die Säure erreicht also die eigentliche Magenwand nicht. Weiterhin werden die aggressiven Enzyme aus zwei verschiedenen Vorstufen gebildet, von denen jede für sich unwirksam ist. Erst nach der Vereinigung im Magen entfalten sie ihre eiweißspaltende Kraft. So bleibt die Magenwand vor der Selbstzersetzung verschont. Schützen kann sich allerdings nur der vitale und gut durchblutete Magen. Weniger gesunde oder schlecht durchblutete Stellen sind anfällig für die Selbstverdauung, das heißt für eine Magenentzündung, ein Magengeschwür oder gar einen Magendurchbruch.

Das Säurebad dient einem weiteren Zweck: Es ist so aggressiv, daß es die meisten Keime tötet, die mit der Nahrung in den Körper gelangen. Bis auf wenige Ausnahmen können Bakterien und Viren in dem hochsauren Milieu nicht überleben. Ihre Schutzhülle wird vom Magensaft zerstört. Lediglich einige Spezialisten unter den Bakterien sind in der Lage, im Magen zu überleben, sich sogar dort noch zu vermehren. Das Bakterium Helicobakter pylori beziehungsweise duodeni und auch bestimmte Pilze sind solche Spezialisten und können bei der Entstehung des Magengeschwürs eine Rolle spielen. Im gesunden Magen mit einer gut funktionierenden Sekretion gelingt es den Bakterien allerdings viel seltener zu überleben als bei gestörten Sekretionsverhältnissen.

Für die Abwehr von Erkrankungen (Immunabwehr) gibt es noch eine Stufe. In der Magenwand befindet sich neben dem zirkulierenden Blut ein zweites Gefäßsystem, das im wesentlichen auf die Abwehr von Keimen spezialisiert ist – das Lymphgefäßsystem. Wie im gesamten Magen-Darm-Trakt findet sich dort ein dichtes Netz feiner Lymphkapillaren, das den gesamten Hohlraum umgibt. Es ist die zweite Abwehrstufe für Keime, denen es gelungen ist, in die Magenwand einzudringen. In den Lymphkapillaren warten »Freßzellen« auf Bakterien, die hier nichts zu suchen haben.

Der Magen ist permanent in Bewegung. Pro Minute ziehen sich etwa 10 wellenförmige Knetbewegungen durch ihn hindurch. Sie dienen der Durchmischung der Nahrung und sind Teil des Mahl- und Zerkleinerungsvorgangs. Der Magen funktioniert also ähnlich wie ein Haushaltsmixer: Er produziert einen Nahrungsbrei, in dem kein Partikel größer als ein Millimeter ist.

Damit die Nahrung für die weitere Verdauung optimal vorbereitet ist, dauert der Verdauungsvorgang im Magen eine ganze Weile. Die Aufenthaltsdauer im Magen wird oft unterschätzt. Je nach Nahrung variiert sie zwischen einer und zehn Stunden. In Extremfällen bis zu 24 Stunden. Im Durchschnitt kann man von 4 bis 5 Stunden ausgehen.

Verweildauer der Speisen im Magen
Durschnittswerte, die Verweildauer
kann im Einzelfall wesentlich länger sein

1/2	bis	1	Stunde	Zucker, Honig, Hafer-, Reis-, Grießschleim
1	bis	2	Stunden	Tee, Kaffee, Kakao, gekochte Milch, Reis, Fleischbrühe, weiches Ei
2	bis	3	Stunden	Weißbrot, Zwieback, rohe und hartgekochte Eier, Rührei, Omelette, Tartar, gekochter Fisch, Blumenkohl, Spargel, Salzkartoffel, Kartoffelbrei, Obstkompott
3	bis	4	Stunden	Vollkornbrot, Bratkartoffeln, Kohlrabi, Möhren, Spinat, Radischen, Äpfel, gekochter Schinken, gekochtes Rindfleisch, magere Wurst, gekochtes Huhn
4	bis	5	Stunden	Käse, Linsen, Erbsen, Schnittlauch, Rauchhering, Salzhering, gebratenes Fleisch
5	bis	6	Stunden	fetter Schweinebraten, Speck
6	bis	8	Stunden	Heringssalat, Ölsardinen, Thunfisch, Räucheral, fetter Gänse- und Entenbraten

Die Feinregulation des Magens wird durch zwei Mechanismen gesteuert: Nerven und Hormone wirken eng zusammenen, um den komplexen Ablauf der Verdauung sicher zu gewährleisten. Verzweigungen des

Vagusnervens und seines Gegenspielers, des Sympathicusnervens, umspinnen den Magen als feines Netz. Sie veranlassen den Magen, bereits mit der Verdauung zu beginnen, wenn wir uns innerlich auf das Essen einstellen. Bereits der Anblick oder der Geruch von duftendem Essen läßt uns das »Wasser im Mund zusammenlaufen«. Dann beginnt auch im Magen schon die Sekretion. Umgekehrt dreht es manchem auch den Magen um, wenn der Geruch weniger angenehm ist. Bei solchen Gelegenheiten sind die Magennerven hochaktiv.

Im Magen selbst und in den folgenden Darmabschnitten sitzen Rezeptoren (Meßfühler), die den Verdauungsablauf überwachen. Sie registrieren den Fortschritt der Verdauung und die Zusammensetzung der Nahrung. Das Ergebnis wird an Zellen im Magen und im oberen Dünndarm weitergegeben. Diese sind in der Lage, Steuerungshormone zu produzieren.

Entsprechend der Hormonausschüttung reagiert der Magen höchst unterschiedlich. Er produziert mehr oder weniger Salzsäure, ändert den Bewegungsablauf, die Art der Enzymbeimischung (zum Beispiel mehr Enzyme für die Fett- oder Kohlenhydratverdauung) oder die Verdauungszeit als Ganzes.[1]

Erst in den letzten Jahren beginnt man den beschriebenen Ablauf zu verstehen. Vieles ist noch unbekannt. Der Prozeß gleicht einer komplizierten Fertigungsstraße in einer modernen Produktionsanlage. Auch dort gibt es eine Fülle von Sensoren und Rückkoppelungsschleifen, die den Ablauf steuern. Hohe Vernetzung bedeutet hohe Flexibilität. Der Magen ist solch ein flexibles Organ. Er kann (und muß) die Art und Menge der aufgenommenen Nahrung exakt analysieren und je nach Ergebnis eine genau dosierte Enzymproduktion veranlassen. Nicht zuviel und nicht zuwenig – eine Meisterleistung auf engstem Raum!

Die Aufgabe des Magens ist beendet, wenn die Nahrung bis auf eine Korngröße von einem Millimeter und kleiner zerlegt wurde. Eiweißfasern und andere grobe Zellstrukturen (Gemüse, Salate, Obst) sind nun zerkleinert und teilweise auch chemisch aufgeschlossen und warten nun auf die weitere Verdauung. Fett ist noch fast unverdaut, auch die Kohlenhydrate wurden durch den Speichel nur zum Teil angedaut.

Jetzt ändert sich der Bewegungsablauf im Magen. Während bisher die Nahrung geknetet und rhythmisch hin- und herbewegt wurde, setzt jetzt eine Entleerungsbewegung ein. Der untere Magenabschnitt zieht sich konzentrisch zusammen und schiebt einen Teil des Nahrungsbreis

Richtung Magenausgang. Erst jetzt öffnet sich dieser und entläßt die Nahrung in den Zwölffingerdarm.

Auch die Entleerung des Magens geht streng geregelt zu. Kleine Portionen (5 bis 7 ml) pro Welle sorgen dafür, daß die Verdauungskapazität der nachfolgenden Darmabschnitte nicht überfordert wird und der Körper gleichmäßig mit Energie versorgt wird.

Der Zwölffingerdarm

Mit der Nahrung bewegen Sie sich im U-Boot nun in den Zwölffingerdarm. Seinen Namen trägt er, weil er so lang ist, wie zwölf Finger breit sind – etwa 25 bis 30 cm. Er ist ein Übergangsteil zwischen dem Magen und dem Dünndarm, in dem die Nahrung aufgenommen wird. Rein äußerlich befinden wir uns in einer anderen Umgebung. Nachdem das U-Boot in der großen Magenhöhle viel Platz hatte, engt sich der Raum auf einen wesentlich dünneren Kanal ein. Auch die Wände sehen völlig verändert aus. Eigentlich, so würden Sie zugeben, kann man die Wände gar nicht richtig sehen. So dicht sind sie mit weiten, roten Falten überzogen, daß es schwierig ist zu unterscheiden, in welche Richtung der Kanal weiterführt. Die Falten sind nicht glatt, sondern dicht mit noch kleineren Fältchen bewachsen. Sie gewinnen den Eindruck, Sie seien in eine Dschungellandschaft geraten. Während Sie sich langsam durch diese urtümliche Landschaft bewegen, können Sie beobachten, wie aus zwei dicken, nebeneinander liegenden Röhren große Mengen an Flüssigkeit in den Zwölffingerdarm hineingelangen: Die eine erscheint glasig-klar, die andere gelblich-grün. Der Zwöffingerdarm ist nur 4 cm breit, zahllose Falten dienen zu seiner Oberflächenvergrößerung. Die beiden großen Drüsen, die ihr Sekret in diesen Darmabschnitt schütten, sind die Gallenblase und die Bauchspeicheldrüse.

Etwa 30 bis 65 ml Vorrat an Gallenflüssigkeit stehen dem Menschen zur Verfügung. Diese Flüssigkeit dient der Fettverdauung. Ihre Wirkung ist einem Geschirrspülmittel ähnlich. Fett ist für den Körper unverdaulich, da es nicht in Wasser löslich ist. Durch die Galle wird es in feinste Tröpfchen verteilt (emulgiert). Nur so kann es der Körper weiterverarbeiten. Die gespeicherte Galle reicht allerdings oft nicht für die Verdauung aus. Bei fettreichen Mahlzeiten wird weit mehr als die vorhandene Vorratsmenge benötigt. Der Körper hat deshalb einen »Trick«

entwickelt. Nachdem die Galle erfolgreich das Fett aufgeschlossen hat, ist der letzte Teil des Dünndarmes (terminale Ileum) in der Lage, diese wertvolle Flüssigkeit wieder aufzunehmen und erneut der Leber beziehungsweise der Gallenblase zuzuführen. Jetzt kann die gleiche Gallenflüssigkeit erneut eingesetzt werden. Bis zu zehnmal am Tag kann sich dieser Kreislauf (»recycling«) wiederholen.

Der Nahrungsbrei ist noch immer durch die Magensäfte stark angesäuert. Daher ist auch dieser Teil des Darmes gefährdet, sich selbst anzudauen. Ein Zwölffingerdarmgeschwür wäre das Ergebnis solcher Fehlsteuerung. Durch das basische (alkalische) Sekret der Bauchspeicheldrüse wird der saure Speisebrei jetzt neutralisiert. Bis zu 2,5 Liter steuert diese größte Drüse des Körpers zur Verdauung bei. Allerdings beschränkt sich ihre Leistung nicht nur auf die Neutralisierung. Vornehmlich Enzyme für die Spaltung von Kohlenhydraten und Eiweißen werden in großen Mengen in den Zwölffingerdarm entleert. Daneben finden sich noch zahllose Steuerungsenzyme, die den Ablauf der Verdauung beeinflussen.

Der Dünndarm

Die Nahrung geht nun in den eigentlichen Dünndarm über. Man unterscheidet zwischen seinen ersten zwei Fünfteln, dem Leerdarm (Jejunum), und den letzten drei Fünfteln, dem Krummdarm (Ileum). Bei der Fahrt mit dem U-Boot werden Sie den Übergang kaum bemerken. Die zerklüftete Landschaft bleibt über mindestens ein bis zwei Meter Wegstrecke erhalten. Der Transport gestaltet sich höchst unruhig. Die Bewegung folgt dem Motto: »Drei vor und zwei zurück«. Es ist ein wirbelnder Tanz, den Sie mit Ihrem Boot erleben. Erst nach einer Weile wird es ruhiger. Beim Blick aus dem Fenster sehen Sie, daß die Außenwelt sich verändert hat: Sie werden nicht mehr von einem Urwald umgeben, sondern eher von einer flachen Landschaft. Die Darmfalten sind kleiner geworden und verschwinden schließlich – beim Eintritt in den Dickdarm – völlig.

Die Aufgabe des Dünndarmes besteht hauptsächlich in der Aufnahme der Nahrungsbausteine ins Blut. Dieser Prozeß ist schwierig und wird erst durch eine Voraussetzung möglich: die enorm große Oberfläche des Dünndarms. Nur über eine riesige Austauschfläche kann die Nahrung in das Blut gelangen. Der Mensch verfügt über einen sehr langen

Dünndarm (4 bis 5 Meter), dessen Oberfläche durch ein kompliziertes Faltensystem nochmals vergrößert wird.

Wie kommt es zu dieser riesigen Oberfläche: Das reine Darmrohr hat etwa eine Oberfläche von 0,3 Quadratmeter. Durch das Faltenrelief (Kerkringsche Falten) verdreifacht sich die Fläche auf einen Quadratmeter. Die Darmzotten bewirken eine nochmalige Verzehnfachung und erst die kleinsten Strukturen, die Mikrovilli, schaffen den größten Sprung auf etwa 500 Quadratmeter – der Fläche eines halben Tennisplatzes.[2] Die feinsten und verletzlichsten Strukturen stellen also mehr als 90% der Oberfläche (zum Vergleich: die Gesamtfläche der Haut beträgt gerade 1,5 bis 2,5 Quadratmeter)! Unter der Schleimhaut befinden sich dünne Kapillaren (Haargefäße), in denen das Blut zirkuliert. Von ihnen wird die Nahrung aufgenommen und in Richtung Leber weitergeleitet. Der Speisebrei strömt langsam durch den Darm und wird dabei möglichst nahe an das strömende Blut herangebracht. Um die Verwertung und den Kontakt noch zu verbessern, transportiert der Dünndarm die Nahrung nicht nur vorwärts, sondern knetet den Speisebrei regelrecht durch. Abschnittsweise Pendelbewegungen lassen den Darminhalt wie in einer großen Knetmaschine hin und her wogen. So wird immer wieder frische Nahrung an die feinsten Oberflächenstrukturen, den Bürstensaum, herangeführt. Nach einer Weile ändert sich dann das Bewegungsmuster, und der Brei wird ein Stück weitertransportiert. Erneut setzen Misch- und Pendelbewegungen ein, bis die Nahrung den gesamten Dünndarm einmal passiert hat. Ziel ist die vollständige Ausschöpfung der verwertbaren Substanzen des Darminhalts. Das wird auch weitgehend erreicht. Lediglich unverdauliche Faserstoffe und ähnliches treten unverändert in den Dickdarm über.

Die Form des Faltenreliefs erklärt sich aus seiner Funktion. Im ersten Abschnitt, dem Krummdarm (Jejunum), wird die Nahrung aufgenommen. Hier sind die Falten hoch und weit verzweigt. In den Leerdarm (Ileum) kommen lediglich noch die unverdaubaren Fasern und Wasser. Diese werden bis in den Dickdarm weitergeleitet. Nur einige Substanzen – wie Vitamin B12 oder Gallensalze – werden im letzten Dünndarmabschnitt (terminales Ileum) aufgenommen. Die ersten Nahrungsteile können bereits nach 90 Minuten die gesamte Dünndarmstrecke durchlaufen haben. Im Durchschnitt dauert die Passage aber etwa 4 bis 5 Stunden. Erst dann ist die Nahrung im Körper aufgenommen.

Wenn es möglich wäre, in eine der Darmzotten zu sehen, könnten Sie in jeder Zotte neben den Kapillaren noch ein zweites Gefäßsystem erkennen: Das Lymphgefäßsystem. Ein bis zwei Lymphkapillaren entspringen jeder Zotte. Von dort führen sie zu größeren Sammelgefäßen in der Darmwand. Mehrere solcher Gefäße vereinigen sich und münden in die großen Lymphknoten des Darmes. Zweihundert solcher Lymphknoten befinden sich entlang des Darmes. Sie führen weiter zum Hauptlymphgang des Körpers, dem Brustmilchgang (Ductus thoracicus), der schließlich kurz vor dem Herzen in der oberen Hohlvene (vena cava sup.) endet. Hier entleert sich die Lymphe ins Blut.

Das Lymphgefäßsystem

Das Darmlymphsystem ähnelt somit einem Wasserlauf. Er entspringt als kleines Rinnsal, das sich in Bächen sammelt, um sich schließlich zu Flüssen zu vereinigen. Diese wiederum vereinigen sich zu dem Hauptlymphstrom des Körpers, dem Brustmilchgang. Eingestreut liegen jeweils kleinere und größere Klärwerke, die Lymphknoten. So wie ein Fluß ins Meer strömt, so mündet der Lymphstrom schließlich im Blut. Das Lymphgefäßsystem des Darmes hat zwei Aufgaben. Die erste betrifft die Nahrungsaufnahme: Der Körper nimmt nicht alle Nahrungsbestandteile direkt ins Blut auf. Nur die Bruchstücke der Kohlenhydrate und der Eiweiße (Zucker und Aminosäuren) werden von den Blutkapillaren resorbiert. Über die Darmvenen werden sie zur Leber weitergeleitet, die in der Lage ist, die Nahrungsbausteine zu verarbeiten. Fette gehen einen getrennten Weg. Sie müssen von den Lymphkapillaren aufgenommen werden, die sie an der Leber vorbei über die Lymphknoten in den Brustmilchgang transportieren. Der Name »Brustmilchgang« kommt von der milchigen Verfärbung, die das größte Lymphgefäß des Menschen nach einer fettreichen Mahlzeit aufweist. Von dort gelangen die Fette dann in den Blutstrom. Die Passagezeit des Fettes durch die Lymphe dauert etwa 40 Minuten.[3]
Die zweite Aufgabe der Darmlymphgefäße ist die Infektabwehr. Es läßt sich leicht vorstellen, daß im Dünndarm eine große Infektionsgefahr besteht. Wegen seiner riesigen Oberfläche kann nicht nur die Nahrung leicht in den Körper aufgenommen werden, sondern auch Bakterien, Viren und Kleinstlebewesen finden hier einen günstigen Zugangsweg. Man schätzt, daß ca. 100 Milliarden Keime täglich mit der Nahrung aufgenommen werden.[4] Während die Haut solchen Krankheitserregern eine dicke Hornschicht entgegensetzt, kann sich die dünne Darmschleimhaut nur durch ein ausgeklügeltes Abwehrsystem schützen.

Entlang des Darmes hat der Körper daher seine größte Lymphknotenansammlung konzentriert. Man nimmt an, daß etwa zwei Drittel aller Lymphknoten im Darmbereich angesiedelt sind. Sie sind in der Lage, diese Eintrittspforte vor Infektionen zu bewahren. Der Mensch ist nicht das einzige Lebewesen mit solch einem gut ausgeprägten Darmlymphsystem. Auch andere Säugetiere besitzen hier ihre maximale Abwehrkraft. Ein Hund oder ein Schwein ist so in der Lage, auch stark bakteriell besiedelte Nahrung ohne Schaden zu verwerten.

Neben den Lymphbahnen und Lymphknoten des Darmes gibt es im Darm noch weitere Abwehrstufen. So liegen in der Darmwand etwa 70 Milliarden Abwehrzellen (Plasmazellen), die einen Abwehrstoff (Immunglobulin A) herstellen, der den Darm innerlich wie ein glatter Schutzanstrich überzieht. Dieser Überzug macht es den Bakterien schwer, sich an der Darmwand überhaupt erst festzuhalten.[5]

Am Ende der Dünndarmpassage ist alle Nahrung ins Blut übergegangen. Zurück bleiben die Faserstoffe und andere unverdaubare Substanzen. Ein weiterer Inhaltsstoff sind die abgestorbenen Darmzellen. Sie nehmen eine nicht zu unterschätzende Menge des Darminhaltes ein. Durch die hohen Anforderungen, die an den Darm gestellt sind, muß sich die Schleimhaut nämlich alle 3 bis 6 Tage erneuern. Die verbrauchten Zellen werden mit dem Stuhl ausgeschieden.

Alle erwähnten Inhaltsstoffe sind in viel Flüssigkeit aufgeschwemmt. Insgesamt werden pro Tag acht Liter und mehr an Verdauungssäften produziert. Allein auf den Dünndarm entfallen zwei bis drei Liter. Durch solch große Mengen an Säften ist die Nahrung ausgezeichnet gelöst und fein verteilt. Sie kann so die Dünndarmzotten gut umspülen und die Nährstoffe zu den Blutkapillaren transportieren.

Mit dem Übertritt in den Dickdarm ist die Stoffaufnahme abgeschlossen. Nun muß die Flüssigkeit wieder zurückgewonnen werden, um den Körper vor einer lebensgefährlichen Austrocknung zu bewahren. Dies ist die Aufgabe des folgenden Darmabschnittes: des Dickdarmes.

Der Dickdarm

Auf Ihrem Weg im U-Boot finden Sie wieder neue Bedingungen. Nach dem engen Kanal des Dünndarmes wird es jetzt geräumiger. Fast unterliegen Sie einer Täuschung. Auf den ersten Blick erscheint es, als ob

Sie sich nicht in einem Kanal befänden, sondern in rundlichen Höhlen. Erst bei genauerer Betrachtung erkennen Sie, wie sich die hinteren und vorderen Wände der Höhle wellenförmig bewegen. Dadurch werden Sie mit dem U-Boot und dem, was von der Nahrung noch übrig geblieben ist, langsam weitertransportiert. Die Wände des Dickdarmes werden Sie an den Magen erinnern. Auch hier finden Sie eine Kraterlandschaft. Nur kommt aus den Kratern nichts heraus. Im Gegenteil: Wasser strömt in die Öffnungen hinein und scheint dort zu versickern. Dadurch wird es im Darm immer trockener. Je weiter Sie transportiert werden, desto weniger Wasser ist noch vorhanden. Zum Schluß sitzt das U-Boot fest eingepackt zwischen den Abfallstoffen der Verdauung. Sie werden sich freuen, bald wieder Tageslicht zu sehen!

Damit ist die Hauptfunktion des Dickdarmes bereits genannt: Aufnahme der Flüssigkeit. Bereits der völlige Verlust der Verdauungssäfte eines einzigen Tages brächte den Körper in eine bedrohliche Lage. Mehrtägiger ungebremster Flüssigkeitsverlust ist mit dem Leben nicht vereinbar.

Wie ist der Dickdarm aufgebaut? Wenn die Reste des Nahrungsbreies aus dem Dünndarm austreten, passieren sie ein Klappe, die den Rückfluß aus dem Dickdarm verhindern soll. Die Einmündungsstelle sitzt nicht genau am Ende, sondern etwa 10 cm höher, so daß der Dickdarm am Ende einen Blindsack aufweist, den eigentlichen Blinddarm.[6] Unterhalb des Blinddarms hängt sich noch der kleine Wurmfortsatz an. Dieser Wurmfortsatz des Blinddarmes ist ein Lymphorgan ähnlich den Rachen- und Gaumenmandeln. Gelegentlich entzündet er sich. Dann spricht man von einer »Blinddarmentzündung«. Genauer gesagt, müßte man es als eine Entzündung des Wurmfortsatzes bezeichnen.

Der Dickdarm ist etwa 1,30 Meter lang und 6 bis 8 cm weit. Drei kräftige Muskelstränge von ein Zentimeter Breite ziehen sich in seinem Längsverlauf. Ringmuskeln ziehen einzelne Segmente des Darmes zusammen und bilden dadurch Einbuchtungen. Die Dickdarmschleimhaut ist in der Lage, Wasser aus dem Darminhalt zu ziehen und ihn dadurch zu verfestigen. Gleichzeitig wird dieser langsam durch peristaltische Wellen in Richtung Darmausgang bewegt. Der Konzentrationsprozeß und die Weiterbewegung finden also gleichzeitig statt. Der Körper trachtet danach, möglichst viel Wasser wieder aus dem Stuhl zu gewinnen. Allerdings darf hier des Guten nicht zu viel geschehen, da sonst der Stuhl zu hart würde und nicht mehr problemlos ausgeschieden werden könnte.

Die Dauer des Aufenthaltes im Dickdarm hängt hauptsächlich von dem Anteil der Ballast- und Faserstoffe in der Nahrung ab. Durch ihre große Fähigkeit, Wasser zu binden, lassen sie den Stuhl nicht zu hart werden. Je höher ihr Anteil, um so größer ist naturgemäß das Stuhlvolumen. Das bedeutet einen kräftigen Dehnungsreiz für den Dickdarm, dessen Muskulatur sich zusammenzieht und den Darminhalt austreibt. Mit anderen Worten: Viele Ballaststoffe kräftigen die Dickdarmmuskulatur. Je gröber die Nahrung, um so kürzer ist auch die Passage im Dickdarm. Hier bestehen sehr große Unterschiede. Während der Transport der Nahrung durch den Dünndarm spätestens nach einigen Stunden abgeschlossen ist, dauert er im Dickdarm länger. Im allgemeinen ist die Nahrung – bei faserreicher Ernährung – innnerhalb von 24 Stunden ausgeschieden. Durch eine Verminderung des Fasergehaltes wird die Verweildauer jedoch enorm gesteigert. Fünf, sechs oder mehr Tage (bis zu mehreren Wochen!) kann der Stuhl im Dickdarm bleiben. In dem ganzen Zeitraum wird der Darminhalt weiter konzentriert, wodurch er härter und damit immer schwerer ausscheidbar wird.

Im Dickdarm befinden sich bei jedem Menschen eine große Anzahl von Bakterien. Bereits kurz nach der Geburt beginnt die Besiedelung des Darmes. Mit diesen Bakterien leben wir Menschen das ganze Leben über in einer Gemeinschaft, aus der beide ihren Nutzen ziehen. Die Bakterien ernähren sich von den Resten unserer Speisen und können sich so vermehren. Dafür produzieren sie eine Reihe von Substanzen, die auch der Dickdarm aufnehmen kann und die für den Körper wertvoll sind. Vor allem die Vitamine der B-Gruppe sind für den Körper unverzichtbar. Daneben produzieren sie auch Vitamin K, das ein wichtiger Ausgangsstoff in der Blutgerinnung ist. Schließlich zerlegen sie noch einige Faserstoffe zu Fettsäuren, aus denen der Körper Energie gewinnen kann. Mengenmäßig ist die Bakterienzahl respektabel: Pro Kubikzentimeter finden sich ungefähr eine Milliarde Keime! Im gesamten Dickdarm liegt die Zahl bei 10^{12} bis 10^{15} Keimen, das heißt Tausend Milliarden bis eine Million Milliarden – eine stattliche Anzahl. Somit gibt es im menschlichen Organismus etwa zehnmal so viele Bakterien wie Körperzellen.

Vierhundert verschiedene Arten von Bakterien leben im Dickdarm nebeneinander. Sie halten sich gegenseitig in einem gesunden Gleichgewicht, damit nicht eine Art die anderen überwuchert.[7] Sie verhindern auch die Ausbreitung schädlicher Keime oder Pilze (zum Beispiel Candida albicans). Vom Zusammenleben der Bakterien und ihren wechselseitigen Beeinflussungen ist unser bisheriges Wissen leider noch unbefriedigend. Dies ist sehr bedauerlich, da die Gesamtheit der Darmbakterien uns sehr wohl beeinflußt. Vermutlich ist sie in ihrer Stoffwechselaktivität sogar mit der Leber vergleichbar.[8] Erst in den letzten Jahren beschäftigt sich ein eigener Wissenschaftszweig mit dem Leben im Darm (Gnotobiologie).[9]

Bekannt ist, daß jeder Mensch eine für ihn typische Zusammensetzung der Keime aufweist. Die Hauptmasse sind anaerobe Keime, also solche, die keinen Sauerstoff für ihr Wachstum benötigen. Im Gegenteil, dieser ist für sie schädlich. Sie nehmen etwa 99% der Gesamtmenge ein. Lediglich in den Randbereichen, also nahe der sauerstoffreichen Darmwand, findet man eine größere Anzahl von sauerstoffverwertenden Bakterien (Aerobier, zum Beispiel die Kolibakterien). Besonders interessant ist eine Beobachtung, die man bei Astronauten machte: Bei hohem körperlichen und seelischen Streß veränderte sich das Spektrum der Bakterien. Ähnliches gilt auch bei Furcht, Angst und Depressionen. Eine Erklärung für diese verwunderliche Tatsache kann im Abwehrsystem des Darmes liegen. Unter den genannten Umständen läßt die Abwehrleistung des Darmes nach und unerwünschte Bakterienarten können sich so vermehren.[10] Der Einfluß der Darmbakterien ist auch bei anderen Krankheitsbildern bereits bekannt. Beispielsweise ist ein Zusammenhang zwischen bestimmten (krankhaften) Darmkeimen und verschiedenen rheumatischen Krankheiten nachgewiesen.[11]

Am Ende der Verdauung produziert jeder Erwachsene pro Tag etwa 150 bis 300 Gramm Stuhl, abhängig von dem Faseranteil der Nahrung. Rund 70% dieser Menge sind noch Wasser. Von den festen Bestandteilen haben die Bakterien den größten Anteil (drei Viertel), der Rest sind unverwertbare Ballaststoffe und abgestoßene Schleimhaut.

Damit sind wir am Ende der Reise durch den gesunden Verdauungskanal. Die feste Nahrung wurde während dieser Passage in einem mehrstufigen Prozeß in ihre chemischen Einzelteile zerlegt, um in den Körper aufgenommen zu werden. Ziel war es, die darin enthaltene Energie und die Aufbaustoffe zu gewinnen. Übrig bleiben lediglich einige unverdauliche Fasern. Bezüglich der Energieverwertung ist der Mensch damit den meisten Maschinen weit überlegen.

Die Auswirkungen der Zivilisationskost auf die Verdauungsorgane

Mittlerweile haben Sie bereits eine Menge über den menschlichen Körper, seine Geschichte und die Probleme mit der Gesundheit erfahren. Lassen Sie uns jetzt im Detail betrachten, wie sich die gegenwärtige Ernährung auf den Magen-Darm-Trakt auswirkt. Was bedeutet die hochkalorische, faserarme Diät für die einzelnen Teile unserer Verdauung? Wie reagieren sie, wenn sie mit dieser »neuen« Nahrung konfrontiert werden?

Wir wollen den Verdauungskanal noch einmal betrachten. Jetzt sollen Sie sehen, wie es aussieht, wenn der Körper gezwungen ist, Nahrung zu verdauen, für die er ursprünglich nicht »gebaut« wurde. Dabei werde ich sehr viele Funktionsstörungen darstellen, die mit der Zivilisationskost zusammenhängen. Manches werden Sie aus eigener Anschauung kennen. Das bedeutet selbstverständlich nicht, daß alle diese Beschwerden und Krankheiten bei ein und demselben Menschen gleichzeitig auftreten müssen – ich hoffe es zumindest nicht.

Die Mundhöhle – vor allem die Zähne sind unterfordert

Zwei Veränderungen unserer Ernährung betreffen die Mundhöhle und die Zähne am stärksten: Die Nahrung wurde immer ärmer an groben Faserstoffen und gleichzeitig immer reicher an verschiedenen Zuckern. Die Hauptaufgabe der Zähne, Nahrung kraftvoll zu zerkleinern, tritt in unserem Jahrhundert in den Hintergrund. Diese Entwicklung ist nicht neu. Bereits seit langer Zeit wird unser Kauapparat kleiner. Seitdem Menschen in der Lage sind, Nahrung zu kochen und gleichzeitig über eine größere Auswahl an Lebensmitteln verfügen, bevorzugen sie die leichter zu kauenden Nahrungsangebote. Diese Entwicklung verlief in kleinsten Schritten im Verlauf von Jahrtausenden.

In den letzten hundert Jahren vollzog sich allerdings ein enormer Sprung. Durch die Verfeinerung und industrielle Vorverarbeitung der Nahrung gibt es nur noch selten wirkliche Arbeit für die Zähne. Obwohl sie von ihrer Bauweise her auf große Kraftentfaltung angelegt sind, werden sie dafür immer weniger genützt. Das hat Folgen: Den so geschonten Zähnen und dem Zahnfleisch mangelt das Training, das sie kräftig und gesund erhält. Das Zahnfleisch wird nicht mehr durch die groben Nahrungsteile gebürstet. Dem Zahnhalteapparat fehlt der Anreiz, sich immer wieder zu erneuern. Damit wird das Gebiß insgesamt lockerer.

Eine zweite Auswirkung betrifft vor allem die Selbstreinigung der Zähne. Durch eine harte, faserreiche Kost werden die Zähne bei jedem Essen wie mit einer Zahnbürste gebürstet, wobei Bakterien und Speisereste aus den Zahntaschen und den Zahnzwischenräumen herausgewischt werden. Bakterien sind immer im Mund vorhanden. Doch können sie sich nicht in großer Zahl vermehren, wenn die feinsten Nischen in der Mundhöhle gut gereinigt sind. Erst wenn Nahrungsreste – und seien sie noch so klein – längere Zeit dort verbleiben, finden die Bakterien Zeit, sich ausreichend zu vermehren. Es sind vor allem bestimmte Sorten von Kleinstlebewesen, die dem Zahn schaden: Bakterienarten, die Zucker aufnehmen und Säuren ausscheiden und damit den harten Zahnschmelz angreifen – die Karieserreger.

Damit sind wir bei einer zweiten Ursache der Karies: dem hohen Zuckerkonsum. Die Zusammenhänge sind mittlerweile bekannt. Zucker ist der ideale Nährboden für die Bakterien. Nach dem Genuß von Zucker, zum Beispiel einem Stück Schokolade, das an den Zähnen gut haftet, vermehren sich die Bakterien schlagartig, das heißt innerhalb von Minuten. Die aggressive Säure zersetzt die Zahnoberfläche und läßt so die Defekte im Schmelz entstehen.

Eine weitere Volkskrankheit der Zähne hängt mit der Ernährung zusammen, die Paradontose. Wiederum ist der haftende Zuckerfilm (Glukane) Ausgangspunkt der Schädigung. Auf ihm entsteht unter Bakterieneinfluß die Plaque, eine Vorstufe des Zahnsteins. In den harten Belag können Keime eindringen, die so von allen Reinigungsmaßnahmen gut geschützt sind. Besonders tückisch ist dieser Belag im Übergangsbereich zum Zahnfleisch. Er stellt einen dauerhaften Reiz für das

Zahnfleisch dar. Dieses entzündet sich, schwillt an und neigt zu Blutungen beim Zähneputzen. Fatalerweise reagieren die meisten Menschen überaus »logisch« – sie putzen ihre Zähne weniger intensiv und vermeiden so Zahnfleischblutungen. Dadurch kann sich der Zahnbelag ungestört ausbreiten. Nach einer knappen Woche verkalkt er und kann nun selbst durch intensive Zahnpflege nicht mehr entfernt werden. So nimmt die weitere Zahnfleischentzündung ihren Lauf. In der Bundesrepublik betrifft das etwa die Hälfte der Bevölkerung.[1] Das Resultat ist nach Jahren oder Jahrzehnten eine völlige Lockerung der Zähne, die selbst dann nicht zu retten sind, falls sie ausnahmsweise von der Karies verschont geblieben sein sollten.

Der Mangel an harter Nahrung und der reichliche Zuckergenuß verstärken sich also gegenseitig in ihrer schädlichen Wirkung. So kommt es, daß kaum noch Schulkinder mit gesunden, kariesfreien Zähnen ohne Zahnfleischentzündungen anzutreffen sind – von Erwachsenen ganz zu schweigen. Dies ist kein Konstruktionsmangel der Zähne. Sie sind nicht auf die heutige Nahrung eingestellt. Unsere Vorfahren brauchten keine Zahnbürste. Die grobe Nahrung machte sie überflüssig.

Der Magen – überreizt und irritiert

Wie wirkt sich moderne Ernährung auf die zweite große Etappe, den Magen, aus? Um es kurz zusammenzufassen: Sie führt zu einer mehr oder weniger intensiven Reizung der Magenwände, die eine Reihe von Krankheiten nach sich ziehen kann.

Wie kommt das? Auch der Magen ist ursprünglich für eine relativ grobe Kost »konstruiert« worden. Die Folgen der zunehmenden Verfeinerung der Nahrung können am Zucker exemplarisch dargestellt werden. Zucker ist das konzentrierteste aller Nahrungmittel. Er ist das Endprodukt einer industriellen Fabrikation, wobei die gesamte Energie einer Pflanze (zum Beispiel einer Zuckerrübe) konzentriert und alle Faser- und Ballaststoffe, aber auch alle Mineralien und Vitamine beseitigt wurden. Eine Zuckerrübe wird so auf wenige Prozent ihrer Ausgangsmasse verdichtet.

Was bewirkt nun Zucker in Ihrem Körper? Süße Speisen lösen eine übertriebene Verdauungsreaktion aus, wie Sie aus eigener Erfahrung wissen: Wenn Sie ein Stück Zucker (zum Beispiel Schokolade, Praline) in die Hand nehmen, so spüren sie schnell die einsetzende Speichelsekretion im Mund. Der Körper reagiert bereits beim Anblick mit massiver Verdauungsleistung. Wie ist das zu erklären? Zucker ist doch bereits vollständig verdaut. Er kann direkt und ohne jede Weiterverarbeitung vom Blut aufgenommen werden. Biologisch ist die heftige Produktion von Verdauungssäften unsinnig. Die übertriebene Reaktion des Körpers wird jedoch sinnfällig, wenn Sie sich vorstellen, daß eine Tafel Schokolade aus einer etwa zwei Kilogramm schweren Zuckerrübe hergestellt wurde. Über fast die gesamte Entwicklungsgeschichte wurde das Konzentrat »Zucker« nur in Verbindung mit solchen – schwer verdaulichen – Fasermengen aufgenommen (beispielsweise mit Zuckerrüben oder süßem Obst). Für die harten Zellbestandteile mußten solch große Speichelmengen produziert werden, sonst hätte der Körper den Zucker nicht verdauen können. Der Körper reagiert also heute immer noch so, als müsse er den Zucker aus einer großen Ballaststoffmenge herauslösen. Zu kurz war die Zeit für eine Umstellung.

Im Magen sieht das keineswegs anders aus, nur spürt und sieht man es dort nicht. Dort werden Salzsäure und Enzyme in großer Menge produziert, um die erwarteten Faserstoffe zu verdauen, die leider nicht kommen. Nur wenn Sie einen gereizten Magen, zum Beispiel Gastritis, oder ein Magengeschwür haben, können Sie die überschießende Säurebildung feststellen. Kaum daß Sie etwas Süßes gegessen haben, setzen auch schon die Schmerzen ein.

Was für den Zucker gilt, ist auch tendenziell für andere Nahrungskonzentrate (beispielsweise Obstsäfte) richtig. Sie führen zu einer überschießenden Sekretion von Säure und Enzymen, die in einer Reizung der Magenwände enden. Je nach Intensität dieses Reizzustandes kann so die Grundlage für eine Magenschleimhautentzündung oder ein Magengeschwür gelegt werden. Meist kommen andere Faktoren hinzu, bis es zu einem manifesten Geschwür kommt. Reizstoffe, wie Alkohol, Medikamente, zum Teil auch Gewürze und Kaffee, können die Schleimhautschädigung verstärken. Auch Nikotin wirkt sich nachteilig aus, da es unter anderem eine schlechtere Durchblutung des Magens bewirkt. Ein Magen mit eingeschränkter Blutversorgung kann sich weniger gut gegen die aggressiven Außeneinflüsse schützen.

Schließlich kommen auch seelische Faktoren hinzu. Der Magen ist eng an das vegetative Nervensystem angebunden. Seine Verdauungstätigkeit funktioniert am besten, wenn sich der übrige Körper in einem ausgeglichenen Ruhezustand befindet. Äußere Bedrohung – und sei sie auch nur gefühlsmäßig – wirkt sich verheerend auf die Tätigkeit des Magens aus. Er ist dann kaum noch in der Lage, richtig zu arbeiten. Der Magen ist gewissermaßen das »konservativste« Organ des Körpers. Er benötigt für seine Funktion Ruhe und Geborgenheit. Jede Aufregung und Anstrengung sind ihm zuwider. Am wenigsten liebt er Streit und Kampf. Wenn wir nur nach seinem Bedürfnissen leben würden, würden wir uns nie vom mütterlichen Herd entfernen…

Was reagiert nun der Magen auf die vermehrte Säurebildung? Die Säure greift den schützenden Schleimfilm (Mukos) an und baut ihn ab. Darunter liegt nun die ungeschützt Magenoberfläche. Je mehr Säure vorhanden ist, desto schwerer ist die Irritation. Zum Glück kann sich der Magen durch weitere Mechanismen schützen: Durch die Produktion von neutralisierendem Bicarbonat und durch vermehrte Produktion von Schleim. Dann kann er mit Schleim randvoll angefüllt sein, wie man durch eine Röntgenuntersuchung oder Spiegelung leicht feststellen kann.

Die eigentliche Funktion des Magens, die Vorverdauung der Nahrung, ist jetzt allerdings deutlich gestört. Wenn Sie mit solch einem Magen etwas essen, kommt die frische Nahrung nicht in ein aggressives Säurebad, sondern in ein Art »Schleimsuppe«, in der sie nur sehr schwer verdaut werden kann. Sie bleibt dort lange liegen und geht bei 37 Grad und Luftabschluß langsam in Gärung über. Stellen Sie sich vor, Sie würden Ihr Mittagessen erst im Mixer zerkleinern und dann gut abgedeckt auf die Heizung stellen: Es würde gären wie ein Hefekuchen! Dann liegt die Nahrung schwer im Magen. Der betroffene Mensch spürt dies in leichtem Unwohlsein nach dem Essen. Bereits nach wenigen Bissen fühlt er sich unangenehm satt. Es drückt im Oberbauch, und nach einiger Zeit leidet er unter Völlegefühl, Aufstoßen oder auch einem unangenehmen Sodbrennen mit stechenden Schmerzen hinter dem Brustbein.

Das letztgenannte Phänomen entsteht folgendermaßen: Wenn die Nahrung im Magen gärt, kommt es zu massiver Gasbildung. Die Gase blähen den Magen auf – was man teilweise von außen erkennen kann. Gleichzeitig drückt die Gasblase den sauren Mageninhalt in Richtung Mageneingang, wodurch dieser bis in die Speiseröhre gelangen kann. Da die Schleimhaut der Speiseröhre gegen die Säure nicht geschützt ist, reagiert sie mit Entzündung und Schmerz: Sodbrennen ist die Folge. Bei starker Gärung kann der saure Magensaft – besonders im Liegen – bis in den Rachenraum oder die Nase gedrückt werden. Betroffene Menschen wagen daher nur noch halb sitzend zu schlafen.

Wenn diese Beschwerden länger anhalten, wird der Verschluß zwischen Speiseröhre und Magen so gedehnt, daß ein Teil des Magens durch das Zwerchfell nach oben tritt und sich zeitweise im Brustraum befindet. Eine sogenannte Gleithernie ist entstanden. Dadurch ist der normale Abschluß zwischen Magen und Speiseröhre aufgehoben. Säure kann nun ungehindert in die Speiseröhre hineinfließen, vor allem beim Liegen. Bis zu 50% der Bevölkerung haben solche Hernien. Etwa jeder zehnte sucht deswegen den Arzt auf.

Es wird Sie nach den bisherigen Ausführungen kaum wundern, daß die Krankheit der Speiseröhrenentzündung durch Säurerückfluß (Refluxkrankheit) fast ausschließlich in der westlich-industriealisierten Welt vorkommt.[2]

Zurück zum Magen: Eine weitere Einflußgröße spielt bei Magenerkrankungen eine Rolle. Wie bereits oben dargestellt, gibt es auch Spezialisten unter den Bakterien, die im Magen überleben können (zum Beispiel Helikobakter pylori). Wenn sie sich massiv vermehren, greift dies die Magenwände zusätzlich an. Ihre alleinige Anwesenheit erklärt eine Magenreizung allerdings nicht. Viele Menschen haben solch einen Magenbewohner, ohne jemals unter Magenbeschwerden zu leiden.

Je nach Dauer und Intensität der schädigenden Einwirkungen wird entweder die oberflächliche Schleimhaut entzündet (Gastritis) oder es tritt ein tieferer Defekt der Schleimhaut auf – ein Geschwür ist entstanden. Wenn der Prozeß noch weiter fortschreitet, kann die gesamte Magenwand von dem eigenen Magensaft zerstört werden, und ein Magendurchbruch ist die Folge.

Ich möchte die Betrachtung an dieser Stelle nicht vertiefen, um Sie nicht durch schlimmere Krankheitsbilder zu erschrecken. Bevor ich den weiteren Verlauf der gestörten Verdauung aufzeige, möchte ich Sie lediglich noch auf ein Symptom hinweisen, das oft nicht als Problem erkannt wird: Kennen Sie das? Etwa zwei Stunden nach dem Essen, am späteren Vormittag oder am frühen Nachmittag, wird es Ihnen auf einmal richtig schwach und flau. Manchen Menschen wird es fast schwarz vor Augen oder es tritt kalter Schweiß auf die Stirn. Gleichzeitig entsteht das geradezu gewaltsame Verlangen, etwas essen zu müssen, am besten etwas Süßes. Nach dem Genuß von einem Stück Schokolade oder ähnlichem ist alles wie verflogen. Das Wohlbefinden ist wieder hergestellt.

Wie kommt das? Medizinisch gesehen ist das Phänomen gut bekannt. Ein akuter Abfall des Blutzuckers löst diese unangenehmen Gefühle aus, wie man sie von Diabetikern kennt. Doch wieso gibt es das auch bei Menschen ohne Zuckerkrankheit? Ursache ist eine Magenentzündung! Der Ablauf sieht folgendermaßen aus: Normalerweise entleert sich der Magen in kleinen Portionen, wodurch eine kontinuierliche Versorgung des Organismus mit Energie über viele Stunden gewährleistet ist. Wenn der Magen jedoch gereizt ist, bleibt das Essen länger im Magen liegen und beginnt dort – wie erwähnt – zu gären. Die dabei entstehenden Gase dehnen den Magen aus. Die Dehnung reizt den Magen, der in einer »Kehrausbewegung« nun den Mageninhalt in den Dünndarm befördert. Ein Teil der Nahrung ist bereits so aufgespalten, daß sie schnell ins Blut aufgenommen werden kann. Die Folge ist eine schnelle Aufnahme der Nahrung im Blut. Vor allem der Traubenzuckerspiegel (Glukosespiegel) steigt im Blut rapide an. Nun muß die Bauchspeicheldrüse rasch und viel Insulin herstellen, um die Glukose zu verwerten (Insulin vermittelt den Übergang von der Blutbahn in die Zellen). Dabei tut sie des Guten etwas zu viel, da der schnelle Anstieg der Glukose ein mächtiger Anreiz für die Bauchspeicheldrüse ist. Nach kurzer Zeit kommt keine neue Nahrung mehr aus dem Magen nach. Er ist jetzt leer. Das in der Blutbahn vorhandene Insulin ist jedoch nach wie vor voll wirksam. Es wird erst langsam inaktiviert. Ohne Nachschub an frischer Nahrung kommt es zu einem Abbau des Blutzuckers durch das reichlich vorhandene Insulin. Der Blutzuckerspiegel fällt nun plötzlich ab und führt zu der unangenehmen Unterzuckerung mit der geschilderten Symptomatik.

Eine erneute Nahrungszufuhr – am besten Zucker – beseitigt die Beschwerden restlos: Im Nu steigt der Blutzuckerspiegel wieder an, und der Betroffene fühlt sich wieder wohl. Er mutet allerdings so seinem Körper ein dauerndes Auf und Ab des Blutzuckerspiegels zu.

Auch aus einem zweiten Grund ist das Problem durch eine Zwischenmahlzeit keineswegs gelöst. Die Zwischenmahlzeit hat nämlich eine wichtige »Nebenwirkung«. Erinnern Sie sich an das Schema über die durchschnittlichen Verdauungszeiten der Speisen (siehe Seite 93)? Im Schnitt dauert die Verdauung etwa vier bis fünf Stunden. So lange braucht der Magen, bis er einen Nahrungbrei hergestellt hat, bei dem die größten Partikel gerade noch Sandkorngröße besitzen.

Was bewirken nun Zwischenmahlzeiten? Bevor die Nahrung ausreichend aufgeschlossen wurde, kommt bereits die nächste frische Nahrung in den Magen, die sich mit den teilweise verdauten Essensbestandteilen vermischt. Für den Magen ist dies ein Anreiz, erneut mit dem Verdauungsprozeß zu beginnen. So geht es über den Tag hinweg. Kaum ist die Nahrung nur angedaut, gelangt neues Essen in den Magen hinein. Auf diese Weise ist der Magen in einem unaufhörlichen Verdauungsprozess, der von morgens früh bis spät in die Nacht anhält. Den ganzen Tag befinden sich grobe Partikel in ihm und sind damit eine Stimulierung der Verdauung. Zwölf Stunden und mehr kann so die Nahrung im Magen verweilen[3], wobei sich notgedrungen Gase entwickeln.

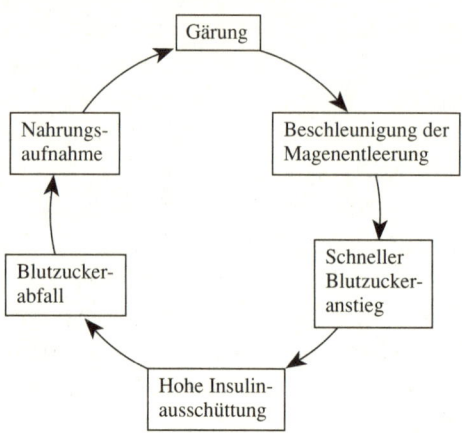

Für den Magen gibt es nur zwei Wege aus dem Dilemma: Entweder entledigt er sich der Nahrung durch Erbrechen. Dies ist glücklicherweise nur bei ausgeprägteren Störungen der Fall. Wenn Sie einmal in dieser unangenehmen Lage waren, konnten Sie feststellen, daß die Nahrung noch weitgehend unverdaut war. Gelegentlich ist diese Nahrung recht alt (vom Vortag), solange hat sich der Magen mit dieser Last geplagt.

Die zweite Möglichkeit: Bei geringeren Störungen wirft der Magen die Nahrung aus dem Magen, um sich von dem gärenden Nahrungbrei zu befreien. Nun gelangt eine Mischung aus bereits aufgeschlossener Nahrung und groben Partikeln in den Dünndarm. Die ausreichend verdauten Substanzen gehen schnell ins Blut über und lösen die erwähnte überschießende Insulinausschüttung aus. Die unaufgeschlossenen Nahrungsteile gelangen in tiefere Darmabschnitte und verursachen dort Störungen, die weiter unten beschrieben werden.

Wenn Sie nun also bei Schwächegefühlen schnell eine Zwischenmahlzeit zu sich nehmen, beseitigen Sie zwar die Symptome, Sie lösen aber nicht das Übel, da die Nahrung nie richtig verdaut werden kann. Im Gegenteil, der Versuch, die Symptome der Gärung (Schwäche) zu beseitigen, führt zu einem fatalen Ergebnis: Die Gärung wird auf Dauer aufrechterhalten! Dieser Kreislauf wird beschleunigt, wenn die Nahrung viel Zucker enthält, da so die Insulinausschüttung noch intensiviert wird.

Wenn Sie also unter Schwächegefühl zwischen den Mahlzeiten leiden sollten, so können Sie das als indirekten Hinweis für Gärung im Magen nehmen. Häufig wird diese Schwäche mit Hunger verwechselt. Hunger ist jedoch etwas anderes. Er stellt sich niemals überfallartig ein, sondern nimmt über lange Zeitstrecken langsam zu, ohne die Konzentration oder Arbeitsfähigkeit so abrupt einzuschränken. Noch ein zweiter Hinweis zur Unterscheidung zwischen Hunger und Schwächegefühlen: Nach einer normal großen Mahlzeit sollten Sie bei gesundem Magen etwa vier bis fünf Stunden (oder länger) satt sein.

Wie verbreitet dieses Phänomen ist, illustriert ein Blick in die Arbeitswelt. Wenn Sie ein beliebiges Büro betreten, wagen Sie einen Blick in eine der Schreibtischschubladen. Sie werden überraschet sein, wie oft sie dort etwas Süßes für den »Notfall« finden.

Wie ungünstig sich häufige Mahlzeiten auf die weitere Verdauung auswirken, zeigt auch ein Hinweis aus der medizinischen Epidemiologie (Lehre von der Verbreitung von Krankheiten): Häufige Mahlzeiten scheinen mit einer höheren Rate an Dickdarmkrebs einherzugehen.[4]

Der Dünndarm – innerer Durchfall durch Entzündung

Kommen wir zurück zur Betrachtung des zivilisationsgeschädigten Verdauungstraktes.

Nachdem der gärende Speisebrei den Magen verlassen hat, tritt er in den Zwölffingerdarm. Dort wird er mit weiteren Verdauungssäften angereichert und neutralisiert. Während die Gärung im Magen allerdings noch durch die Säure gebremst wurde, kann sie sich im Dünndarm richtig entfalten. Dort herrschen ideale Bedingungen: Es ist dunkel, feucht, luftabgeschlossen, neutrales pH und 37 Grad Temperatur. Man könnte sich keine besseren Bedingungen für einen Hefekuchen wünschen! Die Gärungsprozesse führen nun zusätzlich zu Reizungszuständen im Dünndarm. Bei diesen Entzündungsprozessen werden besonders die feinsten und empfindlichsten Strukturen der Dünndarmschleimhaut in Mitleidenschaft gezogen. Es sind die winzigen Oberflächenfalten (Villi und

Mikrovilli) des Dünndarmes, die bei der Entzündung zerstört werden. Ausgerechnet diese Strukturen tragen – wie Sie wissen – am meisten zur riesigen Oberfläche des Dünndarmes bei. Sie ermöglichen die Nahrungsaufnahme bereits im oberen Teil des Dünndarmes (Krummdarm oder Jejunum). So kommt es zu einer drastischen Reduzierung der verfügbaren Oberfläche. Je nach Ausmaß der Entzündung kann nur noch ein kleiner Bruchteil der Dünndarmschleimhaut für die Nahrungsaufnahme zur Verfügung stehen. Hinzu kommt, daß die Nahrung mit groben Partikeln durchsetzt ist, die im Magen nicht ausreichend verdaut wurden. Sie können von den Darmenzymen wegen ihrer Größe nicht weiter aufgeschlossen werden und bleiben im Darminneren.

Beide Prozesse bewirken, daß die Nahrung nun den Dünndarm in hohem Tempo passiert. Es ist eine Art »innerer Durchfall«, der die Nahrung bis in den unteren Dünndarm (Leerdarm oder Ileum) gelangen läßt, welcher normalerweise nicht für die Nahrungsaufnahme vorgesehen ist. Im Extremfall können grobe Nahrungsteile bis in den Dickdarm vordringen. Ob Sie selbst eine beschleunigte Dünndarmpassage haben, können Sie leicht feststellen. Dieser (erst einmal unsichtbare) innere Durchfall im Dünndarm äußert sich vor allem in mehr oder weniger ausgepägten Darmgeräuschen. Es gluckert, rumpelt und rumort im Bauch – vor allem kurze Zeit nach der Mahlzeit.

Was bewirkt die unverdaute Nahrung in diesem Teil des Darmes? Dazu müssen Sie wissen, daß der obere Teil des Dünndarms in gesundem Zustand praktisch steril ist. In seinem unteren Teil, zum Dickdarm hin, finden sich zunehmend Bakterien. Ihr Wachstum ist normalerweise begrenzt, da sie sich nur von den Resten der Verdauung, zum Beispiel Faserstoffen, ernähren. Auch Bakterien haben einen Stoffwechsel und damit Ausscheidungen. Bei den Darmbakterien sind es vor allem Gase wie Methan, Stickstoff, Wasserstoff, Kohlendioxyd und Sauerstoff. Diese fünf geruchlosen Bestandteile machen 99% des Volumens aus. Daneben existieren eine Reihe von übelriechenden Gasen: Skatol, Indol, Ammoniak, Schwefelwasserstoff (»Faule-Eier-Geruch«), gewisse flüchtige Aminosäuren und kurzkettige Fettsäuren. Obwohl sie nur das restliche eine Prozent ausmachen, werden sie intensiv wahrgenommen, da die menschliche Nase sie noch in einer Verdünnung von 1:100 Millionen wahrnehmen kann.[5] Gemeinsam ist diesen stark riechenden Gasen, daß sie vorwiegend aus der Eiweißverdauung stammen.[6] Dementsprechend riechen die Gase aus einer stark fleischhaltigen Nahrung unangenehmer als bei einer vorwiegend pflanzlichen Kost. Ähnliches gilt auch für Tiere: In einem Pferdestall riecht es weniger unangenehm als im Raubtierzwinger. Auch bei entzündlichen Veränderungen des Magen-Darm-Kanals entstehen vermehrt übelriechende Gase.

Die produzierten Gasmengen sind nicht unerheblich: Bei jeder Mahlzeit entstehen etwa 15 Liter Gase.[7] Zum Vergleich: Eine Flasche kohlensäurehaltiges Mineralwasser oder ähnliches enthält ein bis zwei Liter Kohlensäure, die im Magen freigesetzt wird. Noch wesentlich größer wird die Gasmenge, wenn die Darmpassage beschleunigt ist. Wenn das bei Ihnen der Fall sein sollte, können Sie im Anschluß an die Darmgeräusche spüren, wie der Bauch langsam anschwillt. Hose oder Rock beginnen, eng zu werden, und Sie werden sich freuen, wenn Sie einen Knopf öffnen können. Begleitet wird dies von unangenehmen Blähungen. Viele Frauen vergleichen dies mit einer plötzlich einsetzenden Schwangerschaft (»wie im 5. Monat«). Charakteristischerweise sind die Blähungen besonders nachmittags und abends festzustellen. Das erklärt sich so: Stellen Sie sich vor, an einer Stelle des Darmes wäre beim Frühstück ein einziges Bakterium vorhanden (in der Realität sind es viel mehr). Wenn sich dieses von 7 Uhr bis 12 Uhr mittags alle 20 Minuten teilt, so sind bis zum Mittagessen schon 32 000 Nachfolger vorhanden. Die frische Nahrung regt das Wachstum dieser Bakterien erneut an. Bis abends um 20 Uhr sind daraus etwa 68 Milliarden Kleinstlebewesen neu entstanden! Dann sieht es im Darm aus wie in einem Weinfaß in dem der junge Wein gärt! In der Nacht kommt keine neue Nahrung nach. Die Bakterienzahl geht zurück und der Bauch erscheint wieder flach.

Zum Glück müssen die enormen Mengen an Gas nicht durch den ganzen Verdauungstrakt hindurch. Sie können auf verschiedene Weise entfernt werden. Aus dem Magen kann Gas durch Aufstoßen entweichen. Das meiste Gas wird von der Dünndarmschleimhaut aufgenommen und ins Blut transportiert. Von dort aus gelangt es in die Lunge, wo es abgeatmet wird. Dies ist die wichtigste Form der Ausscheidung. Dementsprechend klagen Menschen mit starker Gasbildung im Bauchraum häufig über schlechten Mundgeruch. Der Mund ist dabei allerdings nicht der Schuldige. Es sind vielmehr die Verdauungsgase, die über die Lunge abgeatmet werden. Nur ein kleiner Teil des Gases geht schließlich als Winde ab. Sie sind vor allem im Dickdarm entstanden. Dieser letzte Darmabschnitt ist nicht in der Lage, die Gase aufzunehmen.

Durch Verschlucken von Luft oder durch kohlensäurehaltige Getränke entstehen bei normaler Dünndarmfunktion keine Blähungen, da die Luft vorher vom Dünndarm aufgenommen wird.[8] Die Situation ändert sich, wenn die Darmdurchblutung abnimmt (zum Beispiel Herzschwäche oder andere Ursachen). Dann ist die Schleimhaut nicht mehr in der Lage, die Darmgase aufzunehmen, und massive Blähungen sind die Folge. Ähnlich verhält es sich, wenn bei entzündlichen Veränderungen die Darmoberfläche gereizt ist und so gleichfalls die Gasaufnahme gestört verläuft. Auch hier gelangen große Gasmengen in den Dickdarm, verursachen Blähungen und müssen als Winde abgehen.

Während eine gewisse Gasentwicklung im Darm als normal angesehen werden muß – besonders nach blähenden Speisen –, ist dies mehr als nur eine Unpässlichkeit. Solche Gase können zu einer Krankheit werden. Die wesentliche Ursache ist die beschleunigte Dünndarmpassage, deren Ursache wiederum bereits im Magen zu finden ist.

Angesichts der lawinenartigen Vermehrung der Keime wird noch einmal die Bedeutung der Immunabwehr des Darmes wichtig: Ohne eine intensive »Abwehrfront« könnten diese Bakterienmassen in den Körper eindringen. Durch das Zusammenspiel von Lymphozyten, Immunglobulinen (Ig A) und anderen Abwehrmechanismen (zum Beispiel Lysozym) gelingt es dem Körper, das Bakterienwachstum nicht aus der Kontrolle geraten zu lassen.

Es gibt jedoch eine zweite Ursache für eine ausgeprägte Gasentwicklung, die ich nicht übergehen möchte. Es ist die Pilzerkrankung des Darms. Pilze haben sich in den letzten Jahren und Jahrzehnten in vorher ungekanntem Ausmaß verbreitet. Dabei sind nicht nur die Hautpilze gemeint, die jedermann zum Beispiel als Fußpilz kennt. Vor allem die wesentlich gefährlicheren Pilzerkrankungen von inneren Organen machen Ärzten Kopfzerbrechen. Man schätzt, daß in Deutschland jährlich etwa 7000 Menschen an Pilzerkrankungen sterben. Dabei ist die Tendenz stark zunehmend.[9] Pilze im Bereich der Schleimhäute sind glücklicherweise nicht so gefährlich. Sie gehören aber keineswegs dort hin! Dennoch gelangen sie bei vielen Menschen bereits kurz nach der Geburt in den Magen-Darm-Kanal. Ein Windelausschlag (Windeldermatitis) des Babys ist das Zeichen einer ersten Pilzbesiedelung des Darmes. Im Erwachsenenalter sind es vor allem ausgeprägte Blähungen, die auf eine Pilzerkrankung des Darmes hindeuten.

Pilze produzieren nicht nur Gase (zum Beispiel Bäckerhefe). Sie sind auch in der Lage, Alkohol zu erzeugen, wie bei der Bier- oder Weinhefe bekannt. Solch alkoholische Gärung findet dann auch im Darm statt. Die Bedingungen sind dafür günstig: 37 Grad Temperatur, Feuchtigkeit, Luftabschluß. Wenn dann noch die Nahrungszufuhr stimmt, können Pilze soviel Alkohol produzieren, daß ein Rausch die Folge ist. Noch häufiger sind allerdings diffuse Benommenheitszustände, die für den Betroffenen ganz und gar unerklärlich sind. Er fühlt sich abgeschlagen und schwindlig und klagt über Katergefühle, als ob er etwas getrunken hätte. Ursache sind die Fuselalkohole, die bei der unkontrollierten Gärung entstehen. Sogar Leberschäden sind bei länger bestehender Pilzerkrankung beschrieben worden. Wenn Sie also bei einem Alkoholtest auffallen sollten, ohne zuvor zu tief ins Glas geschaut zu haben, dann denken Sie an die Pilze...

Der Darm stellt für Pilze einen idealen Ausgangspunkt dar. Von hier aus können sie über den Blutweg in verschiedene andere Organe gelangen, allerdings nur, wenn das Immunsystem geschwächt ist. Durch kleinere Verunreinigungen erreichen sie auch die Genitalregion, was sich zum Beispiel bei Frauen als eine sehr lästige Pilzerkrankung der Scheide auswirkt. Über die Hand können Kopfhaut, Finger, Nägel, Zehenzwischenräume oder andere Hautpartien infiziert werden. Schließlich wird auch die Mundhöhle neu mit Pilzen besiedelt, die dann über den Speichel in den Magen-Darm-Kanal gelangen. Ein Infektionskreislauf, bei dem der Darmpilz ein wichtiges Reservoir darstellt.

Wie kommt es zur Zunahme dieser Erkrankung? Die Ursache liegt im Stoffwechsel der Pilze oder Hefen. Alle diese Kleinstlebewesen sind in ihrer Ernährung ausschließlich auf Zucker angewiesen. Komplexere Kohlenhydrate wie Faserstoffe können sie nicht aufschließen. Die Tatsache ist jedermann bekannt: Durch Zucker geht der Hefekuchen auf. Durch Zucker wird auch aus einem sauren Traubensaft ein schwerer Wein. Je mehr Zucker im Darm enthalten ist, desto besser sind die Vermehrungsbedingungen für Pilze. So sind es wiederum die Veränderungen der Ernährungsgewohnheiten, die für die Zunahme der Pilzerkrankungen verantwortlich sind. Dabei spielt auch der Mangel an Fasern eine wichtige Rolle: Pilze siedeln sich am liebsten in kleinen Nestern zwischen den Zotten des Darmes an. Die Zotten werden von ihnen so miteinander verklebt, daß sie dort einen eigenen geschützten Lebensraum haben. Bei faserreicher Ernährung werden die Darmzotten durch die Nahrungsfasern »gebürstet«, wodurch die Pilze wieder in das Darmlumen gelangen. Dort müssen sie sich der Konkurrenz mit anderen Darmbewohnern stellen und gehen dabei meist zugrunde. Falls der »Bürsteneffekt« der Fasern fehlt, bleiben die Zotten miteinander verklebt. Sie sind dann selbst durch Antimykotika (Medikamente gegen Pilze) nicht mehr angreifbar, da diese nicht zu den Pilzen gelangen können.[10] Schließlich wird durch die Verklebung der Zotten auch die Stoffaufnahme aus dem Darm in das Blut behindert. Normalerweise ziehen sich die Zotten rhythmisch zusammen (»Zottenpumpe«), um die Nahrung ins Blut beziehungsweise in das Lymphgefäß zu transportieren. Verklebte Zotten können diese Pumpaufgabe nicht oder sehr viel schlechter ausführen.

Neben der Ernährung gibt es eine weitere Ursache für die Zunahme der Pilzerkrankungen: Es sind die Antibiotika, die seit 40 Jahren in großen Mengen eingenommen werden.[11] Diese Medikamente verhindern das Wachstum von Bakterien. Meist werden sie als Tabletten eingenommen und vernichten so – ungewollt – auch die harmlosen Darmbakterien. Ohne die Konkurrenz der Bakterien haben Pilze nun beste Lebensbedingungen. Sie können sich ungehindert vermehren, da für sie Antibiotika keine Gefahr darstellen. Es ist wie mit den Füchsen und den Hasen: Wenn die Füchse erfolgreich gejagt wurden, breiten sich die Hasen aus.

Der Vollständigkeit halber sei noch auf einige Nahrungsmittel hingewiesen, die auch beim Gesunden gelegentlich Blähungen hervorrufen. Solche gelegentlichen Beschwerden sind allerdings nie schmerzhaft und verschwinden folgenlos bei Meidung des entsprechenden Lebensmittels. Eine komplette Liste aller blähenden Nahrungsmittels zu geben, ist unmöglich. Bei starker Darmreizung kann buchstäblich jede Nahrungsaufnahme zur schmerzhafter Gasentwicklung führen. Auf der anderen Seite gibt es Menschen, denen solche Beschwerden völlig unbekannt sind, gleichgültig, was sie zu sich nehmen.

Artischocken
Süße Beeren
Bohnen
Manche Getreide (vor allem Roggen, Weizenkleie)
Kohlsorten (Blumenkohl, Kohlrabi, Rosenkohl)
Linsen
Nüsse
Senf
Sojabohnen
Steinobst (Kirschen, Pflaumen, Zwetschgen)
Zwiebeln
Zuckerhaltige Produkte (Zuckerrohr, Zuckerrüben,
    Honig, süße Feigen, Sirup)

Häufig blähende Lebensmittel[12]

Eine andere Erkrankung des Darmes hat in den letzten Jahrzehnten bedrohlich zugenommen. Es ist der Morbus Crohn[13], eine schwere, entzündliche Darmkrankheit, die als unheilbar gilt. Bei diesem Leiden entzündet sich der Darm in seiner ganzen Dicke an einzelnen Abschnitten. Neben der örtlichen Entzündung treten eine Fülle von Komplikationen auf: Verklebung, Fisteln, Vereiterungen oder Reaktionen von anderen Organen.

Die Ursachen des Morbus Crohn sind vielfältig. Es gibt sowohl eine genetische wie eine seelische Disposition für die Erkrankung. Hinzu treten noch Umweltfaktoren. Sehr bedeutsam sind die nachgewiesenen Nahrungseinflüsse. Die Krankheit tritt besonders häufig in den industrialisierten Ländern auf und dort wiederum meist bei den Menschen, die gerne und viel Süßes essen. Auch wenn die Krankheit viele Ursachen hat, so dürfte Ihnen nach den bisherigen Ausführungen der Zusammenhang zwischen faserarmer, zuckerreicher Kost und Darmentzündung plausibel geworden sein.

Bakterien und Pilze haben auch beim Morbus Crohn eine mitverursachende Wirkung. Durch die Reizung des Dünndarms kommt es, wie beschrieben (siehe Seite 111), zu einer verschlechterten Aufnahme der Nahrung ins Blut. Das vermehrte Nahrungsangebot ist nun eine wesentliche Ursache für das zunehmende Wachstum der Kleinstlebewesen, die wiederum den Darm reizen. Besonders im Übergangsbereich von Dickdarm und Dünndarm zeigt sich dieser Zusammenhang. Hier können Bakterien in großer Anzahl in den Dünndarm einwandern, sofern sie gute Lebensbedingungen (das heißt viel Nahrung) vorfinden.

Daneben gibt es weniger schwere Dünndarmreizungen. Sie werden trotz ihrer Häufigkeit oft nicht erkannt. Bei oberfächlicher Untersuchung durch den Arzt können sie leicht übersehen werden. Erst wenn der Bauchraum genau durch den Erfahrenen abgetastet[14] wird, fallen schmerzhafte, druckempfindlich Bereiche auf. Bei genauem Befragen erzählen die betroffenen Menschen, sie würden schon seit Jahren oder Jahrzehnten unter Bauchbeschwerden leiden. Meist sind es Bauchdrücken, Völlegefühle, schmerzhafte Blähungen, Darmkrämpfe oder einfach ein diffuses Mißempfinden im Bauchraum.

Wenn diese Menschen mit einem Arzt über ihre Beschwerden sprechen, wird ihnen meist mitgeteilt: »Sie haben nichts!« Auch die Ultraschall-, Endoskopie- oder Röntgenuntersuchung hätte nichts ergeben. Falls der Betreffende immer noch auf seinen Beschwerden besteht (»Es tut aber trotzdem weh«), riskiert er, vom Arzt als Simulant oder Neurotiker abgetan zu werden. Vor solch eine unerfreuliche Wahl gestellt, entschließen sich viele Menschen, in Zukunft die Beschwerden nicht mehr zu erwähnen, beziehungsweise sie fügen sich in ihr Schicksal (»Damit muß ich leben«). Es ist daher besonders beglückend mitzuerleben, wie sich Menschen verändern, wenn sie zum ersten Mal keine Bauchschmerzen mehr haben, wenn ausgesprochenes Wohlbehagen und Ruhe vom Bauchraum ausgehen. Dann verändert sich ihre gesamte Ausstrahlung. Doch davon wird in späteren Kapiteln noch die Rede sein.

Der Dickdarm – unvermeidliche Blähungen

Entzündungen im oberen Verdauungstrakt – das haben Sie mittlerweile erfahren – bedeuten schlechtere Aufnahme der Nahrung in den Körper. Der Essensbrei passiert den Dünndarm und gelangt zum Teil in den Dickdarm. Für verwertbare Nahrung ist der Dickdarm nicht eingestellt. Seine Aufgabe ist es lediglich, Flüssigkeit aufzunehmen. Hier geschehen ähnliche Prozesse, wie ich sie für den unteren Dünndarm beschrieben habe. Bakterien vermehren sich durch die unerwartet »gute Ernährung« und produzieren dabei große Mengen an Gasen. Kohlenhydrate werden vergoren, Eiweiße gehen in Fäulnis über. Dieser bakterielle Zersetzungsprozeß setzt im Dickdarm noch heftiger ein als im Dünndarm, da hier schon unter normalen Umständen eine riesige Anzahl von Bakterien lebt.

Im Unterschied zum Dünndarm ist der Dickdarm – wie erwähnt – nicht in der Lage, die Gase selbst aufzunehmen. Sie müssen 1,5 Meter durch den Darm transportiert werden, bis sie auf natürlichem Weg ins Freie gelangen. Diese Strecke kann unter Umständen sehr viele Beschwerden auslösen.

Es lohnt sich, die Folgen der Gasbildung genauer zu betrachten. Der Dickdarm ist kein starres Rohr, sondern dehnt sich bei Gasbildung aus. Ähnlich einem aufgeblasenen Luftballon wird er bei langanhaltenden Blähungen breiter und länger. Da im Bauchraum nicht unbegrenzt Platz ist, muß er notgedrungen eine neue Form annehmen. Durch die Längenzunahme schlängelt er sich und legt sich besonders unter dem rechten und linken Rippenbogen und im linken Unterbauch in Falten.

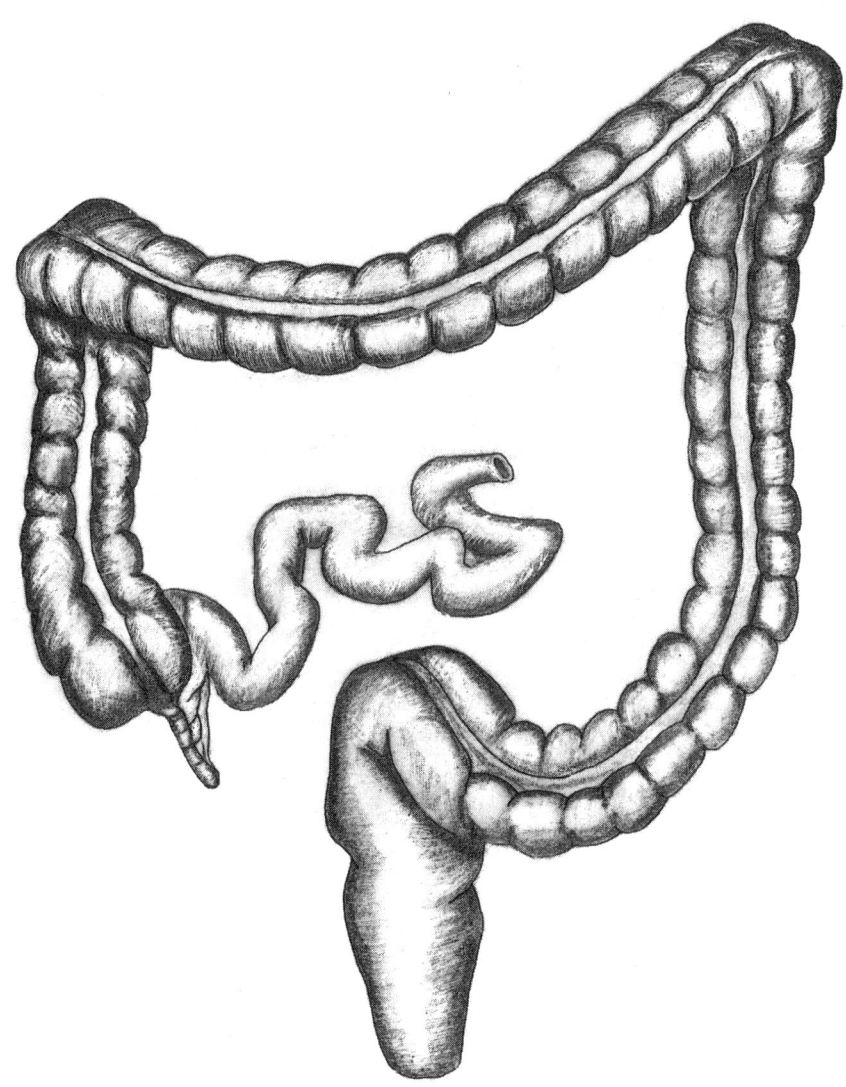

Der Dickdarm

Beim Stehen steigen Luftblasen nach oben und sammeln sich üblicherweise an den beiden höchsten Stellen, die unter den Rippenbögen liegen. Gase an diesen Stellen können eine Reihe von Beschwerden verursachen. Unter dem rechten Rippenbogen drückt der Darm auf Leber und Gallenblase, wobei Schmerzen entstehen, die dann diesen Organen angelastet werden. Die Leber ist jedoch schmerzunempfindlich, die Gallenblase an den Beschwerden meist unschuldig.

Unter dem linken Rippenbogen versammeltes Gas kann sich schmerzhaft stauen, so daß Beschwerden ähnlich wie bei einem Herzinfarkt ausgelöst werden.[15] Dabei wird das Zwerchfell nach oben verlagert und das Herz nach rechts oben gedrückt. Aus Tierexperimenten ist bekannt, daß auf reflektorischem Weg tatsächlich eine Minderdurchblutung des Herzmuskels entsteht. Daneben können durch die Zwerchfellverlagerung auch Magenbeschwerden, Übelkeit und Atemnot hervorgerufen werden.[16] Die Gasbildung dehnt den Dickdarm jedoch auch in der Breite. Sein Durchmesser nimmt zu. Das führt zu einer Überdehnung der darin enthaltenen Ringmuskelfasern, die normalerweise für den Weitertransport des Darminhaltes sorgen. Durch Überdehnung wird jeder Muskel in einen ungünstigen Funktionszustand gebracht. Er kann nur geringe Kraft entwickeln. So auch im Darm. Die gedehnte Muskelschicht des Dickdarms kann ihre Transportaufgabe auf diese Weise nur schlecht erfüllen. Von der Dünndarmseite wird aber weiter ständig Nahrung nachgeliefert, die in dem weiten Darm gut Platz findet. Dort wird der Nahrung die Flüssigkeit entzogen, wodurch sie langsam immer fester wird. Jetzt wird es für den weitgestellten Darm noch schwerer, den harten Inhalt weiterzutransportieren. Die Verweildauer im Dickdarm nimmt zu, Wasser wird weiter entzogen – ein Teufelskreis, der Verstopfung genannt wird.

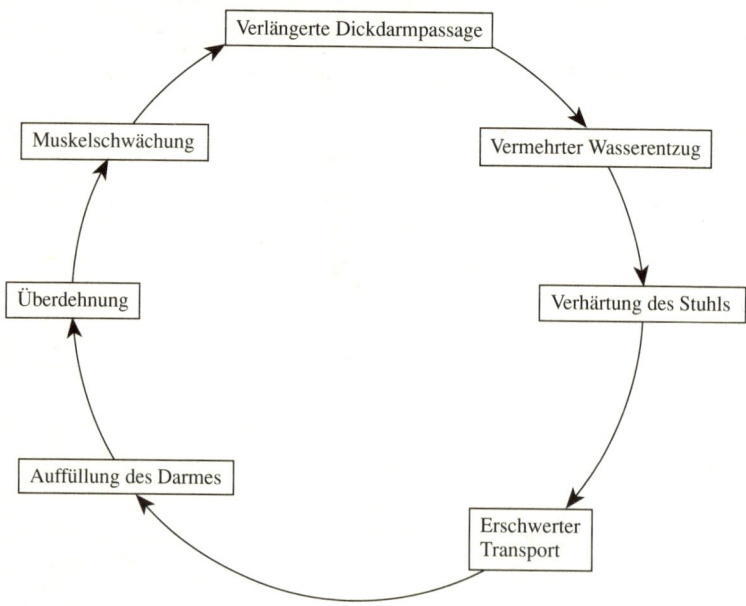

Der Verstopfungskreislauf

Wenn dieser Zyklus erst einmal besteht, ist es außergewöhnlich schwierig, ihn zu durchbrechen. Falls Sie davon betroffen sein sollten, können Sie das sicherlich bestätigen.

Die harten Stuhlmassen reizen nach einer Weile die Dickdarmschleimhaut. Der örtliche Reiz veranlaßt die Schleimhaut, vermehrt Flüssigkeit in den Darm abzugeben. Dadurch werden die harten Stuhlteile aufgelöst und zusammen mit der Flüssigkeit ausgeschieden. Für den Betreffenden sieht es so aus, als hätte er Durchfall vermischt mit harten Stuhlteilen. Es handelt sich in Wahrheit um eine Form der Verstopfung (»falsche Verstopfung«). Die Verstopfung hängt zwar – wie dargestellt – zu einem großen Teil von der Nahrung ab, es gibt jedoch auch weitere Einflußgrößen. Bei bestehender Neigung zu hartem Stuhl wirken sich bereits kleinere Veränderungen der Lebensführung auf die Stuhlfrequenz aus: Hetze am Morgen, ungewohnte Umgebung oder andere Änderungen des Lebensablaufes stören dann die Darmtätigkeit. Auch das Temperament beeinflußt den Dickdarm: Stille, grüblerische und zur Depression neigende Menschen sind häufiger verstopft als aktive, nach außen gerichtete Personen mit ausgeglichener Stimmungslage. Schließlich wirkt sich noch die Bewegung aus: Je weniger Bewegung im Tagesablauf, desto träger die Darmfunktion.

Die Kombination von Verstopfung und Gasblähung führt zu einer verbreiteten Krankheit, die hierzulande mehr als 50% der über Fünfzigjährigen betrifft, die Divertikelerkrankung. Der Dickdarm hat keine durchgehende gleichmäßige Muskelschicht. Die Längs- und Quermuskeln verlaufen in Strängen. Zwischen diesen befinden sich bindegewebig aufgefüllte Lücken. Wenn der Druck im Darm auf Dauer erhöht ist, wölben sich diese Lücken erst nach außen vor, später entstehen daraus kleine Aussackungen, Divertikel.

Lange Zeit spürt man solche Divertikel nicht. Nur wenn sie sich entzünden, kommt es zu einem sehr schmerzhaften Krankheitsbild: Der Divertikulitis. Dann schwillt die Schleimhaut in der Aussackung an, der Ausgang des Divertikels wird verlegt, und die eingeschlossenen Bakterien greifen die Darmwand an. Im ungünstigsten Fall kann ein Divertikel in die Bauchhöhle durchbrechen und eine Bauchfellentzündung (Peritonitis) auslösen. Ballaststoffreiche Ernährung wirkt dem beschriebenen Teufelskreis entgegen. Sie bindet viel Wasser an sich und erhöht das Stuhlvolumen. Dadurch regt sie die Darmbewegung an und verkürzt auf diese Weise die Verweildauer im Dickdarm. Schließlich sinkt so der Druck innerhalb des Darmes, was der Divertikulose vorbeugt.

Faserstoffe haben so zahlreiche Auswirkungen, daß ihre wesentlichen Effekte noch einmal zusammengefaßt werden sollen:

- Verbesserte Zahnreinigung, Verminderung des Kariesrisikos
- Steigerung des Sättigungsgefühles, damit Beitrag zur Senkung des Körpergewichtes
- Langsamere Nahrungsaufnahme, gleichmäßigerer Blutzuckerverlauf im Laufe eines Tages
- Beschleunigung der Dickdarmpassage
- Senkung des Druckes im Dickdarm
- Erhöhung des Stuhlgewichtes
- Normalisierung der Stuhlfrequenz
- Begünstigung der Darmflora
- Wahrscheinliche Reduzierung des Risikos von Dickdarmkrebs
- Wahrscheinliche Reduzierung des Risikos von Blinddarmentzündungen
- Verzögerung der Zuckeraufnahme
- Senkung des Cholesterinspiegels (besonders LDL)
- Verminderung des Diabetes-Risikos

Positive Auswirkungen von Ballaststoffen[17][18]

Ballaststoffreiche Kost führt auch zu einer vermehrten Eiweiß- und Fettausscheidung im Stuhl. Diese Substanzen stammen jedoch nicht aus der Nahrung selbst, sondern wurden durch Darmbakterien gebildet, die durch die faserreiche Kost vermehrt entstehen. Im Reagenzglas können Ballaststoffe auch Mineralien (zum Beispiel Kalzium, Eisen, Zink) und Spurenelemente an sich binden. Daher kommen immer wieder die Befürchtungen auf, ähnliches könnte auch im Darm stattfinden und so die Mineralversorgung des Körpers stören. Neuere Untersuchungen haben aber gezeigt, daß dies nicht der Fall ist. Auch bei hohem Anteil von Ballaststoffen in der Ernährung kommt es nicht zu einem Mineralmangel. Der höhere Anteil der Mineralien in der faserreichen Nahrung mag hierfür eine Ursache sein. Gleiches gilt auch für die Aufnahme von Vitaminen.[19]

Auch bei der Entstehung des Dickdarmkrebses spielt die Ernährung eine wichtige Rolle. Es ist nicht im Detail geklärt, welche Nahrungsbestandteile hierfür verantwortlich sind. Vermutlich schädigt die üblichen Ernährung durch die Kombination von hoher Zufuhr an tierischem Fett,

Cholesterin und Eiweiß bei gleichzeitig niedrigem Faserkonsum die Darmwände. Gleichzeitig produzieren Darmbakterien bei dieser Kost vermehrt biogene Amine und Gallensäure, die dann die Krebsentstehung begünstigen. Eine dauernde Reizung der Darmwände über Jahre und Jahrzehnte läßt das Krebsrisiko steigen.

Dies läßt sich auch bei einer Krankheit zeigen, die hierzulande häufig zu Operationen führt, der Blinddarmentzündung (Appendizitis). Je faserarmer die Nahrung, desto häufiger kommt es zu dieser Krankheit. Umgekehrt gilt das Gleiche: Je mehr Fasern in der Nahrung, desto seltener tritt sie auf. In Afrika zählt sie zu den Raritäten.[20] Dementsprechend ist in Ländern mit hohem Faseranteil in der Nahrung (zum Beispiel in Entwicklungsländern) Dickdarmkrebs deutlich seltener als hierzulande. Nahrung mit hohem Anteil an pflanzlichen Fetten und Milchfett vermindert das Risiko der Krebsentstehung.[21] Ähnlich verhält es sich bei Vegetariern: Auch bei ihnen tritt diese Krebsart nachgewiesenermaßen weniger häufig auf.[22]

Die Auswirkungen der Zivilisationskost auf Blutkreislauf, Lymphsystem, Skelett

Die Medizin hat sich im Laufe ihrer Entwicklung immer weiter spezialisiert. Während es vor 100 Jahren noch möglich war, das gesamte medizinische Wissen zu überblicken, ist es heute in den meisten Disziplinen unmöglich, auch nur die Namen aller Zeitschriften zu kennen, die weltweit dazu erscheinen. Selbst in winzigen Spezialbereichen kann ein einziger Mensch die Fülle der Veröffentlichungen nicht mehr zur Kenntnis nehmen. Diese Spezialisierung ist jedoch notwendig. Nur so vertieft sich das Wissen. Sie hat jedoch einen gravierenden Nachteil: Zusammenhänge können immer schwerer erkannt und erforscht werden, sofern sie sich nicht an die Grenzen der Wissenspezialisierung halten. Alle Phänomene, die sich quer über verschiedene Sachbereiche erstrecken, entziehen sich so der Erkenntnis, da jeder Spezialist nur jeweils den ihn betreffenden Teil erkennt und bewertet. Dies gilt besonders für komplexe Zusammenhänge. Wie verhält sich beispielsweise ein neues Medikament im Stoffwechsel, sofern weitere Medikamente gegeben werden und zusätzlich bestimmte Krankheiten vorliegen? Das sind Fragestellungen, die den engen Rahmen nur einer Disziplin schnell sprengen.

In den letzten Jahren entwickelte sich daher als Gegenrichtung eine neue Denkart, die darauf abzielt, Zusammenhänge und Zusammenwirken in komplizierten Systemen zu erforschen: die Kybernetik oder Systemtheorie. Sie untersucht Abläufe und Regelmechanismen in den unterschiedlichsten Bereichen. Das einfachste Beispiel ist das bekannte Verhältnis von Heizung und Thermostat. Beide stehen in einem Verhältnis von negativer Rückkoppelung: Wenn es kalt wird, gibt der Thermostat den Befehl: »Heizen!«. Sobald die erwünschte Temperatur erreicht ist, lautet der Befehl: »Ausschalten!«. Solche Regelverhältnisse können ungleich komplizierter sein. Ein hochkomplexes Fließgleichgewicht ist etwa das Wetter. Wolkenbildung, Temperaturunterschiede und Luftbewegung auf dem gesamten Erdball beeinflußen sich gegenseitig und erzeugen so die Gesamtheit der globalen und regionalen Wettererscheinungen. Kleinste Veränderungen können über eine Flut von Folgeerscheinungen große Auswirkungen haben. Bereits der Flügelschlag eines Schmetterlings kann theoretisch über eine Kette von weiteren Effekten so große Folgen haben, daß an einer anderen Stelle des Erdballes deshalb Wochen später ein Sturm entsteht (»Schmetterlingseffekt«).

Ähnliche Zusammenhänge lassen sich in der Technik beobachten, in der etwa das gesamte Computerwesen auf Regelkreisen beruht. Regelkreise sind auch in anderen Bereichen vorhanden: Von der modernen Biologie über die Untersuchung von Verkehrsströmen oder die Quantenphysik bis zum Liebesleben der Ameisen oder den Konflikten zwischen Menschen reicht diese Betrachtungsweise.[1] Auch der Mensch kann so als ein äußerst komplexes System angesehen werden. Dabei gibt es die beschriebenen Phänomene von Regelung und Interaktion auf ganz verschiedenen Ebenen:

Auf der Ebene von einzelnen Zellen kann man zum Beispiel das Verhältnis der Zellorganellen (der kleinen Zellorgane) untersuchen. Im Zusammenspiel mit dem Zellkern, der die genetische Information trägt, produzieren sie beispielsweise Eiweißbaustoffe, Immunglobuline, Botenstoffe.

Zwischen den Zellen gibt es ebenfalls Abstimmung und gegenseitige Beeinflussung. Wenn sich jemand eine Hautwunde zuzieht, so vermehren sich die benachbarten Hautzellen solange, bis die Wunde wieder geschlossen ist. Sie müssen dazu koordiniert vorgehen, damit weder zuviel noch zuwenig neues Hautgewebe entsteht.

Die nächsthöhere Ebene ist das Zusammenspiel einzelner Organe: Der Verdauungsapparat stellt Energie zur Verfügung, die alle anderen Organe benötigen. Die Muskulatur sorgt für Bewegung, das Skelett für Stabilität. Das Herz-Kreislaufsystem sorgt für die Verteilung der Nährstoffe und der Wärme, das Gehirn wirkt bei der Koordination und Steuerung mit. Alle diese Organe sind also miteinander aufs engste in ihrer Funktion verwoben. Jede Funktionsänderung wirkt sich auf jedes andere Organ aus und wiederum auf das erste zurück. So entsteht ein Fluß von Veränderungen und gegenseitigen Beeinflussungen, den man gewöhnlich »das menschliche Leben« nennt.

Auf noch höherer Ebene würden wir nun das Zusammenleben von Menschen betrachten.[2]
Eine andere Betrachtungsebene ist die Untersuchung des Zusammenlebens zwischen dem Menschen und anderen Lebewesen beziehungsweise Pflanzen. Dies ist vorwiegend die Aufgabe der Ökologie im engeren Sinne.
Ich möche mich im folgenden mit dem Zusammenwirken von Organen im »System Mensch« beschäftigen. Dabei nehme ich den Magen-Darm-Trakt als Ausgangspunkt. Sein Einfluß auf andere Organe soll im Mittelpunkt der Betrachtung stehen. Dabei gilt zu beachten, daß jede Veränderung, die der Darm zum Beispiel auf das Lymphgefäßsystem hat, wieder auf ihn selbst zurückwirkt. Dies hat erneut Folgen für die Lymphe – ein fließendes Gleichgewicht. Uns Menschen fällt es erfahrungsgemäß schwer, in solch dynamischen Gleichgewichtszuständen zu denken. Man kann sie nicht direkt wahrnehmen. Sichtbar ist stets nur ein kleiner Teil des Prozesses.

Der Blutkreislauf – Partner der Verdauung

Die Zusammenhänge zwischen Nahrung und Blutkreislauf sind schnell hergestellt. Der gesamte Verdauungsprozeß zielt darauf ab, Nahrung in das Blut zu bringen. Das Blut übernimmt dann die Aufgabe, die Nährstoffe zu den verschiedenen Organen zu transportieren. Der gesamte Magen-Darm-Trakt ist daraufhin angelegt, einen möglichst intensiven Kontakt zwischen Blutbahn und Nahrung zu ermöglichen. Wie Sie bereits wissen, erfolgt der Austausch im Dünndarm vor allem im oberen Dünndarm (Zwölffingerdarm und Krummdarm). Hier ist die Nahrung vom zirkulierenden Blut nur durch eine extrem dünne Membran getrennt. Die Blutkapillaren »tauchen« quasi in den Speisebrei hinein, um die wertvollen Nahrungsanteile aufzunehmen. In jeder Darmzotte, die in den Speisebrei hineinragt, befindet sich ein kompliziertes Netz von Haargefäßen, die möglichst eng an der Oberfläche der Darmzotte anliegen. Hier findet der eigentliche Stoffaustausch statt. Aktive Transportmechanismen und passive Diffusion stehen dabei nebeneinander.

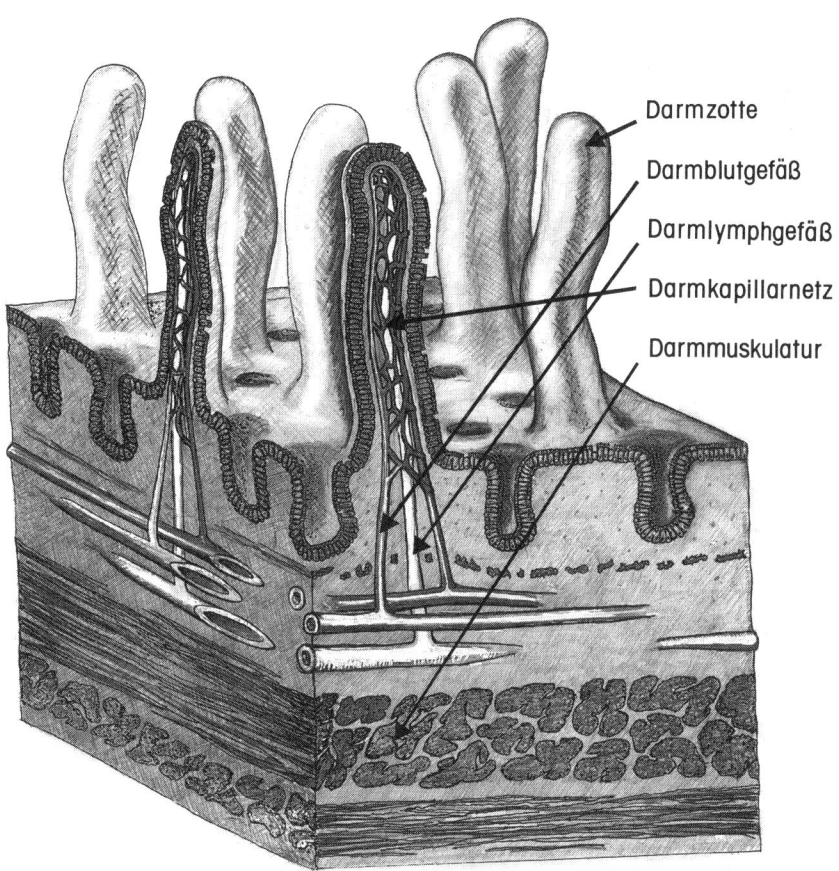

Darmzotte
Darmblutgefäß
Darmlymphgefäß
Darmkapillarnetz
Darmmuskulatur

Schnitt durch eine Darmfalte

Die Darmzotten enthalten glatte Muskelfasern, die jede Zotte sich rhythmisch zusammenziehen und so das Blut samt aufgenommener Nahrung weitertransportieren lassen. Bei der großen Anzahl der Zotten (man schätzt sie auf über 4 Millionen[3]) addiert sich im Darm eine gewaltige Pumpleistung zusammen. Die gesamte Oberfläche der Kapillaren kann man nur schätzen. Sie dürfte in der gleichen Größenordnung wie die der Darmoberfläche liegen, das heißt in der Dimension von hundert bis etwa 500 Quadratmeter! Damit stellt der Darm die größte und intensivste Kontaktfläche zwischen Blut und Außenwelt dar. Nur in der Lunge existiert eine ähnlich große Austauschfläche. Allerdings ist der Einfluß des Darmes auf die Zusammensetzung des Blutes ungleich größer, da hier wesentlich mehr Stoffe direkt an das Blut herangeführt werden als im Bereich der

127

Lungenoberfläche. Die Tatsache, daß sich die größte Außenfläche »innen« befindet, wird oft übersehen. Sie ist nicht nur wesentlich größer, sondern auch ungleich dünner als die mehrschichtige, verhornte Außenhaut des Menschen. Dementsprechend wird ihre Bedeutung meist unterschätzt. Wegen der riesigen Oberfläche des Darmes beeinflußt jede Veränderung der Darmschleimhaut auch das Blut, das sich unmittelbar unter ihr befindet.

Welchen Einfluß nehmen nun die nahrungsbedingten Entzündungen der Darmschleimhaut, von denen bisher die Rede war, auf das zirkulierende Blut selbst? Was bedeuten (auch leichtere) Darmentzündungen für die Zusammensetzung des Blutes? Um die Frage genauer beantworten zu können, möchte ich einige Grundlagen über die Eigenschaften des Blutes erwähnen, das wirklich ein »besonderer Saft« ist.

Blut besteht aus mehreren Bestandteilen. Die bekanntesten sind die roten Blutkörperchen, die Erythrozyten. Sie nehmen rund 40% des Volumens ein. Ihre Hauptaufgabe besteht im Transport von Sauerstoff und Kohlendioxyd. Daneben gibt es weiße Blutkörperchen (Leukozyten), die besonders bei der Entzündungsbekämpfung eine Rolle spielen, und die Blutplättchen (Thrombocyten), die für die Blutgerinnung bedeutsam sind. Die beiden letzteren Blutbestandteile nehmen zusammen etwa 5% des Volumens ein. Das übrige Volumen (gut 50%) wird vom Plasma gestellt, das zu etwa 90% aus Wasser besteht. Der Rest sind Elektrolyte (Salze) und Eiweißbestandteile.

Die wesentliche Aufgabe des Blutes ist der Transport von Stoffen von einem Organ zu einem anderen. Erst durch die Existenz des Blutes als Tranportmittel ist es dem Körper möglich, bestimmte Aufgaben an hochspezialisierte Organe zu verteilen. Diese Organe können so wesentlich effektiver arbeiten, da sie nur noch eine bestimmte Aufgabe zu bewältigen haben. Die Muskulatur zum Beispiel kann sich ausschließlich mit der Kraftentfaltung beschäftigen, da sie von anderen Organen mit Energie versorgt wird. Damit sind die Aufgaben des Blutes vergleichbar den Verkehrsströmen eines modernen Staates. Erst durch die Möglichkeit, Menschen und Waren zu transportieren, kann es zu einer Spezialisierung von Aufgaben kommen. In einer Gesellschaft ohne Transportmöglichkeit muß jedes Haus, jeder Hof, jede Ansiedlung autonom sein.

Blut transportiert beim Menschen eine Vielzahl von Stoffen: Sauerstoff, Kohlendioxyd, Glukose, Aminosäuren, Proteine, Fette, Salze, Elektrolyte, Vitamine, Hormone, Ammoniak und Wasser, um nur die

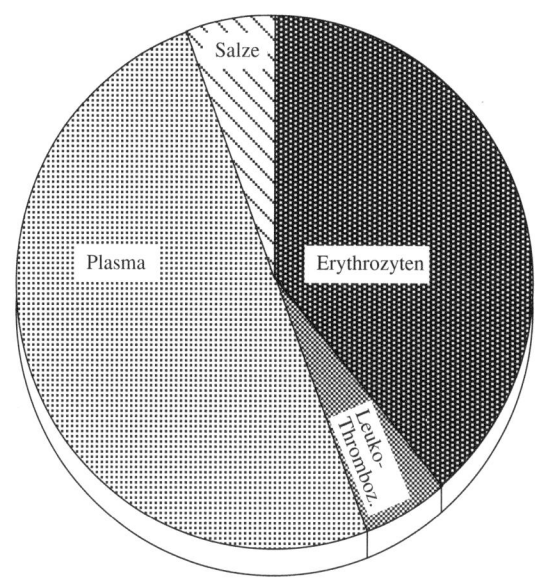

Salze

Plasma

Erythrozyten

Leuko-
Thromboz.

wichtigsten zu nennen. Ein besonderes Problem ist der Sauerstoff. Von der Lunge aufgenommen, muß er im gesamten Körper verteilt und an jede einzelne Zelle herangeführt werden. Ohne Sauerstoff kann keine Zelle überleben. Jede Sekunde, jede Minute – und dies ein Leben lang – muß sie vom Blut mit den lebenswichtigen Stoffen versorgt werden. Dabei ist die Versorgung der Zelle um so besser, je geringer der Abstand zwischen Blutgefäßen und Zelle ist.

Im Laufe der Evolution entstanden immer leistungsfähigere Organismen, die sich immer schneller bewegen konnten. Dementsprechend stiegen auch die Ansprüche an die Sauerstoffversorgung der Zellen. Die Natur löste dieses Problem, indem sie die Gefäßversorgung durch die Entwicklung von dünneren Kapillaren (Haargefäßen) immer engmaschiger anlegte. Das gleiche Blutvolumen verteilte sich nun auf wesentlich mehr Gefäße. Der Abstand zwischen den Kapillaren nahm ab, und jede Zelle hatte damit einen direkteren Gefäßanschluß.

Im Vergleich zu den entwicklungsgeschichtlich älteren Kaltblütern haben Warmblüter eine viermal größere Kapillaroberfläche und einen viel kleineren Abstand zwischen den Zellen und dem nächsten Versorgungsgefäß. Aufgrund weiterer Verbesserungen der Durchblutung (siehe unten) ist diese bei Warmblütern insgesamt etwa 30mal intensiver als bei Kaltblütern.[4] Die Kapillaren sind jedoch nicht beliebig verkleinerbar. Die Ausdehnung der roten Blutkörperchen stellt eine natürliche Grenze dar. Auch wenn sie als Zellen recht klein sind – in einen Würfel von einem Millimeter Kantenlänge passen 5 Millionen Erythrozyten –, müssen die Kapillaren (Haargefäße) so konstruiert sein, daß sie gerade noch hindurchpassen. Bei den Kaltblütern ist diese Grenze gerade erreicht. Der Durchmesser der Kapillaren entspricht der Ausdehnung der Erythrozyten. Eine weitere Verkleinerung der Gefäße war nur über einen »Trick« möglich. Die roten Blutkörperchen mußten »abspecken«, alle unnötigen Inhaltsstoffe mußten entfernt werden. Bei den Warmblütern (Menschen, Säugetiere, Vögel) geht daher die Reifung der Erythrozyten neue Wege. Bevor das rote Blutkörperchen die Blutbahn betritt, wird der größte »Brocken«, der Zellkern, zurückgelassen. Jetzt besteht der Erythrocyt lediglich aus einer zu weit gewordenen Hülle und dem Zellinhalt, hauptsächlich Hämoglobin. Letzteres ist in der Lage, den Sauerstoff zu binden. Diese »revolutionäre Neuerung« hat einige Konsequenzen. Ohne Zellkern ist der Erythrocyt nun fast beliebig verformbar. Er kann sich wurstförmig auseinanderziehen und sich so durch engste Kapillaren hindurchquetschen. Besonders wertvoll ist dabei die zu weite Hülle. Sie ermöglicht wahre Wunder in Verformbarkeit. In ihrem Strömungsverhalten gleichen gesunde Erythrozyten damit mehr einem Flüssigkeitstropfen als einer festen Zelle.

Die kernlosen roten Blutkörperchen stellen also die Voraussetzung für die Bildung der feinen Kapillaren des Menschen dar. Nur so ist die intensive Blut- und Sauerstoffversorgung möglich geworden. Das Kapillarnetz des Menschen ist damit ein Wunderwerk von Anpassungsleistung. Hier sind Gefäßsystem und Blut zu einem perfekten Zusammenspiel vereint.

In den Gefäßen liegen die Erythrozyten in kaum vorstellbarer Dichte beisammen. Schmid-Schönbein beschreibt einen eindrucksvollen Vergleich.[5] Man stelle sich vor, in einem Wohnzimmer von 20 m^2 befänden sich 120 Kinder zu einem Geburtstagsfest. Jedes Kind habe gerade so viel Bewegungsfläche, wie es selbst (von oben gesehen) benötige. Trotzdem könnten diese Kinder sich so ungestört bewegen und umherspringen, als wären Sie alleine im Zimmer. Sie bekommen eine Vorstellung von der Verformbarkeit der roten Blutzellen, wenn Sie bedenken, daß in der Realität die Kinder nicht nur auf dem Fußboden spielen, sondern noch einmal genauso viele durch die Luft schweben würden, ohne sich dabei gegenseitig zu behindern.

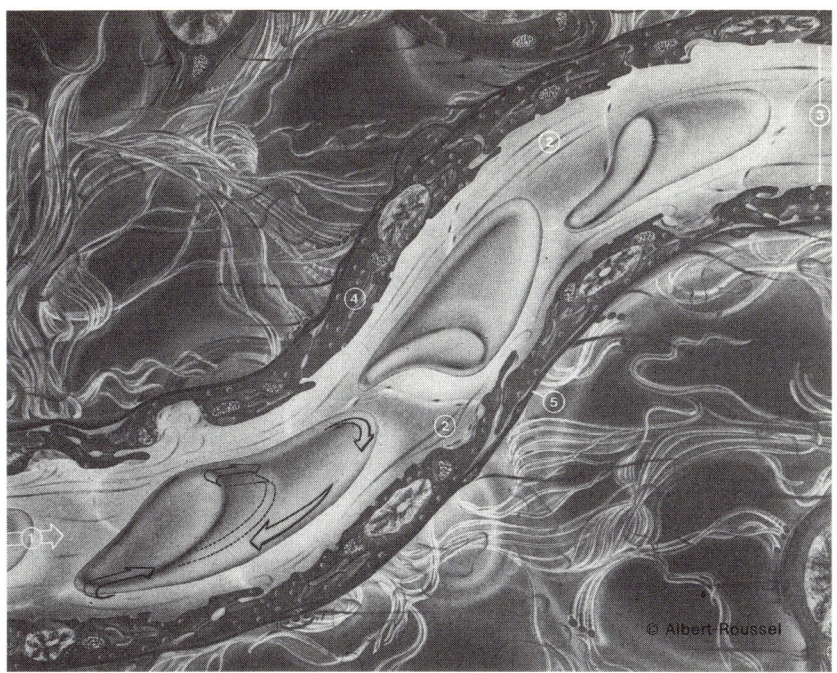

© Albert-Roussel

Normale Mikrozirkulation

Die hochgradige Spezialisierung des roten Blutkörperchens ermöglichte es dem Körper, sie enorm dicht ins Blut »hineinzupacken«. Unter normalen Umständen fließt Blut trotzdem fast so leicht wie Wasser durch die Gefäße. Leider gibt es auch einen Preis für diese Spezialisierung: Das System ist leicht störbar.[6] Ganz unterschiedliche Einflußgrößen führen zu einer Verschlechterung des Zusammenspiels der Erythrozyten. Ihre Membraneigenschaften werden ungünstiger, sie verlieren an Verformbarkeit und fließen dementsprechend weniger leicht durch den Engpaß der Kapillaren. Schlimmer noch: Mit zunehmender Störung beginnen sie sich zusammenzulagern, wobei sie sich wie Geldrollen hintereinander anordnen. Diese »Geldrollenbildung« beeinträchtigt die Durchblutung massiv. Das Blut wird zäher, visköser und der gesamte Organismus geringer durchblutet. Der Sauerstoffaustausch wird reduziert.

Diese Störung der Fließeigenschaft des Blutes ist ein ganz wesentliches Grundprinzip bei einer kaum überschaubaren Zahl von Krankheiten. Man beginnt in der Medizin erst langsam die fundamentale

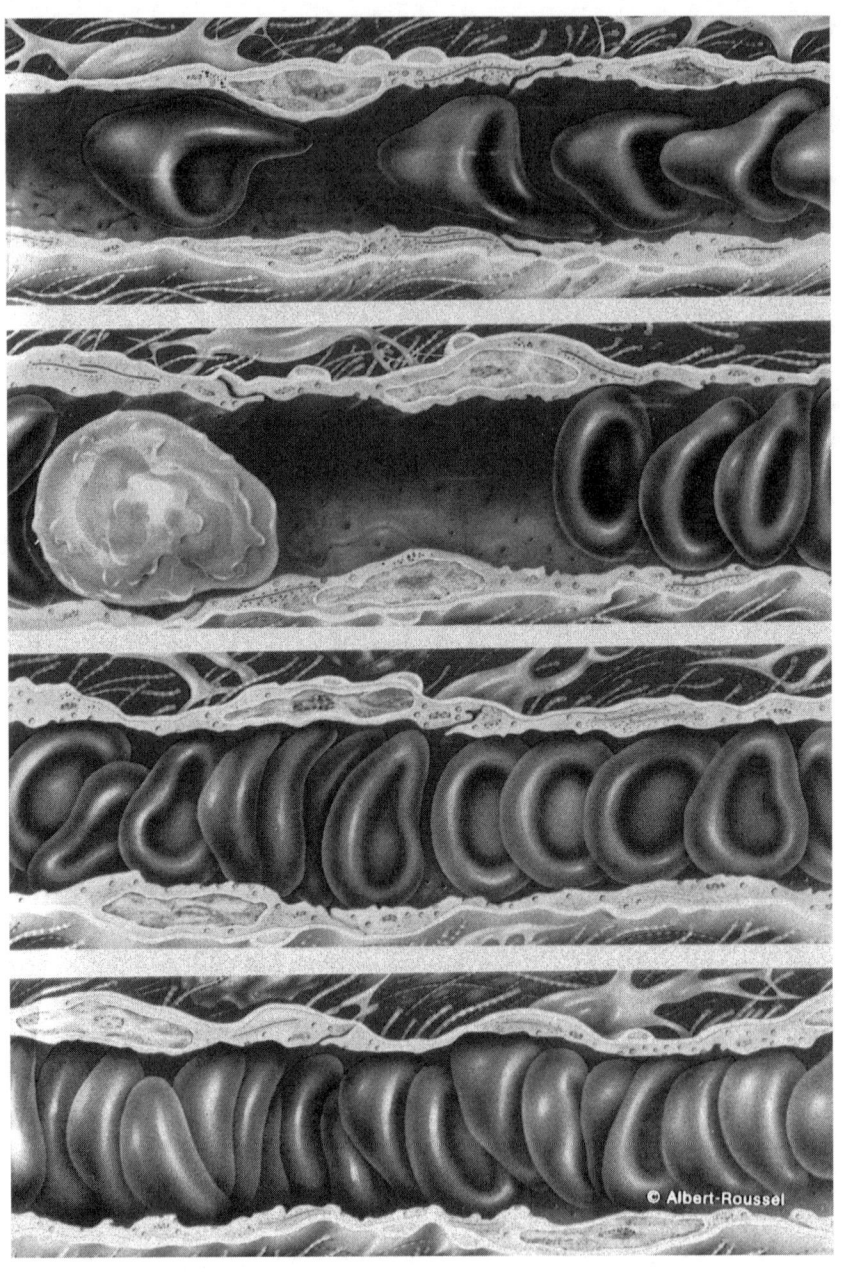

Gestörte Mikrozirkulation

Bedeutung der Fließeigenschaften des Blutes für die Gesundheit zu verstehen.

Was hat die Nahrung mit den Fließeigenschaften des Blutes zu tun? Die durchschnittliche Ernährung der modernen Industriegesellschaft führt – wie Sie gesehen haben – zu einer Reizung des gesamten Verdauungstraktes. Die dort vorhandene Entzündung überträgt sich auf das Blut, da es mit dem Darm großflächig aufs engste verbunden ist. Entzündungsreize sind ein starker Auslöser für die »Verklebung« der roten Blutkörperchen.[7] Das allgemeine Krankheitsgefühl bei Magen-Darm-Erkrankungen läßt sich wahrscheinlich auf diesen Mechanismus zurückführen. Es kommt zu einer Minderdurchblutung des gesamten Organismus. Der Betroffene fühlt sich abgeschlagen, leistungsunfähig und mißgestimmt. Dementsprechend überrascht das Ergebnis einer Studie nicht, daß die Fließeigenschaften des Blutes besser sind, wenn die Ernährung vorwiegend vegetarisch und faserreich ist.[8]

Durchblutung und Nahrung stehen also in einem engen Zusammenhang. Zu dieser Erkenntnis kommt man besonders dann, wenn man die Durchblutungsverhältnisse auch bei anderen Krankheiten betrachtet, bei denen der Zusammenhang mit der Ernährung bekannt ist. So führt beispielsweise Übergewicht ebenso zu Störungen der Mikrozirkulation wie ein erhöhter Blutfettspiegel. Dies ist wichtig, da das gestörte Durchblutungsverhältnis in den Arterien einer der entscheidenden Faktoren für die Entstehung der Arteriosklerose ist.

Auch bei anderen Zivilisationskrankheiten verschlechtert sich die Durchblutung. Diabetiker sind hier besonders gefährdet, da bei ihnen gleich mehrere Faktoren strömungsverschlechternd wirken. Beim Bluthochdruck spielt gleichfalls die Verlangsamung der Strömung eine wesentliche Rolle: Der Körper versucht gewissermaßen, das zähe Blut mit mehr Druck durch das Kapillarbett zu pressen. Durch Maßnahmen, die die Durchblutung verbessern, geht dementsprechend auch der erhöhte arterielle Druck zurück.[9]

Schließlich seien noch die entzündlichen Prozesse in anderen Körperregionen erwähnt. Bei starken Entzündungen kommt es gleichfalls zu Veränderungen der Viskosität des Blutes, wobei hier neben den roten auch die weißen Blutkörperchen verändert sind. Sie haften stärker an den Gefäßwänden und führen so zu einer Durchblutungsverschlechterung.[10] Auch Veränderungen von Eiweißbestandteilen des Blutes wirken in der gleichen Richtung. Besonders stark zeigen sich solche Prozesse bei rheumatischen Erkrankungen, bei denen besonders heftige Entzündungsprozesse vorhanden sein können.[11]

Folgende Einflußgrößen können die Mikrozirkulation verschlechtern[12]:

- Bewegungsmangel
- Übergewicht
- Vermehrter Fleischkonsum
- Nikotin
- Fettstoffwechselstörung
- Migräne
- Zuckerkrankheit
- Venenkrankheiten
- Durchblutungsstörungen der Beine, des Herzens, des Gehirns
- Bluthochdruck
- Entzündliche Prozesse
- Verschiedene Krebserkrankungen
- Erhöhter Anteil der roten Blutkörperchen

Wahrscheinlich sind die Durchblutungsverhältnisse im Kapillarbereich ein ganz allgemeiner Gesundheitsfaktor, der bei fast jeder Krankheit von Bedeutung ist. Gesundheitsförderliches Verhalten (wie Sport, gesunde Ernährung, saubere Luft) verbessert die Mikrozirkulation, das Gegenteil (zum Beispiel Rauchen) vermindert sie.[13] Welche Konsequenzen dies für einzelne Krankheiten hat, soll weiter unten ausgeführt werden.

Das Lymphsystem – Schlacken stören die Immunabwehr

Erinnern Sie sich noch, was Sie über das Lymphgefäßsystem des Magens gelesen haben? Der größte Teil unserer Immunabwehr ist entlang des Verdauungstraktes angesiedelt (siehe Seite 98). Der Grund ist einfach. Hier ist eine unserer wichtigsten Außen-Oberflächen, die gegen Infektionen entsprechend geschützt werden muß.

Bevor ich den Zusammenhang zwischen Lymphe und Nahrung näher untersuche, möchte ich kurz auf das Lymphgefäßsystem als Ganzes eingehen. Wozu brauchen wir es überhaupt?

Wir müssen zur Beantwortung dieser Frage nochmals auf die Entwicklungsgeschichte des Menschen zurückgreifen. Mit den immer höheren Anforderungen an die Leistungsfähigkeit der Organismen mußte die Durchblutung verbessert werden. Ein Weg bestand – wie erwähnt – in der Modifikation der roten Blutkörperchen und der feineren Kapillarisierung. Ein zweiter Weg bestand darin, den Druck in den Gefäßen zu erhöhen, um so das Blut schneller zirkulieren zu lassen.[14] Mit dem steigenden Druck im Gefäßsystem ergab sich aber ein Problem: Den Organismen war es nicht möglich, die Blutgefäße absolut abzudichten. Völlig dichte Gefäße wären auch nicht sinnvoll, da manche Eiweißbestandteile unbedingt als Baustoffe in das umliegende Gewebe gelangen müssen. Gerade diese Eiweißteile würden, wenn sie im Gewebe blieben, sehr viel Wasser an sich binden und damit eine bleibende Schwellung, ein Ödem, verursachen.[15]

Das Venensystem allein ist nicht in der Lage, diese wasserbindenden Eiweißkörper aufzunehmen. Seine Gefäßwände sind so dick, daß die großen Eiweißmoleküle nicht ungestört aufgenommen werden können. Ein zweites Drainagesystem wurde nötig, das Lymphgefäßsystem. Dünner als die Venen kann es alle Stoffe aufnehmen, die sich im Gewebe ansammeln und nicht von jenen aufgenommen werden. In gewisser Weise werden also alle »Abfall«- oder »Schlacken«-Stoffe durch das Lymphgefäßsystem transportiert.

Im einzelnen besteht die lymphpflichtige Last[16] aus einer Mischung unterschiedlicher Stoffe: Eiweißkörper, die die Blutbahn verlassen haben, bestimmte Fette, Gewebewasser (besonders bei Entzündungen), weiße Blutkörperchen (Leukozyten), Bakterien und andere Krankheitserreger – alles muß von den Lymphbahnen aufgenommen und in den Lymphknoten unschädlich gemacht werden. Auch Fremdkörper und Umweltgifte wie Staub, Rauch und sogar Krebszellen werden in die Lymphe resorbiert. Im Darm hat die Lymphe noch eine Spezialaufgabe: Sie transportiert das mit der Nahrung aufgenommene Fett. Damit solch große Strukturen wie ganze Zellen oder Bakterien in das Gefäßsystem der Lymphe gelangen können, gibt es in den Lymphkapillaren eine spezielle Vorrichtung. Es sind kleine Klappen, die sich ähnlich einem Flatterventil[17] öffnen können, um große Partikel einströmen zu lassen. Danach verschließt sich das Gefäß wieder und transportiert den Inhalt zum nächsten Lymphknoten.

Der gesamte Körper wird von einem unsichtbaren Netz durchzogen, in dem ständig Lymphe von der Peripherie in Richtung Herz strömt.

Wie ein zweites Kanalsystem ist der Lymphstrom andauernd aktiv, schützt vor Infektionen und transportiert die beständig anfallende Lymphe weiter. So wird das Gewebe entquellt. Bei einer vollständigen Unterbrechung dieses Systems würde innerhalb von 24 Stunden der Tod eintreten.[18]

Der Lymphstrom mündet in den Brustmilchgang und führt von dort in die obere Hohlvene. Hier vereinigt sich die gereinigte Lymphe mit dem Blut. Ihre Transport- und Abwehraufgabe ist erledigt. Wieviel Lymphe im Laufe eines Tages durch den Körper strömt, hängt von der Lymphbildung im Gewebe ab. Von wenigen bis zu 25 Litern kann die Menge schwanken. Sichtbar wird der Lymphfluß nur, wenn sich Lymphgefäße entzünden. Dies tritt zum Beispiel bei der Drainage von Bakterien aus einer infizierten Wunde auf. Dann wird ein roter Strich unter der Haut sichtbar. Der Volksmund bezeichnet dies als »Blutvergiftung«. Zu einer Infektion des Blutes kommt es allerdings erst, wenn das Lymphgefäßsystem in seiner Abwehrfunktion versagt und Bakterien tatsächlich über die obere Hohlvene ins Blut gelangen. Auch hier hat der Volksmund eine Erkenntnis aus der Vor-Antibiotika-Ära parat: »Wenn es bis zum Herzen geht, ist man tot.« Zum Glück ist dies heute nur noch selten der Fall.

Die beiden Hauptaufgaben des Lymphsystems liegen also in der Infektabwehr (hierbei wird es noch vom Thymus, dem Knochenmark und der Milz unterstützt) und dem Abtransport von Wasser und Schadstoffen.

Zurück zur Nahrung: Entzündungen im Magen-Darm-Trakt sind für das Lymphgefäßsystem von außergewöhnlicher Bedeutung, da hier die größte Konzentration von Lymphknoten vorhanden ist. Lymphgefäße sind im Bereich des Verdauungsapparates viermal häufiger als Blutgefäße.[19] Keine andere Region des Körpers weist eine solche Konzentration von Abwehrgewebe auf. Dementsprechend wirken sich Entzündungen im Magen-Darm-Kanal besonders auf die Lymphe aus. Entzündung bedeutet vermehrte Durchblutung, Austritt von Eiweißen und Entzündungsstoffen in das Gewebe und schließlich Anschwellen des Organes. Ein entzündeter Darmabschnitt ist gerötet und geschwollen. Dieses Wasser/Eiweiß-Gemisch muß nun über die Lymphe abtransportiert werden. Kurzfristig macht das keine größeren Probleme. Doch was passiert bei langandauernder Reizung?

Es kommt zu einer permanenten Belastung des Körpers mit lymphpflichtigen Substanzen. Die Folgen sind von Mensch zu Mensch unterschiedlich. Vielfältige Symptomenkomplexe werden dadurch hervorgerufen beziehungsweise miterzeugt. Weit verbreitet ist die chronische Abflußbehinderung aus dem Bereich des Rachens und der Nasennebenhöhlen. Chronisch verstopfte Nase, Entzündung der Nasennebenhöhlen (Sinusitis) und dauernde Erkältungskrankheiten sind die Folge. Wenn Kinder unter solchen Krankheiten leiden, kann man die Auswirkung der Lymphstauung leicht erkennen. Sie wirken im Gesicht unschön verschwollen und der Mund steht halb offen, da sie über die Nase keine Luft bekommen. Viele Frauen leiden vor der Periode unter solchen Ödemen (zyklisch-idiopathisches Ödem[20]). Unter dem hormonellen Einfluß des Gelbkörperhormons wird in dieser Phase mehr Wasser im Gewebe eingelagert. Wenn das Lymphgefäßsystem (zum Beispiel wegen einer Entzündung des Magen-Darm-Traktes) in seiner Transportaufgabe überfordert ist, kommt es zu vielfältigen Symptomen. Neben den oben geschilderten Beschwerden klagen die betroffenen Frauen unter einem Anschwellen der Brüste und des Leibes. Hände und Fußrücken sind verdickt, Ringe lassen sich nicht mehr vom Finger ziehen. Obwohl sie viel trinken, scheiden sie wenig aus und können so mehrere Kilogramm an Gewicht zunehmen. Schließlich werden sie häufig von Kopfschmerzen oder Migräne gequält. Dementsprechend ist das Allgemeinbefinden miserabel. Sobald die Lymphstauung beseitigt ist, verschwinden alle Symptome wie von Zauberhand.

Dies heißt nicht, daß nur die Reizung des Magen-Darm-Traktes für die Schwellung verantwortlich ist. Sie spielt aber eine wesentliche Rolle bei der Stauung der Lymphe und ist häufig der letzte Tropfen, der das Faß zum Überlaufen bringt.

Lymphstauungen finden sich bei einer großen Zahl weiterer Krankheiten. Bei allen entzündlichen Prozessen (besonders des rheumatischen Formenkreises) wird vermehrt Lymphe gebildet, ebenso bei äußeren Verletzungen, bei Erkrankungen der Venen oder der Leber (besonders Leberzirrhose). Auch die Orangenhaut oder »Cellulite« hängt mit dem gestörten Lymphabfluß zusammen.

Verdauung, Lymphabfluß und Immunabwehr zeigen sich also eng miteinander verzahnt. Besonders klar wird das, wenn man Menschen mit einer gestörten Immunabwehr des Magen-Darm-Traktes (zum Beispiel nach Bestrahlung oder Chemotherapie) begegnet. Sie sind hochanfällig für alle Infekte und leiden unter einer Vielzahl der erwähnten Symptome. Allerdings läßt sich das Wissen um diesen Zusammenhang auch therapeutisch nutzen: Über eine Entlastung des Lymphgefäßsystems lindert ein gesunder Verdauungsapparat auch Krankheiten, die sich an ganz anderen Stellen des Körpers abspielen und primär mit der Verdauung anscheinend nichts zu tun haben (zum Beispiel Ödeme, Wasseransammlungen). Es ist daher für die betroffenen Menschen sehr überraschend, wie allein eine Nahrungsumstellung die Ödeme verringert beziehungsweise gänzlich verschwinden läßt.

Das Skelett – anhaltende Blähungen verformen die Wirbelsäule

Die Zusammenhänge zwischen bestimmten Veränderungen des Skelettes und des Verdauungsapparates sollen nur gestreift werden.

Chronische Reizungen des Darmes werden häufig von Blähungen begleitet (siehe Seite 118). Aus anatomischen Gründen sammeln sich die Gase besonders an zwei Stellen: der linken und der rechten Biegung des Dickdarmes unterhalb der Rippenbögen. An diesen beiden Stellen können sich erhebliche Gasmengen ansammeln. Sie üben einen leichten, aber konstanten Druck auf die beiden Rippenbögen aus, wodurch sich diese leicht nach außen wölben. Anfänglich sind diese Verformungen kaum sichtbar. Im Laufe von Jahren stehen die Rippenbögen zunehmend weiter hervor, fast so wie es früher bei rachitischen Kindern der Fall war.[21]

Die Veränderung macht selten Beschwerden. Sie ist lediglich ein Zeichen für den pathologischen Prozeß im Bauchbereich. In manchen Fällen, wenn die Verformung nicht symmetrisch, sondern einseitig auftritt, können weitere Probleme entstehen. Bei einseitiger Anhebung des unteren Rippenbogens entsteht an der Verbindungsstelle der Rippe an der Wirbelsäule eine Zugspannung. Die Wirbelsäule reagiert mit einer ausgleichenden Drehbewegung. Damit ist die Grundlage für eine Verbiegung (Skoliose) der Wirbelsäule gelegt.[22]

Der Weg zur Gesundheit

Zehn Regeln für eine gesunde Ernährung

Mittlerweile haben Sie eine Menge Einzelheiten über den Aufbau unseres Körpers und über Krankheiten erfahren, die sich aufgrund unserer veränderten Ernährungs- und Lebensbedingungen ergeben haben. Sie werden nun neugierig sein, was Sie anders machen können, wenn Sie die oben geschilderten Veränderungen erfolgreich vermeiden beziehungsweise rückgängig machen wollen.

Vielleicht haben Sie die ersten Kapitel überschlagen, weil Sie sich am meisten für die praktische Umsetzung interessieren. Falls Sie dies gemacht haben, ist das nicht notwendigerweise ein Versäumnis. Manche meiner Empfehlungen werden Ihnen dadurch allerdings weniger plausibel sein als nach der Lektüre des gesamten Buches. Aber vielleicht werden Sie dadurch angeregt, den Anfang später nachzuholen.

Viele Krankheiten und Beschwerden – das brauche ich wohl kaum noch zu betonen – sind kein Schicksal, sondern Folge unserer Lebensweise. Manches läßt sich nicht oder nur schwer ändern (zum Beispiel Umweltbedingungen), anderes dagegen ist sehr wohl beeinflußbar. Dazu zählt die Nahrung. Eine bewußte Auseinandersetzung mit der Nahrung zahlt sich vielfältig aus. Wie Sie gesehen haben, bestimmt die Nahrung nicht nur den Zustand unseres Verdauungsapparates, sondern wirkt indirekt über Blut und Lymphe auf jedes andere Organ ein.

Was ist nun gesunde Ernährung? Diese Frage begegnete Ihnen bereits am Anfang dieses Buches. Nach der Betrachtung des entwicklungsgeschichtlichen Hintergrundes und der biologischen Grundlagen fällt die Antwort leicht: Gesunde Nahrung ist das, was der Mensch im Laufe seiner Entwicklung in seiner natürlichen Umgebung vorgefunden hat. An diese hat sich sein Körper angepaßt, sie ist für ihn verträglich.

Die moderne Ernährung in den industrialisierten Ländern entspricht kaum noch solchen Voraussetzungen. Eine kurzfristige Anpassung des Körpers an die neuen Ernährungsbedingungen war nicht möglich. Dementsprechend sind die Folgen. Würde die Menschheit sich eine Million Jahre lang weitgehend so ernähren, wie es heutzutage geschieht, wäre eine entsprechende Anpassung des Körpers sehr wahrscheinlich. Der Darm würde kürzer, Bauchspeicheldrüse und Leber würden größer, die Zähne und der Unterkiefer kleiner. Kernpunkt einer gesunden Ernährung ist daher eine weitgehende Anlehnung an das, was über die größten Strecken der Menschheitsgeschichte selbstverständlich war. Da sich die »normale«, das heißt heute übliche Ernährung sehr davon unterscheidet, werden Ihnen die folgenden Regeln vielleicht anspruchsvoll erscheinen. Sie bedeuten aber nicht nur Verzicht. Essen soll – und muß – gut schmecken! Unter voller Berücksichtigung der folgenden Empfehlungen läßt sich eine Küche realisieren, die der »nouvelle cuisine« in nichts nachsteht.

Könnte Ihr Körper zu Ihnen sprechen, würde er Ihnen wahrscheinlich folgende zehn Regeln zur gesunden Ernährung mit auf den Weg geben, um Ihnen zu einem langen und gesunden Leben zu verhelfen.

Zehn Regeln

1. Der größte Teil der Nahrung ist pflanzlichen Ursprungs. Obst, Gemüse und Salate bilden zusammen mit Getreideprodukten und Kartoffeln die Basis der Ernährung. Die Pflanzennahrung nimmt einen Anteil von mindestens 70% der gesamten Ernährung ein. So ist gleichzeitig eine hohe Ballaststoffaufnahme gewährleistet, die für die Verdauung so unersetzlich ist.

2. Rohe, ungekochte Nahrung ist nicht die Ausnahme, sondern ein fester Bestandteil der Ernährung. Wenn von der Pflanzennahrung die Hälfte roh verzehrt wird, so ist dies zweifellos günstig. Sofern der Verdauungsapparat nicht entzündet ist, kann dieser Anteil auch höher liegen.

3. Fleisch ist keine tägliche Nahrung (Faustregel: einmal pro Woche). Auf Fleisch kann ohne Not über lange Zeiträume verzichtet werden.

4. Der Anteil von Fett in der Nahrung ist nicht höher als 20 bis 30%. Tierische Fette werden so weit wie möglich gemieden und durch pflanzliche ersetzt.

5. Je mehr Nahrung sich im Naturzustand befindet, also nicht industriell vorgefertigt ist, desto günstiger für die Ernährung.
6. Auf Zucker und zuckerhaltige Nahrungsmittel wird fast gänzlich verzichtet. Faustregel: nicht mehr Zucker als Salz verwenden.
7. Zwischen den Mahlzeiten liegen ausreichende Pausen – Faustregel: fünf Stunden. Längere Pausen schaden der Gesundheit nicht.
8. Sauermilchprodukte sind günstiger als Vollmilch.
9. Wasser oder Tee sind ideale Getränke. Auf Limonaden oder Säfte wird verzichtet.
10. Alkohol wird nur in kleiner Menge genossen.

Wahrscheinlich wird Ihnen die Mehrzahl der Ratschläge naheliegend erscheinen. Damit Sie Ihnen für den Alltag zur Selbstverständlichkeit werden, möchte ich sie Ihnen im Detail näherbringen.

Die richtige Ernährung – so naturnah wie möglich

Pflanzliche Nahrung – Medizin für den Körper

Vegetarische Produkte waren über die gesamte Menschheitsgeschichte die großen Kalorienspender. Sie sind überall verfügbar, machen keine großen Probleme bei der Zubereitung und laufen nicht weg. Auf sie sind wir eingestellt. Der größte Teil der Nahrung sollte also aus frischem Gemüse, Salaten, Obst, Getreide, Kartoffen, Kräutern, Nüssen, Hülsenfrüchten bestehen. Im Prinzip sind alle vegetarischen Produkte empfehlenswert. Lediglich einige zeichnen sich durch schwere Verdaulichkeit aus (zum Beispiel Steinobst, Hülsenfrüchte). Besonders günstig erweist es sich, die Rohkost als Vorspeise zu verwenden, da sie einen hohen Sättigungswert besitzt.
Vollkornprodukte sollen in der gesunden Ernährung eine herausragende Stellung einnehmen. Sie enthalten im Durchschnitt etwa zehnmal so

viele unverdauliche Fasern wie Obst und Gemüse. Daher läßt sich unter normalen Ernährungsbedingungen durch sie am leichtesten der Faserbedarf decken. Oder anders gerechnet: Etwa 20 g Ballaststoffe sind sowohl in 1 kg Obst als auch in 100 g Knäckebrot (siehe Tabelle Seite 75) enthalten. Nur durch Gemüse, Salate und Getreideprodukte gelingt es dem Körper, ausreichend Vitamine zuzuführen. Daneben enthalten diese vegetarischen Produkte jedoch auch noch sogenannte sekundäre Pflanzenstoffe, deren Bedeutung erst in letzter Zeit erkannt wird. So wurde deutlich, daß Pflanzen eine Reihe von Substanzen enthalten, die den Blutdruck senken, Entzündungen verhindern, die Immunabwehr steigern und sogar Krebs vermeiden helfen.[1]

Leider hat sich in den letzten Jahrzehnten die Umweltsituation so verändert, daß »gesunde« Lebensweise auch »giftarme« Lebensmittel bedeuten sollte. Vollständig frei von Umweltgiften zu leben, ist heute nicht mehr möglich, selbst in der Antarktis kann man Pflanzenschutzmittel nachweisen. Prinzipielle Änderungen lassen sich nur global und politisch erzielen. Das ist allerdings kein Grund zur Resignation. Gesunde Ernährung wird im Gegenteil noch wichtiger. Sie können zwar nicht verhindern, daß Sie bestimmte Gifte aufnehmen, das »Wieviel« ist aber beeinflußbar.[2] Hierzu müssen Sie nur einige Dinge beim Einkauf beachten:

- Kaufen Sie möglichst Produkte aus biologischem Anbau. Zumindest einige problematische Stoffe (zum Beispiel Nitrate) sind darin nicht oder weniger enthalten. Stoffe, die sich großflächig ausbreiten, machen nicht vor dem Acker des biologisch arbeitenden Bauern halt. Dieser fügt allerdings nicht noch weitere hinzu.

- Achten Sie auf das Herkunftsland der Produkte. Einige Länder benützen rigoros Pestizide und Düngemittel. In Deutschland ist es vergleichsweise günstig (das ist kein Nationalismus!). Statt importierter Ware ist es besser, einheimische Gemüse der entsprechenden Jahreszeit und Region einzukaufen. Nebenbei ist es ökologisch nachteilig, Lebensmittel mit dem Lastwagen über riesige Strecken zu transportieren. (Jedes Lebensmittel wird in Deutschland durchschnittlich 284 km transportiert.)[3]

- Wenn Sie sich beim Einkauf an das Obst und Gemüse der jeweiligen Jahreszeit halten, dann reduzieren Sie damit die Aufnahme von Schadstoffen, da Treibhausgemüse höher belastet ist als Freilandprodukte. Besonders problematisch sind Salate mit großer Oberfläche (zum Beispiel Kopfsalat, Spinat, Mangold, Eissalat, Endiviensalat). Hier liegt der Anteil der Nitrate besonders hoch. Entfernen Sie die äußeren Blätter großzügig und waschen Sie den Salat gründlich. Es ist gleichfalls zu empfehlen, die harten Rippen zu entfernen. Sie enthalten das meiste Nitrat.[4] Produkte mit weniger großer Oberfläche (zum Beispiel Tomaten, Kartoffeln, Zwiebeln, Möhren, Zucchini) nehmen naturgemäß weniger Giftstoffe auf. Schütten Sie das Kochwasser weg. Zum Glück bleibt darin vieles an Giftstoffen zurück.

- Schwermetalle reichern sich besonders in Pflanzen an, die direkt an der Straße wachsen. Hier sind besonders Sellerie, Spinat und Wildpilze zu nennen. Man kann auf Zuchtpilze ausweichen und Spinat nur aus kontrolliertem Anbau kaufen.

- Waschen und Schälen kann die Belastung von Obst deutlich reduzieren. Bei Obst mit glatter Oberfläche (zum Beispiel manchen Äpfeln) ist das kräftige Abreiben mit einem Tuch genauso wirksam wie das Schälen.

Fleisch und Fisch – höchstens einmal pro Woche

Fleisch war noch nie die Hauptnahrungsquelle des Menschen. Romantische Vorstellungen von der Jäger- und Sammlerzeit oder von den »alten Germanen«, die an Wildkeulen nagten, entbehren jeder Grundlage. Heute schlägt dagegen der Fleischkonsum alle Rekorde.

Fleisch ist jedoch nicht gleich Fleisch. Es kommt nicht nur auf die Menge an. Mit dem heutigen Fleisch nehmen wir zusätzlich eine große Fracht von höchst unerwünschten Begleitstoffen auf, die Krankheiten fördern (zum Beispiel Arteriosklerose, Gicht, Fettstoffwechselstörung). Eine (bis höchstens zwei) Fleischmahlzeit pro Woche ist daher eine Richtschnur, an der man sich orientieren kann. Falls Sie gewohnt sein sollten, täglich Fleisch zu essen, wird dies eine gewisse Umgewöhnung erfordern. Nach einiger Zeit wird Ihnen jedoch nichts mehr fehlen. Fleisch muß aber nicht sein. Wenn Sie möchten, können Sie völlig oder weitgehend darauf verzichten. Eiweiß nehmen Sie auch in anderer Form auf. So ist beispielsweise in Getreide wertvolles Eiweiß enthalten. Durch die Kombination von Getreide mit Joghurt oder Quark läßt sich dieser Wert noch steigern. Die Mischung Milchprodukt/Weizen weist eine höhere biologische Wertigkeit (106) als Rindfleisch mit Kartoffeln (90) auf.[5]

Falls Sie nie Fleisch essen sollten, wäre es empfehlenswert, in großen Abständen Ihren Eisenspiegel im Blut kontrollieren zu lassen. Eine besonders sorgfältige Nahrungsauswahl ist notwendig, wenn Sie sowohl auf Fleisch als auch auf Milchprodukte und Eier verzichten möchten. Hier wurden Mangelzustände beobachtet. Besonders gilt dies für Frauen mit starken Menstruationsblutungen. Sie können einen erhöhten Bedarf an Eisen haben. Daher kann es für sie notwendig werden, gelegentlich Eisen in Tablettenform zu sich zu nehmen. Doch um übertriebenen Ängsten vorzubeugen: Roggenvollkornbrot enthält ebensoviel Eisen wie Rindfleisch (ca. 3,2 mg/100g).[6]

Mit einem vergleichsweise niedrigen Fleischkonsum gehen Sie bereits den meisten Problemen im Zusammenhang mit tierischem Eiweiß aus dem Weg. Zusätzlich sollten Sie noch folgendes beherzigen:

- Vermeiden Sie – so weit wie möglich – Fleisch aus Massentierhaltung. Erzeuger setzen unter solchen Bedingungen in großem Umfang Medikamente (Antibiotika, Hormone, Vitamine) ein, um das Risiko von Erkrankungen zu minimieren, die die Haltungsbedingungen mit sich bringen. Besonders stark belastet sind Schweine und Kälber. Vermeiden Sie deshalb vor allem weitgehend Schweinefleisch.
- Verzichten Sie so weit wie möglich auf Innereien (auch von Wild). Hier konzentrieren sich alle Giftstoffe und Medikamentenrückstände. Auch auf den Harnsäurespiegel wirken sich Innereien besonders ungünstig aus. Leber enthält wegen des unkontrollierten Einsatzes von Vitaminen bei der Aufzucht oft riesige Mengen an Vitamin A. Schwangere müssen Leber daher in jedem Fall meiden.[7]
- Achten Sie bei der Zubereitung von Geflügel aus Massenhaltung darauf, daß es vollständig gar ist. Diese Tiere sind häufig sehr stark mit Salmonellen belastet. Nur durch richtiges Erhitzen werden die Salmonellen abgetötet. Lassen Sie das Geflügel möglichst im Kühlschrank auftauen, und legen Sie es nicht auf eine poröse Unterlage (zum Beispiel Holzbrett, Schneidebrett aus Plastik): Die Krankheitserreger fühlen sich dort besonders wohl. Glatte Materialien wie Porzellan oder Marmor sind besser geeignet.
- Bevorzugen Sie beim Fisch mageren Seefisch beziehungsweise Süßwasserfische aus unbelasteten Gewässern (zum Beispiel Forellen). Fisch ist eine hervorragende Alternative zu Fleisch.
- Noch ein Hinweis zu Eiern, die auch zum Thema tierische Eiweiße gehören: Zwei bis drei Eier pro Woche dürfte eine vernünftige Ober-

grenze sein. Damit wird eine zu reichliche Cholesterinzufuhr verhindert. Wer auf Eierspeisen nicht verzichten möchte, für den gibt es eine Reihe von dotterfreien Diätprodukten, mit denen sich Rührei, Omelette und Pfannengerichte herstellen lassen. Sie enthalten praktisch kein Cholesterin.

Pflanzliche Fette sind besser

Wie Sie erfahren haben, liegt der Fettkonsum in unserer Region exzessiv hoch. Schlimmer noch: Es ist vor allem der hohe Anteil an tierischen Fetten, der den Organismus belastet.

Fett vermeiden bedeutet, nicht mehr als etwa 80 Gramm pro Tag aufzunehmen, wobei dies vorwiegend pflanzliche Fette mit hohem Anteil an ungesättigten Fettsäuren (zum Beispiel Distelöl oder Weizenkeimöl) sein sollten. Diese ungesättigten Öle eignen sich sehr gut für Salate. Denken Sie daran, daß die hochwertigen, kaltgepreßten Öle nur etwa ein bis zwei Monate haltbar sind und lichtgeschützt gelagert werden sollten. Zum Braten sind sie ungeeignet, da sie sich beim Erhitzen zu gesättigten Ölen verwandeln. Möglicherweise entstehen bei diesem Übergang einige gesundheitlich nachteilige Zwischenformen. Verwenden Sie daher zum Braten eher die gesättigten Öle (zum Beispiel Olivenöl) beziehungsweise speziell dafür angebotene Diätprodukte.

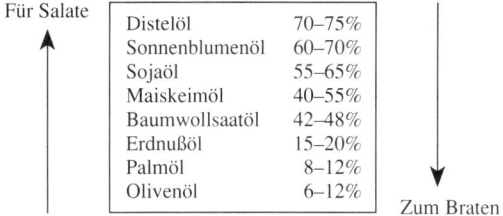

Für Salate		
Distelöl	70–75%	
Sonnenblumenöl	60–70%	
Sojaöl	55–65%	
Maiskeimöl	40–55%	
Baumwollsaatöl	42–48%	
Erdnußöl	15–20%	
Palmöl	8–12%	
Olivenöl	6–12%	Zum Braten

Gehalt an mehrfach ungesättigten Fettsäuren[8]

Wichtiger als die oft gestellte Frage, ob Margarine oder Butter gesünder sei, ist es, auf Wurstwaren zu verzichten. Sie enthalten nicht nur reichlich tierisches Fett, sondern auch viele Rückstände aus tierischen Innereien. Alternativen sind Sojaaufstriche oder Geflügelwurst und -schinken.

Zur Senkung eines erhöhten Cholesterinspiegels im Blut tragen auch die nun schon oft erwähnten Ballaststoffe bei. Besonders die Fasern des Hafers, von Bohnen oder bestimmte Pektine erweisen sich hier als besonders günstig. Beim Weizen ist dieser Effekt weniger ausgeprägt.[9]

Vorgefertigte Nahrungsmittel – so selten wie möglich

Nicht alles, was industriell vorgefertigt ist, muß minderwertig sein. Viele Tiefkühlprodukte entsprechen frischen Nahrungsmitteln. Wenn Sie aber die übliche Fertignahrung kaufen, dann essen Sie sicher einige der folgenden Stoffe mit:

> Farbstoffe
> Antioxidationsmittel
> Konservierungsstoffe
> Emulgatoren
> Verdickungsmittel
> Geliermittel
> Stabilisatoren
> Geschmacksverstärker
> Säuerungsmittel
> Säureregulatoren
> Trennmittel
> modifizierte Stärke
> künstlicher Süßstoff
> Backtreibmittel
> Schaumverhüter
> Überzugsmittel
> Schmelzsalz
> Mehlbehandlungsmittel

Wohl gemerkt, dies waren nur die einzelnen Kategorien von Zusatzstoffen. Hinter jeder dieser Bezeichnung verbirgt sich eine kaum übersehbare Vielzahl von Einzelsubstanzen. Manche sind vermutlich harmlos, andere weniger. Von der komplizierten Wechselwirkung zwischen ihnen weiß man fast nichts.

Fast alle Fertigprodukte werden mit sehr viel Kochsalz zubereitet. Es konserviert und schmeckt. Salz ist aber ein wesentlicher Risikofaktor bei der Entwicklung des Bluthochdruckes. Auch Nitrite (Pökelwaren) und Schwefel (Trockenobst, süßer Wein) können erfolgreich vermieden werden, wenn Sie wenig Vorgefertigtes essen.

Gewürze können Sie dagegen unbedenklich einsetzten. Sie regen die Verdauung der Speisen an. Nur beim Glutamat, das als Geschmacksverstärker eingesetzt wird, empfiehlt sich Zurückhaltung.

Zucker – völliger Verzicht ist ratsam

Auf Zucker zu verzichten, fällt vielen Menschen leider sehr schwer. Dennoch ist dies ein ganz wesentlicher (vielleicht sogar der wichtigste) Schritt zu einer gesunden Ernährung. Zucker ist eine Konzentratnahrung, die lediglich »leere« Kalorien zuführt. Auf solch einen »Kunststoff« ist die Verdauung in keiner Weise eingestellt. Es fehlen dem Körper die Begleitstoffe, die im Laufe des Produktionsprozesses entfernt wurden. Dies gilt nicht nur für die Ballaststoffe, sondern auch für Vitamine und Spurenelemente. Für die Vitamine gilt ein ganz besonderer Zusammenhang: Sie werden bei der Verdauung und Verwertung des Zuckers im Körper verbraucht, ohne zugeführt zu werden. Bei hohem Konsum von Zuckerprodukten verarmt der Körper daher an Vitaminen (vor allem Vitamin B-Komplex). Zucker wird daher oft als »Vitaminräuber« bezeichnet.

Wenn Sie eine Tafel Schokolade essen, so nehmen Sie damit etwa den Brennwert einer Zuckerrübe zu sich. Der Körper, der an solch ein Kraftpaket entwicklungsgeschichtlich nicht gewöhnt ist, »denkt« immer noch, Sie würden ihm die Zuckerrübe und nicht das Konzentrat zuführen. Er stellt große Mengen an Säure und Enzymen bereit, um die nicht vorhandene Rübe (vor allem deren Faserstoffe) aufzuschließen. Diese Verdauungssäfte reizen letztlich den Verdauungskanal, da sie kein entsprechendes Nahrungsmittel vorfinden und überschüssig sind. Die Folgen für die Verdauung wurden oben (siehe Seite 105) dargestellt.

Konzentratnahrungsmittel täuschen darüber hinaus das Sättigungsgefühl. Von einer Zuckerrübe wären Sie vermutlich mehr als satt. Die Tafel Schokolade befriedigt dagegen nur für kurze Zeit. Das Gefühl, »satt« zu sein, richtet sich sowohl nach der Kalorienzahl als auch nach dem aufgenommenen Volumen der Nahrung. Durch die Trennung der Kalorien vom Volumen muß wesentlich mehr gegessen werden, um das gleiche Sättigungsgefühl zu erreichen. Dies ist eine wesentliche Ursache des verbreiteten Übergewichtes. Es ist dagegen ausgesprochen schwierig, mit reinen Naturprodukten übergewichtig zu werden.

Zucker ist für den Körper nicht irgendein Stoff. Zucker, genauer gesagt Glukose (Traubenzucker), ist das Endprodukt des gesamten Kohlenhydratstoffwechsels: Kartoffeln, Brot, Obst wird vom Organismus über mehrere Zwischenstufen in Glukose verwandelt. Zugeführter Zucker erspart dem Körper den gesamten Verdauungsprozeß. Wie in einem »biochemischen Kurzschluß« gelangt Zucker direkt ins Blut. Wahrscheinlich ist dies ein Grund für das unmittelbare Verlangen nach Zucker. Es ist ein Stoff, an den man sich nicht erst langsam gewöhnen muß. So wird auch verständlich, daß Zucker eine Sucht erzeugen kann. Das Suchtverhalten unterscheidet sich kaum von dem der Nikotin- oder Alkoholabhängigkeit.

Sie können das leicht bei sich selbst überprüfen: »Müssen« Sie häufiger unbedingt etwas Süßes haben? Tun Sie das täglich? Lassen Sie die Vorräte nicht ausgehen? Suchen Sie manchmal in der ganzen Wohnung, ob nicht doch noch Schokolade vorhanden ist? Fahren Sie manchmal weg, nur um Süßigkeiten einzukaufen? Stehen Sie nachts auf und naschen? Wenn Sie solche Verhaltensweisen bei sich entdecken, dann ist eine Zuckerabhängigkeit sehr wahrscheinlich. Besonders bei Kindern ist die Sucht nach Zucker erschreckend weit verbreitet. Solche Kinder müssen in regelmäßigen Abständen Süßigkeiten zu sich nehmen. Andernfalls werden sie mißgelaunt, nörgelnd oder bedrückt. Ein Stück Schokolade verändert die Stimmungslage sofort. Sonnenschein bricht über der Seele aus. Phänomene, die bei anderen Suchtformen bestens bekannt sind. Bei der Entwöhnung von Zucker treten dementsprechend oft Entzugssymptome auf. Heißhungeranfälle können von vegetativen Symptomen wie Schwächegefühle oder Schwitzen begleitet werden. Regelmäßig berichten Patienten über Gereiztheit oder Bedrückungsgefühle. Zum Glück dauert diese Übergangsperiode nur kurze Zeit. Nach einer Woche sind die heftigsten Symptome vorbei. Der Appetit auf Zucker, die subjektive Verführbarkeit hält sich länger. Spätestens nach einigen Monaten jedoch können die Betroffenen auch anderen entspannt zusehen, wenn diese Schokolade oder Torte essen. Allerdings kommt die süße Sucht wieder, wenn Sie erneut mit dem Konsum von Zucker beginnen.

Wenn Sie den Entschluß gefaßt haben, keinen Zucker mehr zu sich zu nehmen, wird es Ihnen allerdings nicht leicht gemacht. Sie müssen erst lernen, wie man zuckerfreie Nahrungsmittel erkennt. »Zuckerfrei« oder »ohne Zucker« bedeutet noch lange nicht, daß kein Zucker in der Pakkung enthalten ist. Mit dieser Bezeichnung wird lediglich ausgedrückt, es ist kein »Rübenzucker« im Produkt. Auch Hersteller lernen dazu und wählen daher andere Zuckerarten, die einen weniger schlechten Ruf haben.[10]

Es gibt zahllose Zuckerarten. Biologisch verhalten sie sich alle ähnlich. Es sind leere Kalorien, auf die der Körper nicht eingerichtet ist. Auch der Hinweis »für Diabetiker geeignet« bedeutet hier keine Unbedenklichkeit. Es heißt lediglich, daß zur Verdauung kein Insulin notwendig ist, was aber mit der eigentlichen Schädlichkeit des Zuckers wenig zu tun hat. Der Austauschzucker enthält genauso viele Kalorien und schadet Verdauung und Zähnen in gleicher Weise. Manche dieser Zuckerarten (Sorbit, Xylit, Isomalt) wirken zusätzlich blähend oder abführend. »Zucker« sind also folgende Stoffe:

Saccharose	Ahornsirup
Haushaltszucker	Maisstärkesirup
Kristallzucker	Raffinose
Raffinierter Zucker	Maltodextrin
Puderzucker	Malzzucker
Brauner Zucker	Milchzucker
Ursüße	Maltose
Urzucker	Laktose
Sucanat	Fruktose
Melassesirup	Sorbit
Invertzucker	Mannit
Rübenzucker	Isomalt
Zuckerrübenzucker	Xylit

Honig ist kein Kunstprodukt. Er besteht aber dennoch zu 80% aus Zucker (Invertzucker)! Leider wird dies häufig auch von Menschen übersehen, die sich bewußt ernähren möchten. Honig ist damit kein Ersatz für Zucker. In geringen Mengen (als Gewürz) kann er jedoch ohne gesundheitliche Nachteile eingesetzt werden.

Das gleiche gilt für braunen Zucker, der zu 90% aus Saccharose (Haushaltszucker) besteht. Auch Melasse enthält noch 60% Zucker sowie zusätzlich einige unerwünschte Inhaltsstoffe der Zuckerrübe. Die wenigen erwünschten Beimengungen von Honig, braunem Zucker und

Melasse (Spuren von Vitaminen), die tatsächlich vorhanden sind, sollte man tunlichst in anderer Form zu sich nehmen. Um sie in ausreichender Quantität aufzunehmen, müßte man Unmengen der süßen Kalorienträger in Kauf nehmen.

Süßstoffe sind kalorienfrei. Ihr Stoffwechselweg ist anders. Über nachteilige Wirkung ist nichts Sicheres bekannt, doch wurde bei zwei von ihnen (Saccharin und Cylamat) ein Krebsrisiko – allerdings bei sehr hohen Dosen – nicht ausgeschlossen. Bei Aspartam und Acesulfam ist kein erhöhtes Krebsrisiko bekannt. Aspartam wird im Körper über die Zwischenstufen Methanol und Formaldehyd abgebaut. Diese beiden Substanzen gelten in letzter Zeit als mitverantwortlich für die Entstehung von Suchtverhalten.[11] Süßstoffe können – in geringen Mengen – den Übergang auf eine zuckerfreie/zuckerarme Kost erleichtern. Dennoch sind Süßstoffe kein unproblematischer Ersatz, der in beliebigen Mengen mit gutem Gewissen verwendet werden kann. Auch zur Kalorieneinsparung sind sie wenig hilfreich. Denn: Süßstoffe machen Appetit! Obwohl sie selbst keinerlei Brennwert enthalten, lassen sie das Essen besser schmecken und verführen so zu größerer Nahrungsaufnahme. Menschen, die regelmäßig Süßstoffe verwenden, nehmen dadurch im Endeffekt nicht weniger Kalorien zu sich.

Es führt kein Weg daran vorbei: Entdecken Sie den Eigengeschmack der Nahrung, ohne ihn durch Zucker oder Süßstoffe zu überdecken! Sie werden nach kurzer Zeit erstaunt feststellen, wieviel interessanter das ist.

Milch – ihr guter Ruf trügt

Milch ist – streng genommen – das einzige vollwertige Nahrungsmittel. Neugeborene kommen über lange Zeit ausschließlich damit aus. Von allen Seiten wird der Vorteil der Milch gerühmt: Kalzium, Phosphor, Vitamine, Einweiß – alles enthält die Milch. Daran ist nichts falsch. Dennoch hat die Vollmilch einige Nachteile. Ich muß noch einmal auf die Entwicklungsgeschichte zurückgreifen: Im größten Teil unserer Geschichte haben wir keine Milch außer Muttermilch zu uns genommen. Dementsprechend bestand auch keine Notwendigkeit, die für die Milchverdauung notwendigen Enzyme (vorwiegend Laktase) im Erwachsenenalter weiter zu produzieren. Ihre Produktion wurde daher im Laufe der Kindheit eingestellt. An dieser Situation hat sich bis heute nur wenig geändert. Die große Mehrheit der Weltbevölkerung besitzt nach der Kindheit keine verfügbare Laktase, um Milch zu verdauen. Daher trinken weder Asiaten noch Afrikaner Milch. Sie vertragen sie nicht und bekommen prompt Bauchschmerzen. Dementsprechend empfinden Chinesen frische Milch als ähnlich lecker, wie uns ein Glas frischer Kuhspeichel schmecken würde – widerlich!

Wenn Menschen ohne ausreichende Enzymversorgung Vollmilch zu sich nehmen, stellt sich sofort Durchfall ein. Dies gilt allerdings nicht für die gesäuerten Milchprodukte: Hier haben Bakterien den problematischen Milchzucker bereits abgebaut. In Europa, besonders in Nord- und Mitteleuropa, besteht eine besondere Situation: Je weiter man nach Norden kommt, desto mehr Laktase findet sich bei der dort heimischen Bevölkerung. Skandinavier haben zu über 90% eine ausreichende Versorgung mit dem Enzym, das den Milchzucker aufspaltet und vertragen dementsprechend die Milch ausgezeichnet. In den deutschsprachigen Ländern liegt dieser Anteil deutlich geringer: Zwischen 15 und 40% der Bevölkerung vertragen hier keine Milch. Noch schlechter kann Milch in den Mittelmeerländern aufgeschlossen werden.

Das Nord-Süd-Gefälle der Milchverträglichkeit hat einen bemerkenswerten Hintergrund. Ursachen sind die unterschiedliche Sonneneinstrahlung und der Kalziumstoffwechsel. Dazu eine Erläuterung: Für die kindliche Entwicklung ist die ausreichende Versorgung mit Kalzium eine wichtige Voraussetzung für ein gesundes Knochenwachstum. Da Kalzium in der Pflanzennahrung reichlich vorhanden ist, kommt es bei ausreichender Versorgung mit Gemüse und Salaten nicht zu Mangelerscheinungen. Die Aufnahme des Kalziums in den Körper ist jedoch an zwei zusätzliche Bedingungen geknüpft: 1. Ausreichende Versorgung mit Vitamin D und 2. reichlich Sonnenlicht auf der Haut, da hier das Vitamin D in seine wirksame Form umgewandelt wird.

Für die südlichen Länder sind diese Bedingungen gegeben. Mangelnde Kalziumversorgung des Körpers ist hier unbekannt. Im Norden ist die Lage anders. Ausreichend Sonne scheint nur im Sommer auf die Haut. Gemüse und Salate sind gleichfalls Mangelware. Kalziummangel und damit Rachitis drohen. In dieser Situation erwies sich die zusätzliche Versorgung des Körpers mit dem Kalzium der Milch als segensreich. Damit waren alle Menschen begünstigt, die Milch in jeder Form (also auch als Frischmilch) verwerten konnten. Mit der Besiedelung des nordeuropäischen Raumes stellte der Erbfaktor »Laktase« daher einen Selektionsvorteil dar. Innerhalb von einigen tausend Jahren verbreitete sich das entsprechende Gen langsam unter der dort heimischen Bevölkerung und ist bis zum heutigen Tag präsent.[12]

Ob Sie selbst über ausreichend Laktase verfügen, können Sie nur dann leicht feststellen, wenn Sie einen ausgeprägten Laktasemangel haben. Dann spüren Sie heftige Blähungen und Durchfall nach dem Genuß von Milch, Sahne oder Eiscreme. In leichteren Fällen ist die Symptomatik weniger eindeutig. Hinzu kommt, daß Milch in einer unüberschaubaren Anzahl von Nahrungsmitteln enthalten ist. So treten Bauchbeschwerden bei den unterschiedlichsten Gelegenheiten auf und erschweren die klare Diagnose. Manche Menschen finden erst im hohen Alter heraus, was sie ein Leben lang geplagt hat. Es erscheint daher günstig, im Zweifelsfall auf Vollmilch zu verzichten. Vergorene oder gesäuerte Milchprodukte (zum Beispiel Sauermilch, Quark, Käse) werden besser vertragen, da der Milchzucker, welcher die Hauptprobleme macht, bereits von Bakterien verwertet wurde. Dementsprechend können auch Afrikaner, Chinesen, Inder gesäuerte Milcherzeugnisse gut vertragen. Generell ist dabei die linksdrehende Form (L+) vorzuziehen. Rechtsdrehende Milchsäure kann in großen Mengen (zum Beispiel mehr als ein Kilogramm Joghurt pro Tag) zu einer Übersäuerung des Blutes führen.

Um es zu wiederholen: Zu meiden ist nur die unvergorene Milch. Dazu zählt auch die fettarme Milch. Sahne, Butter oder Käse werden meist besser vertragen, da der Milchzucker wasserlöslich ist und sich in den fetteren Milchprodukten nur in geringerer Konzentration befindet. Sauermilchprodukte sind sehr empfehlenswert, da sie unter anderem auch das Spektrum der Darmbakterien günstig beeinflussen.

Neben den Menschen mit einem Mangel an Laktase sollten auch Allergiker Vorsicht gegenüber der Milch walten lassen. Wie Sie vielleicht wissen, können auch Nahrungsmittel Allergien auslösen. Hier steht die Milch an erster Stelle: 42% aller Unverträglichkeiten[13] von Nahrungsmitteln werden durch Milch ausgelöst. Auch hier kann es Jahre oder Jahrzehnte dauern, bis dies bei einem Patienten entdeckt wird.

Die Ursache für die Allergiehäufung bei Milch liegt in den Gewohnheiten der Säuglingsernährung. Kuhmilch ist meist das erste fremde Lebensmittel nach der Muttermilch, mit der ein Baby in Kontakt kommt. Der kindliche Darm ist jedoch anders konstruiert als beim Erwachsenen. Das Baby ist in der Lage, auch große Eiweißbausteine als Ganzes (ohne sie zu zerlegen) ins Blut aufzunehmen. Dadurch kann es die Abwehrstoffe, die in der Muttermilch enthalten sind, nützen. Dieser

Mechanismus erweist sich als ungünstig, wenn im frühen Säuglingsalter Kuhmilch gefüttert wird. Auch diese Eiweißbausteine werden vom Baby resorbiert, jedoch als artfremd erkannt. Der Säugling beginnt dann mit der Produktion von Antikörpern gegen die Kuhmilch. In ausgeprägten Fällen kommt es zum Milchschorf, einer Kuhmilchunverträglichkeit.

Stillen stellt daher eine sinnvolle Prophylaxe gegen Allergien dar. Dabei scheint die Muttermilch nicht nur bei der Vermeidung von Nahrungsunverträglichkeiten zu helfen, sondern auch andere Allergieformen zu reduzieren. Dies gilt besonders, wenn in der Familie schon Allergien bekannt sind.[14] In diesen Fällen sollte auch das Zufüttern von Eiern und Fisch möglichst lange aufgeschoben werden. Letztere Nahrungsmittel lösen gleichfalls leicht Unverträglichkeiten aus.[15]

Eine letzte Tatsache: Milch wird gerne von Menschen mit Magenproblemen getrunken, da sie überschüssige Säure bindet. Erst seit kurzem ist bekannt, daß es jedoch nach kurzer Zeit der Säurebindung zu einer überschießenden Salzsäureproduktion kommt, die in der Intensität sonst nur durch Alkohol übertroffen wird. Der von Magenbeschwerden Geplagte trinkt dann erneut Milch, die nur für kurze Zeit Erleichterung bringt.

Wer nicht gerne auf Vollmilch verzichten möchte, der sollte einmal die pflanzlich Alternative – ungesüßte Sojamilch – versuchen. Aus gemahlenen Sojabohnen und Wasser wird unter Dampfanwendung ein milchähnliches Getränk hergestellt, das in den asiatischen Ländern so getrunken wird, wie hierzulande die Milch. Wer allerdings weder allergisch veranlagt ist, noch von Magenproblemen betroffen ist und schließlich keinen Laktasemangel hat, der kann die Milch ruhig trinken. In diesem Fall müssen Sie nur beachten, daß Milch kein Getränk, sondern eine Mahlzeit ist. Trinken Sie also die Milch nicht als Durstlöscher zwischendurch.

Anzahl der Mahlzeiten – weniger ist mehr

Vielleicht wundert Sie die Empfehlung, zwischen den Mahlzeiten Pausen einzuhalten. Haben Sie nicht des öfteren gehört, es sei günstiger, möglichst viele kleine Mahlzeiten zu sich zu nehmen? Eine Tatsache, die bei diesem Rat übersehen wird, ist die Verweildauer der Speisen im

Magen. Lesen Sie auf Seite 93 einmal nach, wie lange die Nahrung im Magen verweilt. Eine gemischte Mahlzeit ist erst nach 4 bis 5 Stunden vollständig aus dem Magen entleert. Wenn vor dieser Zeit erneut Essen in den Magen gelangt, durchmischt es sich mit dem dort schon vorhandenen. Es bleiben nur zwei Möglichkeiten:

- Die Nahrung bleibt so lange im Magen, bis auch der zweite Teil ausreichend verdaut ist. Dann beginnt allerdings der erste Teil im Magen zu gären.
- Die Alternative ist, auf die neu angekommene Nahrung keine »Rücksicht« zu nehmen und den Speisebrei in Richtung Dünndarm zu bewegen. In diesem Fall ist der zweite Nahrungsteil nicht oder nur ungenügend für die weitere Verdauung vorbereitet und wird deshalb im Dünndarm bakteriell zersetzt. Gärungserscheinungen sind auch dieses Mal – allerdings im Dünndarm – die Folge.

Häufig sind kleine Mahlzeiten über den Tag verteilt nicht das Ergebnis einer bewußten Entscheidung. Zahlreiche Menschen müssen spätestens zwei bis drei Stunden nach dem Essen erneut etwas zu sich nehmen, da sie sonst von Heißhunger, Schwächegefühlen, Blutdruckabfall oder Schweißausbrüchen geplagt werden. Wie auf Seite 110 dargestellt, liegt hier ein Teufelskreis vor, bei dem die Gärung im Magen eine wesentliche Ursache ist.

Die Umgewöhnung geht im allgemeinen etwas schneller als beim Verzicht auf Zucker. Dabei erweist es sich als hilfreich, anläßlich der anfangs noch vorhandenen Schwächegefühle reichlich zu trinken. Besonders bittere Teesorten (zum Beispiel Wermuth-Tee oder Fencheltee) haben sich hierbei sehr bewährt. Ist der Rhythmus für einige Wochen umgestellt, gehören Schwächegefühle der Vergangenheit an. Statt dessen machen viele Menschen zum ersten Mal die Bekanntschaft mit echtem Hunger. Bisher wurde dieser stets mit Unwohlsein, Schwäche oder Rumoren im Bauch verwechselt. Hunger allein ruft dies nie hervor.

Auch mit drei Mahlzeiten läßt sich also ein ausgeglichener Blutzuckerspiegel erreichen, sofern die Nahrung nach den obigen Prinzipien zusammengesetzt ist. Dann gibt der Magen die Nahrung gleichmäßig in den Darm ab, die Faserstoffe sorgen für langsame Aufnahme in den Organimus. Falls Sie es vorziehen sollten, lieber seltener zu essen, so ist dies kein Schaden. Auch mit einer oder zwei Mahlzeiten läßt sich hervorragend leben. Bedingung ist jedoch: Erst durch schwer aufschließbare Nahrung (Gemüse, Rohkost, Vollkornprodukte) wird eine plötzliche, massive Nahrungsüberflutung des Blutes vermieden.

Die Erkenntnis über die richtige Frequenz der Mahlzeiten ist keineswegs neu. Sehr viele Menschen spüren dies und verzichten auf Zwischenmahlzeiten. Ein bis drei Mahlzeiten sind daher auch die Regel in allen großen Kulturen. Falls Sie jedoch Zweifel haben sollten, machen Sie einige Tage das Experiment, zu dem Diabetiker häufig gezwungen werden. Essen Sie einige Tage lang sieben Mahlzeiten am Tag und beobachten Sie, wie Sie sich dabei fühlen. Das Prinzip, zwischen den Mahlzeiten Pausen einzuhalten, empfiehlt sich auch bei den meisten Diabetikern. Doch das soll später noch näher ausgeführt werden.

Getränke – reichlich, am besten Wasser

Trinken sollte man reichlich. Zwei Liter Flüssigkeit ist etwa der durchschnittliche tägliche Bedarf. Bei Hitze oder körperlicher Anstrengung kann diese Menge auf drei Liter und mehr steigen. Müdigkeit oder Abgeschlagenheit – besonders bei sitzender Tätigkeit am Schreibtisch – liegt oft am Flüssigkeitsmangel. Kaffee nützt dann nur vorübergehend, da er gleichzeitig die Nierentätigkeit anregt und zu vermehrter Ausscheidung führt. Das ideale Getränk für den Menschen ist Wasser. Als unbelastetes Leitungswasser, Mineralwasser oder Tee ist es der beste Ausgleich für Flüssigkeitsverluste.

Im Rahmen der allgemeinen Verfeinerung der Ernährung ist die Bedeutung des Wassers kleiner geworden. Limonaden und Säfte beginnen, sich als »Durstlöscher« zu etablieren. Die Zunahme des Konsums ist eindrucksvoll: Im Zeitraum von 1950 bis 1988 ergab sich hier eine Steigerung um 750%! Besonders Kinder sind vielfach an Saft oder Erfrischungsgetränke als Standardgetränk zur Deckung des täglichen Flüssigkeitsbedarfs gewöhnt. Sie gelten im allgemeinen als gesundheitsförderlich, da sie Vitamine enthalten und von einem Naturprodukt stammen. Aber: Apfelsaft ist ebensowenig ein Apfel, wie Zucker eine Zuckerrübe ist! Es fehlen die Ballast- und Faserstoffe, die den Apfel erst zu einem gesunden Produkt machen. Der Verdauungstrakt wird um diese Stoffe betrogen, die ihm ermöglichen, zu arbeiten und Peristaltik zu entwickeln. Die leichtere Konsumierbarkeit wird mit einem fehlenden Training (Erschlaffung) der Darmmuskulatur erkauft.

Testen Sie einmal, wieviele Äpfel oder Orangen Sie für eine Flasche Saft auspressen müßten. Eine Flasche Saft können Sie vermutlich im Laufe eines Abends »so nebenbei« trinken. Würden Sie das Originalprodukt als Ganzes verzehren, wären Sie sehr bald übersättigt. Die Anzahl der Kalorien ist in etwa die gleiche. Sie haben nur Ihr Sättigungsgefühl mit dem Saft (wie mit allen Konzentraten) betrogen. Essen Sie viel Obst, aber nehmen Sie es im Naturzustand! Der Mehraufwand an Kauen, Schlucken und Verdauen zahlt sich für die Gesundheit aus. Die Zähne werden gekräftigt, das Zahnfleisch wird massiert, und der Darm erhält die nötigen Faserstoffe.

Für Limonaden gilt das Gesagte in noch größerem Maße. Ihr Zuckeranteil liegt höher, tatsächliche Wertstoffe finden sich kaum, Vitamine werden höchstens als Verkaufsargument hinzugesetzt. Auf die können Sie beruhigt verzichten. Bei der bisher skizzierten Ernährung erhält der Körper ein mehr als reichliches Vitaminangebot.

Alkohol

Alkohol hat in unserer Kultur eine vergleichsweise lange Tradition. Bei Festen wurde gerne und viel getrunken. Danach folgten allerdings jeweils lange Perioden, in denen für das »Festtagsgetränk« keine finanziellen Mittel vorhanden waren. Dies hat sich geändert. Wie die meisten Festtagsgerichte gehören inzwischen auch Bier, Wein und andere Alkoholika zum täglichen Genuß. Sie werden immer und überall getrunken. Die Statistik der letzten 40 Jahre zeigt die Tendenz: Der Konsum von Hochprozentigem hat sich verdreifacht, die getrunkene Menge an Bier vervierfacht und die von Wein verfünffacht (siehe Seite 81). Die Folgen sind bekannt.

In geringen Mengen ist Alkohol für gesunde Erwachsene unschädlich. Die obere Menge ist umstritten. 20 bis 40 Gramm Alkohol pro Tag (zum Beispiel ein Viertel Liter Wein) sind sicher solch eine Grenze. Gehen Sie nicht über diese Grenze. Günstig ist es, nicht jeden Tag Alkohol zu konsumieren. Das gibt Ihrer Leber eine Erholungsphase. Diese Grenzen gelten für Männer. Die Leber von Frauen scheint Alkohol weniger gut zu vertragen. Es muß auch angefügt werden, daß die »unschädliche« Menge in letzter Zeit von Jahr zu Jahr niedriger angesetzt wurde. Es kann durchaus sein, daß man in Zukunft Alkohol noch kritischer sehen wird.

Erste Schritte bei Störungen der Verdauung

Vielleicht haben Sie sich nach der Lektüre dieses Buches entschlossen, Ihre Eßgewohnheiten umzustellen. Sie befolgen die 10 Regeln und können sich bereits nach kurzer Zeit eines vollen Erfolges erfreuen. Nach dem Essen fühlen Sie sich richtig satt, ohne Aufstoßen oder Völlegefühl. Bis zur nächsten Mahlzeit spüren Sie Ihren Bauch nicht. Im Gegenteil, es herrscht hier ein schwer zu beschreibendes Wohlbefinden. Dann aber meldet sich Ihr Magen mit einem kräftigen Hungergefühl, das nichts mit Schwäche zu tun hat. Die Verdauung stellt sich pünktlich ein. Der Stuhlgang ist volumenreich und weich. Vor allem fühlen Sie sich leistungsfähig und frisch!

Wenn Sie vorher einen relativ gesunden Magen-Darm-Trakt hatten, werden Sie diese Umstellung ohne große körperliche Probleme schaffen. Wenn dem so ist, dann können Sie das nächste Kapitel überschlagen. – Leider ist das meistens nicht der Fall.

Falls Sie über lange Jahre – vielleicht ein Leben lang – die »normale« Zivilisationskost zu sich genommen haben, dann ist Ihr Magen extrem wenig gefordert worden. Vor allem die Muskulatur des Verdauungstraktes wurde schlaff, da sie nie in biologisch adäquater Weise gefordert wurde.

Wenn so ein langjährig »geschonter« Darm plötzlich mit arbeitsintensiver Naturkost konfrontiert wird, dann ergeben sich sehr häufig Übergangsprobleme. Es ähnelt der Situation, die ein untätiger Mensch erlebt, der sich entschließt, plötzlich sportlich zu werden und gleich mit einem 10.000 Meterlauf beginnt. Gleich nach dem ersten Training wird es ihm so schlecht gehen, daß er lieber sein bequemes Leben weiterführt. Menschen, die sich »untrainiert« gesund ernähren, berichten häufig folgendes: »Ich habe die gesunde Kost probiert: Grobes Vollkornbrot, frische Salate, Müsli – das ist mir gar nicht bekommen! Ich habe Bauchschmerzen und vor allem schreckliche Blähungen bekommen.« Solche und ähnliche Aussagen sind deutliche Hinweise, daß der Magen-Darm-Trakt des Betroffenen untrainiert und vermutlich gleichzeitig noch gereizt war. Dann geht vor allem die grobe Nahrung viel zu schnell durch den Dünndarm hindurch (innerer Durchfall – siehe Seite 111).

Solange nur »leicht Verdauliches« gegessen wurde, fallen die Symptome nur gelegentlich auf, da Nahrungskonzentrate schneller ins Blut hineingehen. Nun aber strömt die gröbere Kost an der entzündeten

Austauschfläche des oberen Dünndarms vorbei und gelangt in tiefere Darmabschnitte, die für den Stoffaustausch weniger gut geeignet sind. Dort warten bereits Bakterien, die sich von dem erhöhten Angebot ausgezeichnet vermehren konnten und die für die Gasbildung verantwortlich sind.

Was ist nun zu tun? Viele Menschen kommen zu dem Schluß: »Ich vertrage eben keine Vollwertkost« und essen wie gewohnt weiter. Das läßt die Entzündungen selbstverständlich nicht verschwinden, sondern vermindert nur deren Wahrnehmung. Auf Dauer wird das Problem allerdings schlimmer.

Die Alternative ist ein langsamer Übergang von der gewohnten zur gesünderen Ernährung: ein Ernährungsaufbau. Dieser muß sich am Anfang auf einen relativ gereizten Magen/Darm einstellen und dann mit abklingender Entzündung vermehrte Anforderung an die Peristaltik stellen, bis stufenweise ein neues Gleichgewicht realisiert ist. Ähnlich wie bei einem Trainingsprogramm für die Skelettmuskulatur, wird mit einer niedrigen Belastungsstufe begonnen. Danach erhöhen sich die Anforderungen an die Muskelkraft des Darmes (Darmjogging).

Je günstiger die Ausgangslage ist (wenige Symptome, nur gelegentliche Beschwerden), desto kürzer kann die erste Phase dauern. Wenn allerdings Beschwerden in größerem Umfang vorhanden sind, kommt der Schonphase eine außerordentlich wichtige Bedeutung zu. Hierbei soll der Verdauungstrakt sich regenerieren.

Die Schonkost

Mit der ersten Trainingsetappe sollen Sie zwei Ziele erreichen: Der gereizte Darm soll durch Schonung abheilen und gleichzeitig auf volumenreiche Nahrung vorbereitet werden.

Schonung bedeutet seit altersher: Haferschleim, Reisschleim, Gries oder Tee mit Zwieback. Das Gemeinsame dieser Kost liegt im gekochten (beziehungsweise lang gebackenen) Getreide. Warum wird solche Nahrung seit Jahrtausenden bei einem gereizten Magen eingesetzt? Beim Kochen verändern Getreideprodukte ihre Molekülstruktur. Kohlenhydrate sind von Natur aus lange Molekülketten. Beim Kochen vernetzen sie sich untereinander, wobei sichtbarer Schleim entsteht. Im Verdauungskanal überzieht dieser Schleim die gesamte Innenhaut wie ein dünner Film. Eine Schutzhaut, die der Darmoberfläche ermöglicht, sich wieder zu erneuern.

Mit Hilfe dieser »inneren Schutzhaut« kann der entzündete Teil ausheilen. Medikamente (zum Beispiel H2-Blocker) sollen an dieser Stelle nicht zum Einsatz kommen. Zwar vermindern sie die Symptomatik in kurzer Zeit, doch nach deren Absetzen kehren die alten Beschwerden mit großer Regelmäßigkeit zurück. Diese Medikamente unterdrücken lediglich die Säureproduktion. Säure ist jedoch nicht die eigentliche Ursache der Magenreizung, sie ist nur die letzte Folge.[16] Sinnvoller erscheint es, die Ursachen auszuschalten und gleichzeitig die schützenden Elemente zu unterstützen.

Wie wird die Schonkost zubereitet?

- Schroten Sie Getreide. Je nach Vorliebe und Verfügbarkeit haben Sie eine große Auswahl: Weizen, Roggen, Hafer, Gerste, Buchweizen, Dinkel, Grünkern, Hirse, Quinoa[17], Amaranth[18] und deren Mischungen (Dreikorn, Fünkorn, Sechskorn). Dieses geschrotete Getreide wird in einer klaren Gemüsebrühe solange als Suppe oder Brei gekocht, bis keine harten Anteile mehr vorhanden sind. Dies dauert meist 15 bis 30 Minuten, je nachdem, wie fein das Getreide geschrotet wurde. Dabei gilt die Regel: Je stärker die Entzündung, je heftiger also die Beschwerden, desto weicher – schleimartiger – die Nahrung. Eventuell kann man das Getreide über Nacht in Wasser (zum Beispiel im Kühlschrank) einweichen, wodurch es quillt und verträglicher wird.

- Als Suppengrundlage empfehle ich Gemüsebrühen, die selbst hergestellt oder fertig vorbereitet gekauft werden können. Hier gibt es sinnvolle Fertigbrühen, zum Beispiel auf Hefebasis. Wichtig ist, daß tatsächlich nur klare Suppen als Ausgangsbasis dienen, da alle anderen Beimengungen den Magen reizen können.

- Diese Suppen (beziehungsweise Breie), dreimal am Tag zubereitet, stellen die ausschließliche Ernährung in der Anfangsphase dar! Dabei dauert die erste Phase je nach Ausgangslage wenige Tagen bis zu drei oder mehr Wochen. Dies wird Ihnen vermutlich hart vorkommen. Es ist auch anfänglich etwas schwierig, doch gewöhnt man sich schnell an die neue Kost, vor allem, wenn sich erste Erfolge einstellen.

Falls Ihnen der Vorschlag gar zu absonderlich erscheint, dann blättern Sie noch einmal zu der Beschreibung der Mahlzeiten der frühen Völker oder der Römer und Germanen zurück. Brei und Suppe bildeten über viele Jahrtausende die tägliche Nahrungsbasis. Sie waren die zeitlichen Vorgänger unseres Brotes und wurden über einen wesentlich längeren Zeitraum konsumiert. In anderen Teilen der Welt würde sich sicherlich kein Mensch über Ihre neue Ernährung wundern. Sie befinden sich also historisch und geographisch in guter Gesellschaft, wenn Sie für einige Zeit eine ursprünglichere Nahrung zu sich nehmen.

• Damit Ihnen dieses Essen schmeckt, lohnt es sich, bei der Zubereitung der Brühe Phantasie walten zu lassen: Frühlingssuppe, Italienische Suppe, verschiedene Fonds, auch einmal klare Fleischbrühe können für Abwechslung sorgen. Die Menge richtet sich nach Ihrem Hunger. Essen Sie so viel, bis Sie satt sind. Im allgemeinen sind das Mengen zwischen 50 und 120 Gramm Getreide pro Mahlzeit. Junge Männer oder Jugendliche brauchen gelegentlich mehr. Auch wenn Sie davon den ganzen Tag satt sind, werden Sie dabei abnehmen. Meist ist dies ein erwünschter Nebeneffekt. Manche Übergewichtige nehmen in drei Wochen bis zu zehn Kilogramm ab. Falls Sie selbst nicht abnehmen, Ihren Verdauungstrakt jedoch gleichwohl schonen möchten, ist es günstig, etwas Fett (Butter, Margarine, Sahne, Öl) der Suppe oder dem Brei hinzuzufügen.
Wie Sie wissen, wird Fett über das Lymphgefäßsystem aufgenommen. Dieser Transportweg betrifft allerdings nicht alle Fettsorten. Kurz- und mittelkettige Fette gelangen direkt in die Blutbahn ohne den »Umweg« über die Lymphe. Diese kurzkettigen Fette (als Öl oder Margarine) sollten Sie also verwenden, wenn Sie weniger oder gar nicht abnehmen möchten und gleichzeitig das Lymphgefäßsystem entlasten wollen.[19]

• Trinken Sie in dieser Zeit viel. Vor allem, wenn Sie abnehmen, müssen viele Stoffe aus dem Körper ausgeschwemmt werden. Zwei Liter oder mehr sind günstig. Besonders bewährt haben sich Tees zwischen den Mahlzeiten, zum Beispiel wenn Sie von Hungergefühlen geplagt werden. Fenchel, Kamille, Tausendgülden, Kümmel oder Wermut beziehungsweise Teemischungen sind hier angebracht. Bittertees schmecken zwar nicht gut, sind aber hervorragend für die Verdauung. Davon empfehle ich mindestens eine Tasse zwischen den Mahlzeiten.

- Die im Getreide enthaltenden Vitamine (vor allem B-Komplex) reichen für die dauerhafte Vitaminversorgung nicht aus. Auch geht beim Kochen ein Teil der Vitamine verloren. Ein Vitaminmangel tritt jedoch in der kurzen Zeit von wenigen Wochen nicht auf. Bei länger andauernder Suppennahrung kann ein Multivitaminpräparat angebracht sein.

- Als Alternative zur Getreidesuppe oder zum Gemüsebrei, können Sie sich zur Abwechslung auch einmal eine Kartoffelsuppe zubereiten. Kartoffeln enthalten zwar weitaus weniger Ballaststoffe und Proteine als Getreide, sind aber ebenfalls sehr gut verträglich und auch keine heimlichen »Dickmacher«, sofern sie nicht als Pommes frites oder Kartoffelchips gegessen werden.

Diese Kost ist durchaus alltagstauglich. Sie müssen dazu nicht in Kur oder in Urlaub sein. Mit seinen vielfältigen Anforderungen bietet der Alltag gleichzeitig Ablenkung. Im Urlaub werden Sie vermutlich häufiger an das denken, was Sie jetzt »Gutes« essen könnten. Sie können Ihre Mittagsmahlzeit morgens vorbereiten und zur Arbeitsstätte mitnehmen.

Wenn Sie in dieser Ernährungsphase abnehmen, so stellen sich natürlicherweise einige Symptome ein. Der Körper versucht, Energie einzusparen, was sich in Frösteln, kühleren Händen und Füßen sowie in einem Absinken des Blutdruckes äußern kann. Sobald der Energiehaushalt wieder ausgeglichen ist, verschwinden die Erscheinungen vollständig.

Die Dauer dieser ersten Schonphase richtet sich nach der Schwere der bestehenden Störung. Bei leichteren Beschwerden empfiehlt es sich, eine Woche einzuhalten. Stärkere Krankheitserscheinungen machen eine längere Phase von zwei bis drei Wochen notwendig. Das gleiche gilt bei Übergewicht: So zu essen, bedeutet, leicht Gewicht zu verlieren. Auch übergewichtigen Patienten gebe ich den Rat, stets so viel zu essen, bis sie satt sind. Wegen des enormen Sättigungswertes von gekochtem Getreide (Quellung der Körner) ist es kaum möglich, die gewohnte Kalorienmenge aufzunehmen. Der Gewichtsverlust kommt daher gleichsam »automatisch«, ohne zu hungern.

Selbstverständlich ist eine so ungewohnte, einfache Ernährung eine große Umstellung. Besonders in den ersten Tagen fällt es schwer, auf die gewohnte Kost zu verzichten. Schließlich kann Essen auch Trost,

Belohnung und Ausgleich für Enttäuschungen sein. Wenn die Nahrung für Sie (wie für die meisten Menschen) auch innere Stabilisierung bedeutet, dann geraten Sie anfänglich in ein Ungleichgewicht. Es ist möglich, daß Sie dann unausgeglichen, unruhig und reizbar werden.

Mein Tip für diese Tage: Behandeln Sie sich freundlich! Belohnen Sie sich für Ihre Leistung – allerdings nicht mittels Essen und Trinken. Unternehmen Sie etwas! Als besonders günstig hat sich herausgestellt, Orte aufzusuchen, an denen nicht gegessen wird. Kino, Theater, Konzerte oder Vorträge können gute Möglichkeiten sein, sich in den Abendstunden abzulenken. Gerade dann haben viele Menschen die größten Probleme, die guten Vorsätze durchzuhalten. Wenn Sie in Gesellschaft sind, wird es Ihnen leichter fallen, standhaft zu bleiben. Besonders erfreulich ist es, wenn Sie die Kost gemeinsam mit anderen umstellen. Ein Partner oder Familienmitglieder können sich gegenseitig sehr motivieren und bestätigen.

Ziel der Schonphase ist es, die Entzündung abklingen zu lassen. Sie können das am Nachlassen von Völlegefühl, Aufstoßen, Darmgeräuschen und Blähungen feststellen. Wenn das der Fall ist, können Sie sich der nächsten Ernährungsphase zuwenden. – Die schwierigste Zeit haben Sie nun hinter sich!

Der Nahrungsaufbau

Jetzt werden Sie höchstwahrscheinlich großes Verlangen auf frische Salate, Obst und Gemüse empfinden. Das ist natürlich. Bei einem unmittelbaren Wechsel auf grobe Salate oder Obst bekommen viele Menschen allerdings noch Beschwerden, die sich in Blähungen, Unruhegefühlen oder Schmerzen im Bauchraum äußern. Daher ist eine Zwischenphase notwendig, in der die Nahrung aufgebaut wird. Sie erinnern sich: Je gereizter der Verdauungstrakt war, umso langsamer und in kleineren Schritten sollte der Übergang sein. Ein behutsames Vorgehen hat noch einen weiteren Vorteil. Wenn täglich nur ein neues Nahrungsmittel dem Speiseplan hinzugefügt wird, ist es leicht, eine möglicherweise vorhandene Nahrungsmittelallergie oder -unverträglichkeit zu erkennen. Es werden so Zusammenhänge erkennbar, die sich sonst der Beobachtung entziehen.

Für die meisten Menschen hat sich folgendes Vorgehen bewährt:

- Beginnen Sie, die Diät mit Gemüsen zu erweitern. Dabei sind wenig blähende Sorten (zum Beispiel Karotten, Zucchini, Fenchel, Spargel) besonders günstig. Diese Gemüse werden zusätzlich zu Suppe oder Brei oder darin gegessen. Auch Kartoffeln (als Pell- oder Salzkartoffeln), Vollkornreis, Mais mit Gemüse (zum Beispiel als Polenta) oder Getreidebratlinge können nun einmal den Getreidebrei ersetzen. Sie werden im allgemeinen gut vertragen.

- Nehmen Sie nun auch Butter/saure Sahne/Öl zu sich. Diese Produkte bewirken eine erhebliche geschmackliche Verbesserung, da beim Verzicht auf Fett einige Geschmacksstoffe (die fettlöslichen) nicht wahrgenommen werden können. Auch etwas Käse (zum Beispiel geriebener Parmesankäse) kann zum Essen hinzugenommen werden.

- Wenn Sie dies gut vertragen, können Salate die Nahrung ergänzen. Hier sind Blattsalate (zum Beispiel Kopfsalat, Feldsalat) anfänglich empfehlenswert. Aufgrund ihrer größeren Oberfläche im Verhältnis zum Volumen können sie leicht aufgeschlossen werden. Werfen Sie die äußeren Blätter weg, und verwenden Sie möglichst keine künstlich gedüngten Salate (siehe Seite 165). Erst später schließen sich dann gröbere Salate an, die jedoch fein gerieben und gut gekaut sein sollten. Die Salatsauce richtet sich nach Ihren Gewohnheiten und Ihrer Verträglichkeit, also beispielsweise Essig, Zitrone, Öl, Joghurt.

- Als nächste Stufe beziehungsweise parallel hierzu können Sie auch mit Brot beginnen. Am leichtesten wird Knäckebrot vertragen. Als Brotaufstrich sind Sojaaufstriche günstig, die es in allen Geschmacksrichtungen gibt. Sie bleiben auch in der folgenden Zeit ein ausgezeichneter Ersatz für Wurstwaren, die Sie meiden sollten. Erst danach empfehle ich Vollkornbrot mit Butter/Margarine und verschiedenen mageren Käsesorten. Falls Ihnen grobes Vollkornbrot nicht gut bekommt, versuchen Sie es einmal mit einem sehr fein vermahlenen Vollkornbrot. Scheuen Sie sich nicht, Ihren Bäcker zu fragen, ob es tatsächlich Brot aus ganzem Getreide ist, was er unter der Rubrik »Vollkorn« anbietet. Vor allem Brot, das mit klangvollen Phantasienahmen bezeichnet wird, hat mit echtem Vollkornbrot oft wenig zu tun. Es wird meist aus Backmischungen hergestellt, bei denen das Vollkornmehl nur ein kleiner Bestandteil unter vielen ist. Die dunkle Färbung wird häufig durch Farbstoffe (Zuckercouleur) erreicht. Sicher können Sie sein, wenn Ihr Bäcker das Mehl für seine Vollkornprodukte selbst mahlt.

- Zum Frühstück können Sie sich nun ein Frischkornmüsli zubereiten. Am besten schroten Sie das Getreide selbst. Falls dies nicht möglich ist, lassen Sie es schroten und verbrauchen es bald. Über Nacht (beziehungsweise mindestens drei Stunden) soll der Schrot quellen. Am Morgen gießen Sie überstehendes Wasser ab. Geben Sie einen geriebenen Apfel und nach Geschmack weiteres frisches Obst hinzu. Joghurt, Dickmilch oder Sauermilch runden das Müsli ab. Nach Geschmack sind auch einige Rosinen, Nüsse, Sonnenblumenkerne oder Gewürze (Vanille, Zimt) eine interessante Ergänzung. Falls Sie diese Zubereitung als nicht süß genug empfinden, können Sie etwas Süßstoff benützen. Vermeiden Sie jedoch Zucker. Für das Müsli können Sie alle Getreidesorten verwenden. Probieren Sie, welche Getreide Ihnen am besten schmecken. Hafer muß – besonders wenn er nicht zu grob ist – kaum eingeweicht werden. Er schmeckt auch leicht bitter, wenn Sie ihn zu lange im Wasser lassen.
Gelegentlich taucht die Sorge auf, ob sich beim Einweichen des Getreides nicht unerwünschte Bakterien stark vermehren. Untersuchungen hierzu ergaben, daß bei Zimmertemperatur (20 Grad) das Getreide gefahrlos bis zu 10 Stunden in Leitungswasser eingeweicht werden kann. Bei höheren Temperaturen sollte das Einweichen im Kühlschrank erfolgen.
Manche Menschen vertragen rohes Müsli nicht. Für sie ist es auch auf Dauer günstiger, das Getreide morgens zu kochen. Wenn Sie das Getreide im richtigen Mischungsverhältnis mit Wasser etwa 10 bis 15 Minuten kochen (zum Beispiel in einer Teflonpfanne), erhält es, wenn das Wsser verdampft ist, etwa die Konsistenz von Haferflokken. Fügen Sie dann, wie beschrieben, Obst und Jogurt hinzu. Dieses Müsli schmeckt – richtig zubereitet – nicht nur ausgezeichnet, es ist auch eine hervorragende Grundlage für den gesamten Tag. Allein diese erste Mahlzeit deckt bereits einen Großteil des täglichen Faserbedarfs. Das Frischkornmüsli sollte daher in der Regel einmal am Tag (alternativ auch mittags oder abends) auf dem Speiseplan stehen. Fertigmischungen aus der Packung sind in der Regel auf Haferflok-

kenbasis hergestellt und enthalten meist Zucker oder große Mengen an Trockenfrüchten. Sie sind kein Ersatz für das geschrotete Getreide! Greifen Sie auf solche Produkte gar nicht oder nur in Ausnahmefällen (Urlaub) zurück!

- Wenn Sie Kaffee gewohnt sind und diesen gut vertragen, brauchen Sie darauf nicht zu verzichten. Kaffee galt lange Zeit als Feind des Magens. Tatsächlich regt er den Magen zu vermehrter Säureproduktion an, deren Umfang jedoch überschätzt wurde. Die Säuresekretion steigt nur mild an. Ähnliches gilt – das sei hier erwähnt – auch für die meisten Gewürze: In vernünftigen Mengen eingesetzt, schaden selbst Cayennepfeffer und Peperoni dem Magen kaum.[20] Besonders gilt dies nun für Sie, da Sie reichlich Getreideprodukte zu sich nehmen. Bereits in rohem Zustand schützt Getreide den Magen.[21]

- Falls Sie dies bisher gut vertragen haben, erweitern Sie die Nahrungspalette kontinuierlich. Es wird Ihnen wahrscheinlich jetzt leicht fallen festzustellen, was Ihnen gut beziehungsweise weniger gut bekommt. Dabei gehen Sie schrittweise auf die Ernährung zu. Fügen Sie immer mehr Gemüsesorten und Salate Ihrer täglichen Nahrung hinzu, und stellen Sie einmal fest, wie abwechslungsreich Pflanzennahrung sein kann! Verschiedene Zubereitungsarten und Gewürze lassen eine kaum überblickbare Fülle von Varianten entstehen.

Salate:	Gurken	Radischen
	Karotten	Rettich
Artischocken	Kartoffelsalat	Rote Beete
Avocados	Keimlinge	Rotkohl
Bambussprossen	Kohlrabi	Salatgurken
Blumenkohl	Kopfsalat	Sauerkraut
Bohnen	Löwenzahnsalat	Charlotten
Bohnenkresse	Maiskölbchen	Schnittsalat
Chikoree	Mangoldrippen	Sellerie
Cornichons	Möhren	Sojakeime
Eichblattsalat	Oliven	Spargel
Endivien	Palmherzen	Speisepilze
Eskariol	Paprika	Tomaten
Feldsalat	Peperoni	Weißkohl
Fenchel	Radicchio	Zwiebeln

Gemüse:	Kartoffeln	Schwarzwurzeln
Auberginen	Lauch	Sellerieknollen
Bataten	Mangold	Spargel
Blumenkohl	Meerettich	Spinat
Bohnen	Melde	Spitzkohl
Broccoli	Möhren	Staudensellerie
Chillischoten	Okraschoten	Steckrüben
Chinakohl	Paprikaschoten	Tomaten
Eiszapfen	Petersilienwurzeln	Wasserkastanien
Erbsen	Pastinaken	Weinblätter
Fenchel	Rosenkohl	Weiße Rüben
Grünkohl	Rote Beete	Weißkohl
Gurken	Rotkohl	Wirsingkohl
Japanknollen	Sauerampfer	Zucchinis
Karotten	Sauerkraut	Zwiebeln

Beispiele für Salate und Gemüse[22]

Wenn Sie Gemüse zubereiten, verwenden Sie möglichst wenig Wasser (also Dünsten oder Dämpfen statt Kochen). So erhalten Sie die meisten Vitamine.

- Einen ähnlichen Reichtum an Sorten wie beim Gemüse gibt es auch beim Obst. Wenn Sie genauer hinsehen, werden Sie eine große Vielfalt entdecken. Auch andere Getreideprodukte wie Vollkornnudeln oder Vollkornhirse sind eine gesunde Abwechsung im Speiseplan. Haben Sie einmal frische Keimlinge versucht? In zwei bis drei Tagen haben sie bereits ausreichend getrieben (1 bis 2 mm) und sind eine Delikatesse im Salat. Nebenbei nimmt ihr Vitamingehalt beim Keimen zu!
Generell sollten Sie lernen, mit ihrer Ernährung flexibel auf Ihr eigenes Befinden zu reagieren. Wenn Sie Beschwerden haben, können Sie auf die Schonkost erneut zurückgreifen und anschließend die Nahrung wieder aufbauen. Das kann mitunter schnell gehen. Bei geringeren Beschwerden werden Sie sich vielleicht nur einen Tag allein von Getreidesuppe ernähren und daraufhin nach zwei, drei Tagen das Essen erweitern. Leiden Sie allerdings unter einer schweren Darmkrankheit, sollten Sie sich etwas mehr Zeit nehmen.

Je weiter Sie im Aufbau Ihrer persönlichen Ernährung fortschreiten, desto schwieriger ist es, allgemeine Ratschläge zu geben. Achten Sie auf die Reaktionen Ihres Körpers, und lernen Sie diese kennen. Dabei können die in diesem Buch dargestellten Prinzipien und die erwähnten zehn Regeln (siehe Seite 140) als Richtschnur dienen.

Zum Schluß möchte ich Ihnen Schonkost und Nahrungsaufbau in einer tabellarischen Übersicht zusammenfassen:

Schonkost	Getreidebrei oder Getreidesuppen (auch einmal Reis oder Kartoffeln)
Nahrungsaufbau	Gemüse werden der Suppe oder dem Brei hinzugefügt (zum Beispiel Karotten, Zucchini, Fenchel)
	Blattsalate (Kopfsalat, Feldsalat) und Knäckebrot mit Sojaaufstrich
	Vollkornbrot (feingemahlen) mit fettarmem Hartkäse, Obst (geriebener Apfel, dann weiteres Obst), Müsli (anfangs mit gekochtem Getreide) mit Naturjoghurt
	Fisch (zum Beispiel Forelle), weitere Gemüsesorten, gröbere Nahrung (grobes Vollkornbrot, Frischkornmüsli), höherer Rohkostanteil, weitere Käsesorten
	Erweiterung auf das gesamte Nahrungsspektrum unter Beachtung der »zehn Regeln«

Weitere Wege zur Gesundheit

Die bisher beschriebenen Ernährungsmaßnahmen sind der Versuch, in praktikabler Weise zu einer »menschengerechten« Ernährung zurückzufinden. Das heißt zu einer Art der Nahrung, wie sie sich im Gesamtverlauf der menschlichen Entwicklung herausgebildet hat. Diese Nahrung ist ein entscheidender Schritt, um den Zivilisationskrankheiten vorzubeugen, die zum größten Teil nahrungsbedingt sind. Ernährung ist damit eine nicht ersetzbare Basismaßnahme zur Vorbeugung und Therapie der Zivilisationskrankheiten. Sie ist allerdings nicht ausreichend, wenn bereits schwerwiegende organische Veränderungen eingetreten sind. Dann sind weitere Maßnahmen erforderlich, die das gesamte Spektrum der Medizin umfassen können.

Ich möchte hier nur einen Aspekt streifen, den ich weiter oben bereits erwähnt habe (siehe Seite 126). Bei einer Vielzahl von Zivilisationskrankheiten (zum Beispiel Diabetes, Bluthochdruck, Übergewicht, erhöhtem Cholesterinspiegel, bestimmten rheumatischen Erkrankungen) treten auch Veränderungen des strömenden Blutes selbst auf. Es wird zähflüssiger. Dies ist umso mehr von Bedeutung, da bei den meisten Zivilisationskrankheiten gleichzeitig eine Verengung der Gefäße (Arteriosklerose) vorliegt. Beide Prozesse verstärken sich in ihrem Effekt gegenseitig und bewirken so eine dramatische Verschlechterung der Gesamtdurchblutung.

Ernährungsumstellung allein bewirkt (über den Wegfall von Entzündungsreizen und Normalisierung von Blutfetten) bereits eine Verbesserung der Mikrozirkulation. Wenn allerdings bereits schwerwiegende Veränderungen eingetreten sind (zum Beispiel höhergradige Arteriosklerose, Herzinfarkt, Hirnschlag), werden weitere Maßnahmen erforderlich und möglich. Dazu gehören Medikamente, die auf die Blutplättchen (Thrombozyten) einwirken und deren Zusammenballung verhindern. Andere Medikamente verbessern die Strömungseigenschaften der roten Blutkörperchen (Erythrozyten). Auch das klassische Mittel des Aderlasses kam in den letzten Jahrzehnten erneut zu Ehren, da es auf einfache Weise eine Strömungsverbesserung des Blutes ermöglicht. Regelmäßiges Blutspenden nützt so Spender und Empfänger gleichermaßen. Dieser Effekt kann verstärkt werden, wenn das entnommene Blut durch eine Flüssigkeit ersetzt wird, die ein besonders günstiges Strömungsverhalten aufweist (Hämodilution).[23]

Interessante Möglichkeiten kommen auch aus dem Bereich der Naturheilverfahren. Besonders die hämatogene Oxidationstherapie (HOT) und die Ultraviolettbestrahlung des Blutes (UVB)[24] haben sich in den letzten Jahren zur Verbesserung der Mikrozirkulation verbreitet. Auch bei den anderen genannten Zivilisationskrankheiten ist die Störung der Fließeigenschaften ein wichtiges Prinzip im Krankheitsablauf. Daher erweist es sich oft als überraschend wirksam, hier durch eines der genannten Verfahren regelnd einzugreifen. Im letzten Teil des Buches werde ich dafür einige Fallbeispiele geben.

Ein zweiter Bereich wurde weiter oben ausführlich dargestellt: Die Entstehungen von Lymphödemen durch Entzündungen und deren Folgen für die Gesundheit. Darmentzündungen bedingen einen vermehrten Anfall von Lymphflüssigkeit und können zu einem Rückstau dieser Lymphe führen. Richtige Ernährung verhindert so eine weitere Entzündung im Magen-Darm-Trakt und hilft durch Entlastung der großen Darmlymphwege, den Lymphstau zu beseitigen.

Welche weiteren Wege gibt es, um die Funktion des Lymphgewebes zu verbessern, das von entscheidender Bedeutung für unsere Gesundheit, insbesondere für das Abwehrsystem ist? Leider gibt es in diesem Bereich der Medizin kaum verwertbare Forschung. Alle bisher untersuchten Medikamente aus dem Bereich der Pharmakologie haben sich als unwirksam erwiesen.[25] Lediglich die Homöopathie kennt aus ihrem Erfahrungsschatz eine Reihe von Medikamenten, die sich bei Lymphabflußstörungen bewährt haben. Erfolgreich ist auch eine besondere Massagetechnik, wodurch die Lymphflüssigkeit in Richtung Herz bewegt wird. Bei der komplex physikalischen Entstauungstherapie[26] oder Lymphdrainage wird durch eine Abfolge von sanften Auspreßbewegungen die gestaute Lymphe aus der Peripherie zu den großen Sammelgefäßen befördert. Eine Maßnahme, die besonders bei Schwellungen von Beinen und Armen (zum Beispiel nach Brustoperationen) angewendet wird.

Es gibt selbstverständlich noch viele weitere Maßnahmen, die zur Verbesserung der Gesundheit beitragen. Sie können nicht alle genannt werden. Ich lege meinen Patienten jedoch immer noch zwei Dinge ans Herz: Sport und Sauna.

Sport und Bewegung steigern das Wohlbefinden in jedem Alter. Besonders wichtig wird dies, wenn ein Mensch die Vierzig überschritten hat. Dann sind leider nur noch selten die Zeit und die Lust dafür vorhanden. Dabei bedeutet »Sport« in jedem Lebensalter etwas anderes. Doch können auch Siebzig- und Achtzigjährige mit Freude ein tägliches Bewegungsprogramm durchführen. Alle Vorteile der regelmäßigen Bewegung aufzuführen, ist kaum möglich. Besonders wichtig ist die Steigerung der Immunabwehr, die bessere Sauerstoffversorgung des Gewebes und das gehobene Allgemeinbefinden.

Diese letzten Punkte lassen sich auch durch die zweite Maßnahme, den regelmäßigen Saunabesuch, erreichen. Besonders die Abhärtung gegen Erkältungskrankeiten durch die Sauna ist in letzter Zeit wissenschaftlich gesichert worden.[27] Falls Sie Saunabesuche nicht schätzen oder nicht vertragen, empfehle ich Ihnen jedoch zumindest die tägliche Wechseldusche. Auch so können Sie regelmäßig ihr Gefäßsystem trainieren und damit Erkältungskrankheiten vorbeugen. Gewöhnen Sie sich an, nach jedem heißen Duschen etwa 10 Sekunden kalt nachzuduschen, wobei Sie bei Armen und Beinen beginnen. Brausen Sie zum Schluß nicht mehr warm! Das kalte Wasser sollte immer den Abschluß bilden.

Heilung durch Ernährungsumstellung – Beispiele aus der Praxis

Was wird sich an Ihrem Leben ändern, wenn Sie den 10 Regeln folgen? Was hat es für Folgen? Eine Menge! Beginnen wir mit dem, was bereits wissenschaftlich gesichert ist. Zuerst das Wichtigste:

- Sie werden länger leben, und Sie werden gesünder sein![1] Ganz allgemein werden Sie seltener an Krankheiten leiden. Besonders betrifft das die schweren, chronischen Krankheiten, über die in diesem Buch die Rede war – die Zivilisationskrankheiten.

- An erster Stelle stehen die Herz-Kreislauf-Krankheiten: Bluthochdruck, Herzinfarkt, Hirninfarkt, Arteriosklerose, arterieller Verschluß der Beine. Hier ist Ihr persönliches Risiko dank gesunder Ernährung und niedrigem Cholesterinspiegel deutlich günstiger. Besonders ausgeprägt wird dieser positive Effekt sein, wenn Sie sich zusätzlich regelmäßig (nicht extrem!) bewegen.

- Auch die Todesursache Nummer 2, der Krebs, wird Sie mit geringerer Wahrscheinlichkeit treffen. Das mag auf den ersten Blick erstaunen, ist jedoch gleichfalls gesichert. Besonders trifft dies auf Krebs des Magen-Darm-Traktes zu, was Sie wohl weniger überraschen wird.[2] Aber auch andere Krebsarten sind davon betroffen, zum Beispiel der Brustkrebs. Sie werden als Frau bei gesunder Ernährung ein geringeres Risiko tragen als weniger gut ernährte Altersgenossinnen.[3]

- Die drei häufigsten Stoffwechselkrankheiten (Zuckerkrankheit, Fettstoffwechselstörung und Gicht) werden Sie kaum betreffen. Damit werden Sie auch nicht an den zahllosen Folgebeschwerden leiden, die diese Krankheiten nach sich ziehen.

- Rheumatische Erkrankungen führen zwar nicht zum Tod, sind aber die häufigste Ursache von langanhaltenden Schmerzen im Alter. Sie werden davon seltener als andere betroffen sein, da es Ihnen leichter fallen wird, Ihr Gewicht zu kontrollieren.

- Darüber hinaus gibt es eine Fülle von positiven Veränderungen, die sich nicht in Sterblichkeitsziffern ausdrücken lassen: Das ist die größere Leistungsfähigkeit oder die geistige Frische, die wahrscheinlich durch nachweisbare Verbesserung der Fließeigenschaften des Blutes[4] erreicht wird.

- Sie werden seltener unter Infekten leiden, da Ihr Immunsystem besser funktioniert. Schießlich werden Sie ein Wohlgefühl im Bauchraum verspüren, das mehr ist, als nur die Abwesenheit von Beschwerden. All die beschriebenen Fakten laufen auf eines hinaus: eine bessere Gesundheit! Das bedeutet für den Betroffenen größeres Wohlbefinden und mehr Freude am Leben!

Doch was ist, wenn bereits Krankheiten vorhanden sind? Wirkt sich dann eine gesunde Ernährungsweise gleichfalls günstig aus? Dies soll das Thema des folgenden Kapitels sein. Ich werde darin beschreiben, wie sich die dargestellte Nahrungsumstellung auf verschiedene Zivilisationskrankheiten auswirkt. Weiter vorne in diesem Buch wurde der Zusammenhang zwischen den Eßgewohnheiten und der Entstehung dieser Krankheiten dargestellt (siehe Seite 103). Nun möchte ich Ihnen schildern, wie sich diese Prozesse auch umkehren lassen, wenn der schädigende Einfluß durch falsche Essensweise wegfällt. Die einzelnen Krankheitsbilder werde ich in Form von kurzen Krankheitsgeschichten aus meiner Praxis vorstellen. Auf diese Weise soll eine allzu trockenmedizinische Darstellung vermieden werden. Die persönlichen Daten wurden von mir geändert. Bei der Auswahl der Fallgeschichten wähle ich bewußt einige eindrückliche Beispiele. Dabei laufe ich leider unvermeidbar Gefahr, daß der Eindruck entsteht, durch gesunde Ernährung könne jedes nur denkbare Leiden geheilt werden. Selbstverständlich ist dies nicht der Fall! Es bedeutet auch nicht, daß alle hier erwähnten Krankheiten immer in derselben Art und Weise durch Ernährung gebessert werden können. Jeder Mensch und jede Krankheit ist ein Einzelfall! Die Schilderung der Patientenschicksale soll dazu dienen, die Kraft plastisch werden zu lassen, die in einer gesunden Lebensführung liegt. Damit möchte ich vor allem deutlich machen, daß Veränderung eher über eigenes Handeln (zum Beispiel Ernährung) als durch passive Hingabe (zum Beispiel Medikamenteneinnahme) zu erzielen ist.

Die Nahrungsumstellung verlief in allen Fällen im wesentlichen in der oben beschriebenen Art und Weise. Selbstverständlich kamen bei schwereren Krankheitsbildern auch Medikamente zum Einsatz. Dabei möchte ich nicht verschweigen, daß ich eine Vorliebe für möglichst nebenwirkungsarme Medizin habe. Wo möglich, verwende ich pflanzliche oder homöopathische Medikamente. Auch Akupunktur, Neuraltherapie oder verschiedene durchblutungsverbessernde Behandlungen waren von Fall zu Fall sinnvoll. Es liegt mir nichts daran, aus den Naturheilverfahren eine Ideologie zu machen. Auch viele herkömmliche Medikamente werden gut vertragen beziehungsweise sind durch nichts anderes ersetzbar.

Magenprobleme

Als ich den 50 Jahre alten Fritz vor mir sah, dachte ich sofort: »Ein Magenkranker!«. Trotz der 25 Kilogramm Übergewicht konnte man tiefe Furchen zwischen Nasenflügeln und Mundwinkel in seinem Gesicht erkennen – Anzeichen für langjähriges Magenleiden. So war es auch: Seit fast 20 Jahren hatte er beständig Maleur mit der Verdauung. Schmerzfrei sei er praktisch nie, berichtete er gedrückt. Die besten Zeiten erlebe er im Urlaub, doch auch da habe er immer wieder Magendrücken und Sodbrennen. Schlimmer sei es dann bei der Arbeit. Bereits am frühen Morgen müsse er die ersten Tabletten nehmen, sonst überstehe er den Tag nicht. Er habe alles ausprobiert, was an Tabletten auf dem Markt sei. Am besten würden noch die Säurebinder und Säureblocker helfen, die er als Dauertherapie einnehme. Wenn es gar zu schlimm sei, kämen noch Schmerzmittel hinzu. Der Magen sei mittlerweile ziemlich vernarbt, wie bei mehreren Spiegelungen festgestellt worden sei. Er sei auch schon in psychosomatischer Kur gewesen. Dort hätte er eine gewisse Erleichterung erfahren. Doch im normalen Alltag seien die alten Probleme wieder aufgetreten.

Fritz war Leiter der Exportabteilung einer großen Firma. Bedauerlicherweise mußte er viel reisen, was ihm zuwider war. Schon beim Gedanken an leere Hotelzimmer spürte er, wie sein Magen protestierte. An einen Wechsel des Arbeitsplatzes hatte er schon öfters gedacht, doch das kam aus verschiedenen Gründen zur Zeit nicht in Frage. Auch war er vom Zusammenhang zwischen Beruf und Beschwerden nicht völlig überzeugt. Zu gleichmäßig zogen sich die Beschwerden über die letzten 20 Jahre hin. Neben den Magenschmerzen hatte er noch weitere Verdauungsbeschwerden: Blähungen sowie Durchfall mit Verstopfung im Wechsel. Bei der körperlichen Untersuchung gab er starke Schmerzen beim Abtasten des Oberbauches an.

Ich nahm mir einige Zeit, um ihm den Zusammenhang zwischen Magenentzündungen und Ernährung zu erklären. Er zeigte sich aufgeschlossen und interessiert. Er habe nicht viel Hoffnung, daß die Beschwerden besser würden. Zu viel habe er schon versucht. Da ihm meine Ausführungen aber einleuchteten, wolle er es dennoch versuchen. Wochen vergingen, doch ich sah Fritz nicht wieder. Hatte ich ihn falsch eingeschätzt und zu hohe Anforderungen an ihn gestellt? Hätte ich ihn schonender an das Thema der Nahrungsumstellung heranführen sollen?

Eineinhalb Monate danach stand er wieder vor mir. Ohne ein Wort zu sagen, knöpfte er seine Jacke auf und demonstrierte mir seine Hose: Sie war mehr als handbreit zu weit geworden. »Ich habe über zehn Kilogramm abgenommen!« verkündete er stolz. »Nach den ersten Tagen fiel es mir nicht schwer. Aber das Beste ist, daß ich seit vier Wochen keine Bauchschmerzen mehr habe. Sie sind wie weggeblasen. Deshalb habe ich diese Nahrung auch stur durchgehalten. Sonst hätte ich mich wohl zu einem leckeren Nachtisch verführen lassen. Dabei habe ich mehr gearbeitet als je zuvor. Deswegen komme ich auch erst heute. Ich hatte einfach keine Zeit.«

In den folgenden Wochen und Monaten konnte Fritz seine Ernährung wieder aufbauen, ohne unter Schmerzen zu leiden. Nur bei Diätfehlern und Auseinandersetzungen im Betrieb meldete sich der Magen wieder. Dann legte er von sich aus einen oder zwei Tage mit Schonkost ein. So klangen die Beschwerden auch ohne Medikamente ab.

Colitis ulcerosa

Der Anrufer, der Andreas ankündigte, klang verzweifelt. Er sei der beste Freund von Andreas: Andreas müsse sofort, möglichst am folgenden Tag noch einen Termin bekommen. Es war drei Tage vor Weihnachten, und obwohl es terminlich sehr knapp war, stimmte ich zu, ihn am folgenden Tag zu sehen. Als ich Andreas in mein Sprechzimmer bat, konnte ich die Besorgnis des Freundes verstehen. Der 23jährige Patient wirkte aschfahl, bereits die wenigen Schritte aus dem Wartezimmer schienen ihn übermäßig anzustrengen. Er bemühte sich trotzdem, mit einem Lächeln seine Krankengeschichte zu erzählen.

Er sei nun im fünften Semester seines Studiums. Er studiere Klavier an der Musikhochschule. Kurz vor dem Abitur sei die Krankheit, Colitis ulcerosa, ausgebrochen. Es habe gleich mit massiven, blutigen Durchfällen begonnen. Bis zu zehnmal am Tag habe er zur Toilette gehen müssen. In dieser Zeit sei sein Gewicht um fast zehn Kilogramm zurückgegangen. Erst nach dem Abitur, das er trotz der Erkrankung mit ausgezeichneten Noten bestanden habe, sei der Durchfall besser geworden. Allerdings habe er große Mengen an Cortison einnehmen müssen. Leider blieb es nicht bei diesem einen Ereignis. In den folgenden zwei Jahren habe er etwa sechs neue Krankheitsschübe erlebt. Anfänglich sei es nicht so schlimm gewesen. Die letzten drei Schübe hätten aber deutlich an Stärke zugenommen. Viermal seien für ihn äußere Anläße erkennbar gewesen, zum Beispiel seelische Belastungen oder Magen-Darm-Infekte. Zweimal seien die Erkrankungen aus heiterem Himmel gekommen. Dieses Mal sei vermutlich eine Prüfung schuld, für die er viel gelernt habe.

Die gesundheitliche Situation war wirklich ernst. Das ganze vergangene Jahr hatte er durchgehend Medikamente einnehmen müssen. Meist in Form von Cortison-Einläufen. Trotzdem war die Erkrankung immer wieder aufgeflackert. In den letzten zwei Monaten hatte sie sich weiter gesteigert, bis zuletzt hohes Fieber hinzugekommen war. Über eine Woche lang hatte er Temperaturen um 40 Grad. Das Fieber wollte auf die üblichen Medikamente nicht reagieren. Erst der hochdosierte Einsatz von Cortison und Antibiotika, verbunden mit fiebersenkenden Tabletten, erreichte ein Absinken der Temperatur auf 38,5 Grad. Der blutig-schleimige Durchfall hielt an. Andreas war auch seelisch am Ende: »Ich habe es satt, immer nur Medikamente zu schlucken. Solange ich Cortison eingenommen habe, ging es mehr schlecht als recht. Ohne Cortison kam der Durchfall. Jetzt hilft sogar das nicht mehr. Mir reicht es!«

Die körperliche Untersuchung und die Laboruntersuchung bestätigte die bedenkliche Lage. Es zeigten sich die charakteristischen Zeichen einer hochgradigen Darmentzündung. Mir wurde sehr unwohl in meiner Haut. Zu dumm, daß es ausgerechnet zwei Tage vor Weihnachten war und ich am folgenden Tag in einen zehntägigen Urlaub fahren würde! Ich fragte Andreas, was er von einem Krankenhausaufenthalt dächte. Aber er lehnte rundheraus ab: »Da gehe ich nur hin, wenn ich überhaupt nicht mehr krabbeln kann.«

Mit einigen Bedenken besprach ich mit Andreas die Verfahrensweise. Er solle die folgenden zwei Wochen, bis wir uns wiedersehen würden, ausschließlich von Getreidebrei oder Getreidesuppe leben. Um weiterem Gewichtsverlust vorzubeugen, müsse er noch mittelkettige Fette (siehe Seite 145) hinzufügen. Auch solle er noch einige pflanzliche und homöopathische Medikamente einnehmen. Wenn es allerdings zu einer nochmaligen Verschlechterung komme, müsse er mir versprechen, das nächste Krankenhaus aufzusuchen. Darauf einigten wir uns.

Im Urlaub dachte ich öfters an Andreas. Als die Praxis im Januar wieder geöffnet hatte, war er der erste Patient, der im Wartezimmer saß. Er sah immer noch sehr blaß aus. Doch wirkte er deutlich verändert. Mit raschen Schritten ging er auf mich zu: »Seit dem 2. Weihnachtsfeiertag habe ich keine Schmerzen mehr. Es blutet zwar noch gelegentlich, aber kein Vergleich mit der Zeit vor Weihnachten! Ich habe deshalb die meisten Medikamente von mir aus schon wieder abgesetzt. Mir geht es viel besser!«

Bei den erneuten Laboruntersuchungen zeigte sich gleichfalls die positive Entwicklung. Die typischen Entzündungszeichen waren zwar noch vorhanden, allerdings wesentlich abgeschwächter. Die kommenden Monate brachten weitere Fortschritte. Es war erfreulich zu sehen, wie sich Andreas entwickelte. Aus einem blassen, abgemagerten Patienten wurde ein selbstbewußter, junger Mann. Kurz vor Ostern überraschte er mich mit einer Einladung. Am Ostersonntag fände sein erstes öffentliches Konzert statt. Er habe zwar noch ein wenig Angst, traue sich eine solche Leistung aber schon wieder zu. Mittlerweile kann ich auf eine Zeit von über vier Jahren zurückblicken. In dieser Zeit hatte Andreas keine Darmblutungen und kein Fieber mehr. Lediglich während einiger Tage klagte er über leichten Durchfall. Doch dies war in einer Zeit, als ein Magen-Darm-Infekt weit verbreitet war. Medikamente – namentlich Cortison – hat er in dieser Zeit nicht mehr eingenommen.

Für mich ist die Geschichte von Andreas besonders eindrucksvoll, zeigt sie doch den Zusammenhang von Ernährung und chronischer Darmkrankheit in deutlicher Weise. Diese Geschichte ist kein Einzelfall. In vielen anderen Fällen von Colitis ulcerosa und Morbus Crohn konnte ich ähnliche Erfahrungen machen. Allerdings sind nicht alle Krankheitsverläufe so unkompliziert und gradlinig wie der von Andreas. In manchen Fällen gestaltet sich der Verlauf wechselhafter und schwieriger.

Wie läßt sich aber der Einfluß der Nahrung auf die Entzündung des Darmes erklären? Da ich in den zurückliegenden Kapiteln diese Frage bereits ausführlich behandelt habe, möchte ich die Erklärung auf einen Punkt beschränken: Fast bei allen entzündlichen Darmerkrankungen kommt es zu einer Passagebeschleunigung im Dünndarm. Die Nahrung wird nicht mehr im ersten Teil des Dünndarms aufgenommen, sondern gelangt in tiefere Darmabschnitte. Die dort befindlichen Bakterienstämme können sich dramatisch vermehren und reizen so die Oberfläche des Darmes. Das Überwuchern der Bakterien begünstigt die weitere Entzündung und hält sie aufrecht. Durch die anfängliche Schonkost wird die Nahrung bereits in früheren Abschnitten des Darms aufgenommen. Die Bakterien werden quasi ausgehungert.

Ähnliches könnte man auch durch andere Formen der leicht aufnehmbaren Nahrung erreichen. Am bekanntesten wurde die sogenannte Astronautenkost (eine Kunstnahrung aus Fett, Zucker und Eiweiß). Auch sie schont den Darm. Das besondere an der Getreidekost ist jedoch der hohe Anteil von gut verträglichen Faserstoffen. Während bei der Astronautenkost der Darm fast stillgelegt ist, wird die Motorik des Darmes durch die Fasern weiter aufrechterhalten. Diese Darmbewegungen sind aber besonders nützlich. Der Darm knetet sich selbst und transportiert so die Lymphe aus sich heraus, wodurch seine Schwellung abnimmt.

Rheuma[5]

Michaela war ein normal entwickeltes, fröhliches Einzelkind. Kurz vor ihrem sechsten Geburtstag machten die Eltern mit ihr, wie gewohnt, einen Spaziergang. Dabei benahm sich die Sechsjährige recht auffällig. Sie wollte immer wieder getragen werden, hatte keine rechte Lust zu gehen. Den Eltern erschien dies überraschend, da Michaela sonst kaum in ihrem Bewegungsdrang zu bremsen war.

In den folgenden Wochen wiederholten sich die Momente, in denen Michaela auf den Arm wollte. Eine Zeit lang dachten die Eltern, dies wäre nur eine vorrübergehende Angewohnheit, eine Marotte des Kindes. Dann aber suchten sie den Hausarzt auf. Der untersuchte das Mädchen und schickte es umgehend in die nächste Kinderklinik. Umfangreiche Tests und Untersuchungen wurden angestellt. Dann die Diagnose: »Rheuma«. Es handelte sich um einen hochentzündlichen Prozeß (Morbus Still). Rheuma, so wurde den Eltern erklärt, kann bereits im frühen Kindesalter auftreten. In diesem Fall müsse man sofort einschreiten, da es sonst zu bleibenden Gelenkschäden mit nachfolgender Verkrüppelung komme.

In der Kinderklinik versuchte man verschiedene Medikamente und entschloß sich schließlich zu einer Cortisonbehandlung, da alle anderen Maßnahmen nicht halfen. Sicherlich, so hörten die Eltern, sei das nicht ohne Nebenwirkungen, es sei aber besser, als der Krankheit einfach ihren Lauf zu lassen. Im Anschluß an die Kinderklinik wurde Michaela in eine Rheumaklinik für Kinder ins Allgäu geschickt. Die Cortisontherapie wurde fortgesetzt. 18 Monate dauerte dieser erste Aufenthalt. Er blieb nicht der letzte: Über die gesamte Kindheit und Jugend wurde die Klinik das eigentliche Zuhause für das kleine Mädchen. Zeiten zu Hause bei den Eltern blieben nur Unterbrechungen bis zur nächsten Klinikeinweisung. Insgesamt verbrachte sie bis zu ihrem 21. Geburtstag 13 volle Jahre im Krankenhaus. In diesen Jahren gab es keinen Tag, an dem sie wegen der Schmerzen in den entzündeten Gelenken kein Cortison benötigte. Im Durchschnitt war sie gezwungen, 7,5 mg täglich einzunehmen. Das Cortison allein reichte nicht, sie benötigte zusätzlich Antirheumatika.

Nebenwirkungen mußte Michaela viele hinnehmen. Eine war jedoch besonders tragisch: Unter dem Einfluß des Cortisons wurde Michaela nicht mehr größer. Sie reifte zwar geistig und sozial und wurde zur Frau, ihre Körpergröße nahm jedoch nicht weiter zu. Sie wurde nicht größer, als sie als sechsjährige gewesen war. Lediglich während eines mehrmonatigen »Urlaubs« außerhalb der Klinik war sie um wenige Zentimeter gewachsen. Nach der Schulzeit, die ebenfalls zum größten Teil im Krankenhaus erfolgte, erlernte Michaela einen Beruf, den sie später auch ausübte. Ins Krankenhaus ging sie nur noch, wenn es gar nicht mehr zu vermeiden war. Sie hatte mittlerweile gelernt, selbständig die Medikamente gezielt und sparsam einzusetzen. Meist konnte sie die entzündlichen Schübe selbst bekämpfen. Es gab aber weiterhin keinen Tag ohne Cortison.

Die nächste, gravierende Nebenwirkung kam für sie überraschend: Die junge Frau fühlte sich über einige Monate etwas matt. Während eines Urlaubs mit einer Freundin in Spanien wurde ihre Schwäche immer offenbarer: Trotz des strahlenden Wetters wollte sie nicht mehr ins Freie. Sie fühlte sich nur noch im Bett wohl. Zu Hause suchte sie den Hausarzt auf. Der rief sie noch am selben Tag an. Sie habe etwa die Hälfte des Blutes verloren! Im Krankenhaus erhielt sie sofort Bluttransfusionen. Blutende Magengeschwüre waren die Ursache für die Beschwerden. Es war die Nebenwirkung der Cortisoneinnahme. Bei den Untersuchungen stellte sich auch heraus, daß sie bereits früher zahlreiche Geschwüre im Magen und Darm gehabt haben mußte. Einige Darmteile waren stark vernarbt. Man empfahl ihr, sich diese Teile entfernen zu lassen, da sie sonst einen Darmverschluß riskieren würde. Sie stimmte zu.

Nachdem sich Michaela von der Operation und dem Krankenhaus wieder erholt hatte, ging es ihr besser. Sie konnte wieder ihrer Arbeit nachgehen. Zwei Monate später fühlte sie sich erneut abgeschlagen. Diesmal wartete sie nicht so lange mit dem Besuch beim Arzt. Das Ergebnis war noch schlechter. Mehr als die Hälfte des Blutes hatte sie in der kurzen Zeit auf Grund von neuerlichen Magenblutungen verloren. Im Krankenhaus transfundierte man wieder frisches Blut. Im Gespräch mit den Ärzten machte man ihr keinen Mut: Das seien eben die Nebenwirkungen des Cortisons. Es sei eigentlich ein Wunder, daß sie so lange davon verschont geblieben sei. Zwei Wochen nach der Entlassung aus dem Krankenhaus konsultierte Michaela ihren Arzt. Der nahm – nur aus Vorsicht – Blut ab. Am folgenden Tag rief er sie an und bat sie zu sich. Sie habe in den letzten zwei Wochen wieder einen großen Teil ihres Blutes verloren. Er befürchte, sie müsse sich schon bald wieder auf eine neue Blutübertragung einstellen.

Michaela war verzweifelt. Ob es denn gar nichts anderes gäbe, was sie in ihrer Situation unternehmen könne? Der Hausarzt machte ihr keine Hoffnungen. Eine Alternative zu Cortison und Antirheumatika sei nicht in Sicht. Eventuell müsse man den Magen in einigen Jahren ganz entfernen. Vielleicht würden irgendwann einmal nebenwirkungsärmere Medikamente erfunden. Ob sie das allerdings noch erleben würde, sei fraglich. Die junge Frau war nach dieser Nachricht wie am Boden zerstört. Als sie sich einige Tage später davon etwas erholt hatte, beschloß sie, sich mit diesem Schicksal nicht abzufinden. Zu viel hatte sie schon hinnehmen müssen. Das langsame Siechtum wollte sie nicht akzeptieren.

Als ich Michaela zum ersten Mal untersuchte, tat sie mir von Herzen leid. Sie befand sich in einer scheinbar ausweglosen Situation: Ohne Cortison und Rheumamittel konnte sie vor Schmerzen nicht leben, mit diesen Medikamenten drohte sie zu verbluten.

Ich setzte mit meiner Behandlung an mehreren Ebenen gleichzeitig ein. Der erste Schritt bestand in einer Ernährungsumstellung. Der Verdauungstrakt mußte geschont werden (Getreidesuppe). Gleichzeitig gab ich alternativ eine Reihe von homöopathischen Rheumamedikamenten. Schließlich sorgte ich für eine bessere Durchblutung angesichts der maximalen Entzündung im Blut (starke Entzündung bedeutet auch Verschlechterung der Mikrozirkulation).

Zwei Wochen lang ging es Michaela nicht gut. Ein Erfolg der Behandlung war nicht zu erkennen. Gleichzeitig fand sie die Ernährung etwas mager, auch wenn sie sich über den Gewichtsverlust freute. Zu Beginn der dritten Woche nach Behandlungsbeginn hatte sie zum ersten Mal einen Tag lang keine Magenschmerzen mehr. Laborkontrollen zeigten keinen weiteren Blutverlust. Das gab ihr Auftrieb. Den brauchte sie auch, denn die Gelenkbeschwerden waren unverändert heftig. Dementsprechend konnte die Cortisonmenge noch nicht reduziert werden.

Im Verlauf der nächsten Wochen konnte die Nahrung weiter aufgebaut werden, ohne daß sich die Bauchbeschwerden beziehungsweise die Magenblutungen wieder einstellten. Das Blutbild erholte sich langsam – ohne weitere Bluttransfusionen. Nach sechs Wochen konnte Michaela über einen weiteren Erfolg berichten: Sie habe das Gefühl, die Gelenkschmerzen würden nachlassen. Sie traue sich jedoch noch nicht, die Medikamente zu reduzieren, da sie einen Rückschlag befürchte. Die nächste Zeit bestätigte die günstige Entwicklung. Von Woche zu Woche ging es ihr etwas besser. Gelegentlich kam es auch zu kleineren Verschlechterungen, die jedoch nur kurz anhielten. Langsam konnten die bisher unverzichtbaren Cortisongaben abgebaut werden.

Mittlerweile ist Michaela mehr als drei Jahre in meiner Behandlung. Auch in der Folgezeit ging es schrittweise langsam besser. Sie meinte, es sei ihr noch nie so gut gegangen, seitdem sie die Krankheit habe. Sie ist jedoch nicht völlig schmerzfrei. Medikamente muß sie noch nehmen. Allerdings wesentlich weniger als je zuvor: Nahm sie sonst jeden Tag ohne Ausnahme seit Krankheitsbeginn etwa 7,5 mg Cortison und 200 mg Diclofenac (ein Rheumamittel), sind es mittlerweile nur noch an zwei Tagen der Woche 2,5 mg Cortison. An fünf Tagen in der Woche kann sie auf Cortison gänzlich verzichten. Eine Reduktion um über 90%! Rheumamedikamente benützt sie gar nicht mehr. Nur im Abstand von einigen Wochen nimmt sie eine Schmerztablette.

Wie konnte es dazu kommen? Wieso wirkten sich derart einfache Maßnahmen so günstig aus, während vorher die Beschwerden immer schlimmer wurden?

Unter »Rheuma« werden höchst unterschiedliche Krankheiten zusammengefaßt. Die Spanne reicht von den degenerativen Gelenkerkrankungen (Arthrosen, »Gelenkverschleiß«) über den Weichteilrheumatismus (Kreuzschmerzen, steifer Hals, Hexenschuß) und die infektiösen Gelenkerkrankungen bis hin zu schweren Gelenkentzündungen, die zur Invalidität führen können. Trotz der Formenvielfalt dieser Krankheiten gibt es bei dem Prozeß der Gelenkzerstörung große Gemeinsamkeiten. Stellvertretend sei hier auf die rheumatoide Arthritis (PCP) eingegangen, eine schwere, häufig mit Gelenkzerstörung einhergehende Erkrankung, deren Ursache unbekannt ist. Möglicherweise ist eine Fehlregulation des Immunsystems ein Teil des Krankheitsgeschehens.

Aus unklaren Gründen beginnt der Körper gegen das feine Häutchen, das den Knorpel im Gelenk umgibt (Synovia), Antikörper zu bilden. Dieses Knorpelhäutchen ist von großer Bedeutung. Seine Reizung bewirkt, daß eine Entzündungslawine losgetreten wird, bei der eine Fülle von Entzündungsstoffen[6] freigesetzt wird. Die Gelenkflüssigkeit vermehrt sich und wird mit Entzündungsstoffen sowie mit weißen Blutkörperchen angefüllt. Das Gelenk schwillt an und schmerzt. Im Laufe der Zeit greift die Entzündung auf den Knorpel über und zerstört ihn. Es kommt zu einer Bewegungseinschränkung und Fehlbelastung und bei weiterem Fortschreiten der Krankheit zu einer Deformierung des entsprechenden Gelenkes. Wer davon betroffen ist, spürt am Anfang eine charakteristische Morgensteifigkeit der Finger, als habe er körperlich hart gearbeitet. Das Schuhebinden oder das Umdrehen des Autoschlüssels fällt schwer. Im Laufe des Tages lassen diese Symptome nach. Später betrifft die Krankheit nicht nur die Finger, sondern auch andere Gelenke (meist beidseitig) wie Knie-, Ellenbogen-, Hüft-, Sprung- oder Fußgelenke. Anhaltende Schmerzen schränken das normale Leben ein. Falls der Prozeß nicht zum Stillstand kommt, schwellen die Gelenke an und zeigen nach Jahren mehr oder weniger große Deformierungen. In diesem Stadium sind die Betroffenen sehr beeinträchtigt. Selbst das Essen kann zur Qual werden, wenn das Kiefergelenk davon betroffen ist. Die übliche Behandlung besteht in einer Bekämpfung der Entzündung mit Antirheumatika, Cortison und der sogenannten Basistherapie.[7] Zusätzlich werden verschiedene physikalische Maßnahmen wie Wärme- und Kälteanwendungen und Krankengymnastik angewandt. Wenn das nicht ausreicht, muß in vielen Fällen operiert werden.

Wie konnte es bei der oben geschilderten Patientin zu einem derart erfreulichen Verlauf kommen? Was läßt sich darüber hinaus tun? Wie bei allen Entzündungen kommt es auch bei dieser Form des Rheumas darauf an, die Schwellung im Gelenk zu beseitigen. Das bedeutet, dafür zu sorgen, daß die Flüssigkeit im Gelenk wieder abfließen kann. Die Flüssigkeitsansammlung dort besteht allerdings nicht nur aus Wasser, sondern enthält Eiweiße, verschiedene Entzündungssubstanzen und weiße Blutkörperchen. Wegen dieser Beimischungen kann die Schwellung nicht einfach in das Venensystem ablaufen, sondern muß über die Lymphwege abgeleitet werden. Das Lymphsystem ist für solche Aufgaben spezialisiert. Wie Sie mittlerweile wissen, ist die Transportfähigkeit des Lymphgefäßsystems vom Zustand des Magen-Darm-Traktes abhängig. Dementsprechend wirkte sich die permanente Entzündung des Magens auf die Patientin doppelt ungünstig aus: Durch die Einnahme der Antirheumatika kam es zu einer massiven Störung des Verdauungsapparates, was indirekt (via Lymphe) die Gelenke beeinträchtigte und sie so wieder zu einer vermehrten Einnahme von Medikamenten zwang: Ein Teufelskreis!

Die Schonkost brachte für die Patientin daher eine Erleichterung von zwei Seiten. Solche Zusammenhänge erklären vermutlich die großen Fortschritte, die Rheumatiker auch durch Fasten erzielen können.

Ein Teil der Zusammenhänge erklärt sich möglicherweise auch über die Zusammensetzung der Darmbakterien, die durch diese Art der Ernährung verbessert wird. Wie Sie wissen, haben die Bakterien durch ihren Stoffwechsel einen maßgeblichen Einfluß auf unser Befinden. Einige Autoren sind daher der Überzeugung, daß eine krankhaft veränderte Darmflora mitbedingend für entzündliches Rheuma sei.[8] Die rheumatoide Arthritis geht weiterhin mit massiver Entzündung einher, die nicht nur das Gelenk, sondern auch das Blut betreffen. Unter solchen Bedingungen verändert das Blut seine Viskosität und tendiert zur Dickflüssigkeit. Dementsprechend fühlte sich die Patientin abgeschlagen, leistungsunfähig und krank. Verschiedene durchblutungsverbessernde Maßnahmen sind daher eine Möglichkeit, nicht nur die Durchblutungssituation am betroffenen Gelenk, sondern auch die Allgemeinsituation des Menschen zu verbessern (in diesem Fall wurden HOT und UVB angewandt). Schließlich kamen noch weitere Therapieformen zum Zuge wie Homöopathie, physikalische Maßnahmen.

Michaela ist erfreulicherweise kein Einzelfall. Bei vielen rheumatischen Erkrankungen führt der beschriebene Weg zumindest zu einer deutlichen Schmerzerleichterung. Dabei verstehe ich dies nicht als Konkurrenz zu üblichen Verfahren. Diese sanften Verfahren sind ein anderer Ansatzpunkt, der zusätzlich genutzt werden kann. Wenn damit auf nebenwirkungsreiche Verfahren verzichtet werden kann, ist das ein großer Fortschritt.

Das chronisch erkältete Kind

Christine war ein hübsches, schlankes, aufgewecktes, blondes Mädchen. Ihre Mutter war dennoch über die acht Jahre alte Tochter verzweifelt. Das hatte mehrere Gründe. Der wichtigste Grund waren Christines dauernden Krankheiten. Seit der frühesten Kindheit löste eine Krankheit die andere ab. Erst war sie erkältet, dann bekam sie eine Mittelohrentzündung, dann folgte eine Angina undsofort. Wenn anderen Kindern nur die Nase lief, lag Christine mit hohem Fieber im Bett. Beim Kinderarzt wurden Christine und ihre Mutter zu Stammkunden. Bei jedem Besuch fragte er nur noch: »Was ist es denn diesmal?« und verschrieb ein neues Antibiotikum. Davon hatte das kleine Mädchen mittlerweile eine riesige Anzahl eingenommen. Beide Elternteile waren davon wenig begeistert. Sie hätten es lieber gesehen, wenn Christine ohne diese Medikamente wieder gesund geworden wäre. Allerdings zogen sich die Krankheitsphasen ohne die Gabe von Antibiotika sehr in die Länge, wodurch das Mädchen stark geschwächt wurde.

Die ständigen Infekte im Nasen-Rachen-Raum verlegten die Nasenatmung und zwangen Christine, mit offenem Mund zu atmen. Manchmal wurde sie deshalb gehänselt, da der halb offen stehende Mund ungerechterweise etwas dümmlich wirkte. Dieser Ausdruck wurde durch das leicht verschwollene Gesicht noch unterstrichen. Auch die Belastungsfähigkeit von Christine war nicht so, wie die ihrer Spielkameraden. Schon geringe Anstrengungen, kleine sportliche Leistungen schienen sie enorm mitzunehmen. Statt mit anderen Kindern draußen zu spielen, zog sie sich lieber zurück. Sie hätte den ganzen Tag vor dem Fernsehgerät verbringen können, wenn ihre Eltern dies erlaubt hätten. Wenn sie aufgefordert wurde, etwas zu tun, reagierte sie oft nörgelnd und quängelig. Dieses Verhalten war besonders beim Essen ausgeprägt. Christine hatte nie Hunger. Die Mahlzeiten schienen ihr eine Strafe zu sein. Sie saß lustlos vor dem Teller. Um jede Portion entbrannte ein zäher Kampf, bei dem die Eltern schließlich resigniert unterlagen.

Die Eltern machten sich Sorgen. Da Christine während der häufigen Krankheiten abnahm, war sie mittlerweile untergewichtig. Zwar bestand keine akute Gefahr, doch die Eltern bangten trotzdem, ihre Tochter könne verhungern. Auf der Suche nach den Ursachen waren die unterschiedlichsten Untersuchungen durchgeführt worden. Alle blieben ohne Befund. Man sprach schließlich von einer Resistenzschwäche aus unbekannter Ursache. Die Eltern sollten Christine keiner größeren Belastung aussetzen und sie möglichst vor Infekten schützen. – Ein Rat, der gut gemeint, aber schwer durchführbar war.

Auf meine Frage, wovon Christine sich denn ernähre, wenn sie bei den Mahlzeiten so wenig zu sich nehme, erfuhr ich folgendes: Das Einzige, was Christines Gewicht noch aufrechterhalte, seien Süßigkeiten, die sie in großer Menge verzehre, am liebsten Gummibärchen. Davon könne sie gar nicht genug bekommen. Wenn sie spiele oder lese, Aufgaben mache oder fernsehe, habe sie meist eine Tüte neben sich stehen und nasche davon. Auch an Schokoladeriegeln, Keksen oder Bonbons habe sie immer einen großen Vorrat. Beide Eltern standen diesem hohen Konsum von Zucker skeptisch gegenüber. Das sei natürlich nicht gesund. Was sollten sie aber tun, wenn sie sonst nichts aß? Insgeheim hatten sie schon ausgerechnet, wieviel Kalorien Christine auf diese Art zu sich nahm. Zwar hatten sie versucht, ihr etwas anderes anzubieten, doch waren sie damit nicht sehr erfolgreich gewesen. Lediglich hin und wieder ein Fruchtjogurt, das war alles, was Christine zwischendurch mochte. Falls der Vorrat an Süßigkeiten einmal zu Ende war, wurde das sonst sehr zurückhaltende Kind sehr drängend. Christine konnte dann sogar richtige Wutausbrüche bekommen, was zu ihrem sonstigen Wesen nicht paßte. Nachhaltig und zäh verhandelte es mit Mutter oder Vater, bis diese schließlich nachgaben und ihr etwas kauften beziehungsweise ihr das Geld dafür gaben.

Auch nach der Einschulung wurden die Infekte nicht besser, wie die Eltern gehofft hatten. Im Gegenteil: Es kam eine neue, sehr bedrohliche Erkrankung hinzu. Christine litt plötzlich unter einer Gürtelrose im Gesichtsbereich. Diese betraf – das war das Schlimme – auch die Hornhaut des Auges. Fünfmal hatte sie bereits solche Viruserkrankungen bekommen, als ich sie in Behandlung nahm. Zahlreiche Narben waren auf dem Auge zurückgeblieben und begannen, die Sehkraft zu beeinträchtigen. Christines Abwehrkräfte waren offenbar stark eingeschränkt.

Ich versuchte, Christine die Zusammenhänge zwischen Ernährungsweise und Abwehrkräften verständlich zu machen. Achtjährige Kinder können erstaunlich gut kooperieren, sofern sie die Zusammenhänge einsehen. Es gelang mir, mit den Eltern und Christine zu der Übereinkunft zu kommen, es mit einer Umstellung der Ernährung zu versuchen.

Die ersten Wochen waren für die ganze Familie hart. Die Eltern aßen aus Solidarität mit Christine ebenfalls nur Getreide. Schon am ersten Tag hatten sie in einer gemeinsamen Razzia alles Süße aus der Wohnung verbannt. Der Erfolg blieb nicht aus. Man sah es zuerst an Christines Äußerem: War ihr Gesicht früher immer teigig und aufgeschwommen gewesen, so wurde es nun schlanker. Sie konnte wieder frei durch die Nase atmen. Dadurch wirkte sie frischer und hübscher. Ihre allgemeine Aktivität nahm zu. Sie wurde unternehmungslustiger und belastbarer. Sogar in die Schule ging sie nun lieber. Bezüglich der Krankheiten begann ein angsterfülltes Warten. Würden die Infekte am Auge wiederkommen oder nicht? Die Krankheit brach auch noch einmal aus: Allerdings erst nach sehr langer Zeit, während Christine in der Schule unter besonderer Belastung stand. Danach war es ausgestanden. Die Abwehr war stärker geworden. Die Krankheit war besiegt.

Abwehrgeschwächte Kinder gibt es leider sehr häufig. Sie müssen nur bei feuchtem Wetter auf die Straße gehen, schon liegen sie anschließend im Bett. Sowohl für die betroffenen kleinen Patienten als auch für die Eltern kann das zu einer leidvollen Zeit werden. Meist erkennt man die Kinder bereits an dem schon oben beschriebenen Aussehen: Auch schlanke Kinder haben dann ein dickes, ungesund geschwollenes Gesicht, verlegte Nasenatmung und oft eine näselnde Sprache. Sie sind abgeschlagen, haben wenig Antrieb und halten sich deshalb am liebsten vor dem Fernsehgerät auf.

Wenn ich die Ernährung anspreche, höre ich von den Eltern fast unisono die gleiche Antwort: »Ein schlechter Esser! Nur Süßes ißt das Kind gerne und viel.« Neben Süßigkeiten nehmen die Kinder meist Pommes frites mit viel Ketchup, Hamburger und andere hochkalorische Konzentratnahrung zu sich. Sie trinken gerne Limonaden und Fruchtsäfte. Obst und Gemüse lehnen sie ab. Meistens leiden sie unter Bauchschmerzen, über die ich oft erst nach gezieltem Nachfragen unterrichtet werde. Zu sehr hat sich die Familie an die Klagen gewöhnt. Die Untersuchung zeigt einen gereizten Bauchraum und einen mehr oder weniger geschwollenen Rachenring.

Wie Sie zu Genüge wissen, steht das lymphatische Abwehrorgan mit dem Verdauungstrakt in Verbindung. Daher kommt es auch zu einer Beeinträchtigung des Lymphabflusses mit der typischen begleitenden

Gesichtsschwellung. Die Behandlung solcher Kinder zählt zu den erfreulichsten Kapiteln meiner Tätigkeit. Es ist jedesmal faszinierend zu beobachten, in welcher Geschwindigkeit sich Veränderungen einstellen, sobald ein Wechsel in der Ernährung begonnen wird. Dabei bedeutet die Nahrungsumstellung die Unterbrechung eines Teufelskreises, der lange Zeit so abläuft: Solange die Kinder Entzündungen im Bauchraum haben, fühlen sie sich matt und leistungsschwach. Sie unternehmen wenig, spielen nicht mit Gleichaltrigen. So geraten sie in die Isolation und langweilen sich. Wenn dann die Lösung in vermehrtem Fernsehkonsum gesucht wird, ist das Fiasko fast unausweichlich.

Kinder mit Bauchschmerzen

Jonas Mutter hatte in den Tagen nach der Geburt nicht ausreichend Milch für ihren kleinen Sohn. Wie in solchen Fällen üblich, wurde von den Kinderschwestern Milch zugefüttert. Anfänglich vertrug Jonas die Milchpräparate gut. Sie schmeckten ihm. Die Milchbildung der Mutter ließ durch das Zufüttern nach, da Jonas an der Brust weniger Hunger hatte. Nach wenigen Tagen mußte Jonas Mutter gänzlich abstillen.
Am fünften Lebenstag begann das Problem: Jonas erbrach die Flaschenmilch. Er schien diese Nahrung nicht zu vertragen. Nach jeder Mahlzeit spuckte er einen Teil wieder aus. Die Eltern waren verzweifelt. Lag es an der Milch? Alle Marken von Babynahrung wurden gekauft und ausprobiert: ohne Erfolg, wie sich bald herausstellte. Jedes Mal erbrach das Baby das Essen. Einen Teil der Nahrung behielt es wohl bei sich, denn es nahm dennoch langsam an Gewicht zu.
Was war die Ursache des Erbrechens? In der sechsten Lebenswoche sollte ein Aufenthalt in einer Kinderklinik Klarheit verschaffen. Doch die erhoffte Hilfe blieb aus: Es läge weder eine organische Krankheit noch eine Nahrungsmittelunverträglichkeit vor. Es werde schon besser werden. Das wurde es aber nicht. Die Folgezeit wurde für Eltern und Kind zu einem immerwährenden Kampf mit dem Essen. Auch der Aufbau der Nahrung brachte Jonas keine Erleichterung. Kein Gemüsegläschen, kein Fertigbrei, keine selbstzubereitete Nahrung schien ihm zu bekommen. Das Essen wurde langsam zu einem gefürchteten Ereignis. Sobald er dazu in der Lage war, wand Jonas den Kopf ab, um dem Löffel auszuweichen. Später lief er davon, wenn er merkte, daß die Teller auf

den Tisch kamen. Die Eltern ersannen immer neue Techniken, um Jonas zu überlisten, ihm etwas in den Mund zu schieben. Sobald er den Mund aufmachte, mußte das genützt werden, um ihm etwas zu essen zu geben. Ein quälendes Ritual für alle Beteiligten. Die Eltern lebten in beständiger Angst, ihr Kind könnte verhungern. Die Angst kam nicht von ungefähr: Bei mehreren Fieberschüben, gepaart mit Bauchschmerzen, verweigerte er das Essen vollständig und nahm stark an Gewicht ab.

Die immer wieder konsultierten Ärzte meinten, es sei ein seelisches Problem. Jonas würde dies absichtlich tun. Er verweigere das Essen, um die Eltern zu ärgern. So kamen auf Seiten der Eltern neben den Sorgen noch die Schuldgefühle hinzu. Was machten sie nur falsch? Schließlich, Jonas war mittlerweile über zwei Jahre alt, akzeptierte er altbackene, weiße Brötchen. Dies blieb das einzige Nahrungsmittel, auf das er nicht sogleich spucken mußte. Gleichfalls Linderung brachten Medikamente zur Unterdrückung der Säureproduktion des Magens (H2-Blocker), die er vor jeder Mahlzeit einnehmen mußte. Dennoch blieb auch nach der Medikamentengabe die Nahrungsauswahl eingeschränkt. Außer Kartoffeln und Brötchen lehnte Jonas weiterhin anderes Essen ab. Sogar Süßigkeiten wurden vom ihm verweigert. Mit dem Magenmittel ergab sich eine zweite Schwierigkeit: Sobald die Dosis reduziert wurde, traten die alten Symptome in unverminderter Heftigkeit wieder auf. Jonas zeigte nun auch eine Reihe von seelischen Symptomen: Wutanfälle und Zappeligkeit ließen die Eltern überlegen, ob die Beschwerden nicht doch psychisch bedingt seien.

Als ich Jonas zum ersten Mal untersuchen wollte, ließ er mich den Bauch kaum berühren. Es schien ihm weh zu tun. Ich konnte bei der kurzen Untersuchung eine deutliche Abwehrspannung über dem kleinen, geblähten Bauch feststellen. Es war nicht ganz einfach, Jonas Eltern von der nun folgenden Ernährungsumstellung zu überzeugen. Sie waren froh gewesen, durch viele kleine Häppchen zwischen den Mahlzeiten einen weiteren Gewichtsverlust zu vermeiden. Da Jonas bei den Mahlzeiten selten mehr als zwei oder drei Löffelchen aß, blieb ihnen auch kaum eine Alternative.

Ich empfahl den Eltern, Jonas lediglich drei Mahlzeiten zu geben. Dazwischen sollte er nur reichlich Tee und Wasser trinken. Da Jonas bereits von sich aus mit sicherem Instinkt eine Art »Schonkost« in Form von Kartoffeln ausgesucht hatte, konnte ich hierauf aufbauen: Kartoffeln, Haferflockenbrei, Getreide- beziehungsweise Vollkorngriesbrei bildete die Anfangskost.

Die ersten zwei Wochen wurden für die Familie schwierig. Sie lebte erneut in der Angst, der Sohn könne Gewicht verlieren. Tatsächlich nahm er auch in der ersten Zeit leicht ab. Zu ihrer größten Überraschung verlief die Entwicklung dann aber anders als befürchtet: Bereits nach vierzehn Tagen schien Jonas am Essen mehr Interesse zu gewinnen. Die Nahrungsmengen nahmen deutlich zu, ohne daß ein anschließendes Erbrechen folgte. Nach drei Wochen war die Angst der Eltern zu Ende. Sobald die Mutter das Essen zubereitete, kletterte Jonas jedesmal alleine auf seinen Hochstuhl und machte mit dem Löffel Radau. Er schien sich auf das – bisher immer langweilige – Essen zu freuen. Sein Interesse an anderen Nahrungsmitteln nahm im Laufe der folgenden Wochen gleichfalls zu. Gemüse, Käse, Brot, selbst Salate schienen ihm zu schmecken. Leider tauchte nun auch ein Interesse an Süßigkeiten auf. Obwohl die Besserung der Beschwerden geradezu rasant verlief, bat ich die Eltern, die Nahrungspalette nur langsam zu erweitern. Gleichzeitig wurde das säureunterdrückende Magenmedikament in kleinen Schritten abgesetzt.

Nach vier Monaten war Jonas wie ausgewechselt. Er hatte im gesamten Zeitraum nicht einmal mehr erbrochen. Bei den Mahlzeiten aß er mit sichtbarem Vergnügen riesige Mengen. Vom lustlosen Stochern in der Nahrung war nichts mehr übrig geblieben. Auch seelisch hatte sich ein Wandel vollzogen: Jonas wirkte ruhiger und ausgeglichener. Die Wutanfälle waren verschwunden. Dagegen trat nun eine andere, nicht gekannte Seite zu Tage. Häufig kam er zu seiner Mutter, um sich anzukuscheln und ihre Nähe zu suchen. Nach einem Jahr war die Krankheit endgültig vorbei. Lediglich im Rahmen von Virusinfekten (Magen-Darm-Infekten) kam es nochmals zu einem leichten Aufflackern der Symptome. Vier Jahre später hörte ich zufällig wieder von Jonas: Es ging ihm weiterhin gut!

Blähungen

Silvia war eine 29 Jahre alte Juristin. Die hübsche junge Frau war mir von einem befreundeten Psychotherapeuten überwiesen worden. Sie war dort seit einigen Jahren in Behandlung, das Ende der Therapie war absehbar. Ursprünglich hatte sie die Psychotherapie wegen einer bulimischen Symptomatik begonnen: Viele Jahre lang hatte sie ihr Gewicht durch regelmäßiges Erbrechen kontrolliert. Eine Angewohnheit, die sie zuletzt nicht mehr beherrschen konnte.

Im Verlauf der therapeutischen Gespräche hatte sich diese Symptomatik vollständig verloren, worüber Silvia sehr erleichtert war. Ihr Studium war abgeschlossen, und sie arbeitete zum ersten Mal bei Gericht. Obwohl sie nicht mehr erbrach, hatte sie die körperlichen Beschwerden behalten, die sie sich während des regelmäßigen Erbrechens zugezogen hatte. Es waren eine ganze Reihe von Symptomen, die nicht von alleine weichen wollten. Sie litt – vor allem, wenn sie nüchtern war – unter einer Mischung von Magenbeschwerden und Schwächegefühlen. Später, besonders gegen Abend, war sie stark gebläht. Dies konnte ein enormes Ausmaß annehmen: Silvia zog deswegen schon vorbeugend nur Röcke mit Gummizug an, Hosen konnte sie dann nicht mehr ertragen. Zeitweise lehnte sie Abendeinladungen ab, da sie sich vor den Blähungen in Gesellschaft fürchtete. Dabei war Sivlia äußerst schlank. Nur der Unterbauch konnte maßlos anschwellen.

Dann gab es noch Symptome, die jeweils zehn bis vierzehn Tage vor der Periode begannen: Ihr Körper schied immer weniger Wasser aus. Sie bekam dicke Beine, Augenlieder und Tränensäcke schwollen an, und ihr Gesicht erschien dicklich. Auch die Finger waren morgens angeschwollen, so daß kein Ring darüberpaßte. Die ganze Haut fing an zu spannen. Besonders ausgeprägt war dies in der Brust, die sie kaum berühren durfte. In dieser Zeit nahm sie mehrere Kilogramm zu, selbst wenn sie sich von einer Tausend-Kalorien-Diät ernährte. Hinzu kamen Kopfschmerzen, die häufig in Migräne übergingen.

Schließlich begann die Periode. In den ersten Tagen mußte sie sich wegen heftiger Bauchkrämpfe ins Bett legen. War dies überstanden, waren die Schwellungen und die Kopfschmerzen wie weggeblasen. Zwei Wochen später begann dann das alte Lied. Silvia unterschied immer die zwei »guten« von den zwei »schlechten« Wochen in ihrem Leben. Der Frauenarzt hatte ihr verschiedenartige Pillen (Ovulationshemmer) und Hormone verschrieben. Doch die hatten kaum oder gar keine Erleichterung gebracht.

Sivia litt also unter Magen-Darmbeschwerden und unter einem zyklisch-idiopathischen Ödem – eine häufige Kombination. Bei letzterem kommt es unter hormonellem Einfluß zu einer vermehrten Lympheinlagerung (beziehungsweise schlechterem Lymphabfluß) im Gewebe. Auch hier ist wieder der beschriebene Zusammenhang zwischen Darmentzündung und Lymphstauung bedeutsam. Daher versuchte ich, Silvia

189

mit Hilfe der Schonkost Erleichterung zu verschaffen. Daneben gab ich einige homöopathische Medikamente. Schon in den ersten zwei Wochen der Diät berichtete Silvia von einem Nachlassen der altgewohnten Bauchschmerzen. Auch die Blähungen seien ohne Zweifel besser geworden. Sie traue sich schon wieder abends unter die Menschen, allerdings nur, solange sie lediglich Getreidebrei gegessen habe. Auf alle anderen Speisen – besonders alles Frische und Rohe – blähe sie noch. Die erste Periode nach Behandlungsbeginn war schmerzhaft. Auch hatte sie einen Migräneanfall. Doch bereits im zweiten Monat kam der entscheidende Durchbruch. Die Wassereinlagerung unterblieb. Bis auf minimale Schwellungen im Bereich der Knöchel nach langem Stehen traten keine Symptome mehr auf. Auch von den Kopfschmerzen blieb Silvia diesmal verschont. Sie war sehr erleichtert. Später konnte sie zu einer normalen Kost übergehen (unter Beachtung der erwähnten zehn Regeln). Sobald sie sich aber weniger genau ernähre, so erzählte sie, würden die Beschwerden in leichter Form wiederkommen. Das sei für sie das Zeichen, wieder aufmerksamer auf die Nahrung zu achten.

Auch Silvia sah ich noch ein Jahr regelmäßig in meiner Sprechstunde. Die letzten sechs Monate besuchte sie mich nur »zur Vorbeugung«. Beschwerden hatte sie keine mehr.

Diabetes mellitus (1)

Der 50jährige Herbert war ein selbständiger Handwerksmeister mit einem recht großen Betrieb. Er war ständig unterwegs, kam nicht vor 22 Uhr nach Hause, und seine Arbeit nahm ständig zu. Gleichzeitig hatte er Verpflichtungen in Sportverein und Gemeinderat übernommen. Zeit für sich selbst fand er immer weniger, Essen und Schlafen blieben die einzigen Ruhepausen des Tages. Aus dem Gefühl heraus, etwas für sich tun zu müssen, gewöhnte er sich an, »wenigstens« gut zu essen. Das bedeutete leider: viel, fett und süß. Die Folge war ein deutlicher Bauch, üblicherweise als »Bierbauch« bezeichnet. Mit 85 Kilogramm bei 170 cm Größe wog er allerdings nicht mehr als die meisten seiner Bekannten.

Die ersten Symptome schob er schnell beseite: Kein Wunder, wenn er viel Durst hatte, schließlich mußte er hart arbeiten. Auch die zunehmende Abgeschlagenheit führte er auf die Arbeitsbelastung zurück.

Nach einem dreiviertel Jahr entschloß er sich endlich zu einem Besuch beim Hausarzt. Dieser konfrontierte ihn sofort mit der Diagnose: Zuckerkrankheit, Diabetes mellitus. Die Blutzuckerwerte seien sehr schlecht, sie lägen deutlich über 300 mg%. Für Herbert war das niederschmetternd. Es war das erste Mal, daß er von seinem Körper im Stich gelassen wurde – und dann gleich eine solche Krankheit!

Zunächst nahm er Tabletten und schränkte die Nahrung ein. Er gewöhnte sich an, die normale Diabetikerkost zu sich zu nehmen: viele kleine Mahlzeiten, wenige Broteinheiten. Die Zuckerwerte gingen zurück. Im Laufe von Monaten stiegen sie jedoch wieder an, und Herbert war gezwungen, mehr von den zuckersenkenden Medikamenten einzunehmen. Nach einem guten Jahr war er trotz Diät und Tabletten wieder am Ausgangspunkt angelangt: Die Zuckerwerte lagen im Durchschnitt erneut um 300 mg%. Der Hausarzt drängte nun auf einen Krankenhausaufenthalt, um eine erste Einstellung mit Insulin vorzunehmen. Davor hatte Herbert Angst. So mutig er im Alltag war, Spritzen waren ihm schon als Kind zuwider gewesen. So entschloß er sich, seine Ernährung mit meiner Hilfe umzustellen.

Im wesentlichen verfuhr Herbert in der beschriebenen Weise, also Schonkost und Nahrungsaufbau. Daneben wurden andere Verfahren angewandt. Das Ergebnis war für Herbert sehr überraschend: Er hatte bereits seit langem unter verschiedenen Beschwerden im Bauchraum gelitten, sich aber damit abgefunden. Er dachte, mit dem Aufstoßen nach dem Essen, dem Sodbrennen und den Blähungen müsse er wohl leben. Doch schon kurze Zeit nach Beginn der Suppendiät erlebte er ein Nachlassen dieser lästigen Beschwerden. In gleichem Maße gingen auch die Blutzuckerwerte zurück. Für Herbert war das kaum zu glauben: Er ernährte sich ausschließlich von Kohlenhydraten, und trotzdem wurde der Blutzucker besser statt schlechter! Nach einigen Monaten war der Blutzucker im normalen Bereich, sowohl was den aktuellen Blutzuckerwert anging als auch den »Langzeitwert« (HbA1[9]). In der ersten Diätphase hatte Herbert etwa 9 Kilogramm Gewicht verloren und war damit fast normalgewichtig. Von einer Umstellung auf Insulin war nun keine Rede mehr. Meistens nahm er keine Medikamente ein. Nur gelegentlich, wenn er zu viel vom Falschen aß, griff er auf eine halbe Tablette »zur Sicherheit« zurück. Noch erfreulicher als die Vermeidung des Insulins war jedoch sein verbessertes Allgemeinbefinden. Er selbst fühlte sich um Jahre jünger, seitdem die dauernde Müdigkeit nicht mehr auf ihm lastete.

Wenn Sie bisher meinen Ausführungen mit Wohlwollen gefolgt sein sollten, werden Sie sich spätestens beim Thema »Diabetes« fragen, ob ich ernsthaft Diabetikern empfehle, die gleichen Ernährungsregeln zu befolgen, insbesondere nur drei Mahlzeiten zu essen. Die Antwort lautet: Ja! Allerdings mit einigen Besonderheiten: Zuckerkranke müssen sich noch bewußter ernähren. Besonders wichtig ist hier die Vermeidung aller Nahrungsmittel, die schnell zu Zucker abgebaut werden können (zum Beispiel süßes Obst, Weißbrot, Kartoffeln). Im Grundsatz aber gelten die erwähnten Regeln genauso für Diabetiker. Besonders gilt die Empfehlung, zwischen den Mahlzeiten Pausen einzuhalten.

Dies bedarf einer Erläuterung: Diabetikern wird im allgemeinen empfohlen, viele kleine Mahlzeiten (fünf bis sieben) zu sich zu nehmen, um so einen gleichmäßigen Blutzuckerspiegel zu erreichen. Durch kontinuierliche Nahrungszufuhr kann auch der Blutzucker stetig gehalten werden. Fünf Mahlzeiten gelten besser als drei, sieben besser als fünf. Ideal wäre eine pausenlose, gleichmäßige Nahrungszufuhr über den Tag verteilt. Der Grundgedanke daran ist nicht falsch. Allerdings richtet sich bei dieser Überlegung der Blick einseitig auf den Blutzuckerspiegel und übersieht dabei den davorgeschalteten Verdauungsprozeß. Für den Magen-Darm-Trakt ist es keineswegs gleichgültig, in welchem zeitlichen Abstand die Nahrung angeboten wird, da die Verdauung ein rhythmisches Geschehen ist. Je nach Nahrungsart wird für den Verdauungsprozeß eine ganz bestimmte Zeitspanne benötigt. Wird diese unterschritten, kommt es zu Störungen des Ablaufes. Meist sind dies dann Gärungszustände der Nahrung (siehe Seite 109). Diese Gärungszustände sollten nach Möglichkeit vermieden werden, da bei Diabetikern die Magenentleerung häufig schon krankheitsbedingt verzögert ist. Dazu sind die verlängerten Nahrungsintervalle außerordentlich hilfreich. Damit wird nicht nur die normale Aufnahme der Nahrung, sondern auch das Befinden verbessert. So können sich Diabetiker auch leichter in den Tagesablauf der Gesunden einpassen, ohne ständig essen zu müssen. Auch insulinabhängige und jugendliche Diabetiker können so ihr Leben weiter normalisieren. Bei ihnen ist allerdings die Vermeidung von leicht resorbierbaren Kohlenhydraten besonders wichtig. Erst durch eine konsequent ballaststoffreiche Ernährung werden große Nahrungsabstände möglich. Die Füll- und Faserstoffe bewirken ein langsames Einströmen der Nahrung in das Blut[10] und schaffen so die Voraussetzung, daß auch ein Diabetiker die Nahrung richtig verwerten kann. Bei gleichem Kaloriengehalt bewirkt ein ballaststoffreiches Vollkornbrot einen geringeren Anstieg des Blutzuckers und benötigt weniger Insulin als ein vergleichbares Weißmehlprodukt.[11]

Lediglich eine sehr kleine Gruppe von Diabetikern mit instabilem Stoffwechsel kann auch nach einer entsprechenden Nahrungsumstellung nicht ohne Zwischenmahlzeiten auskommen. Doch auch bei ihnen gestaltet sich der zuvor meist wechselhafte Blutzuckerverlauf dann gleichmäßiger.

Diabetes mellitus (2)

Die Verbesserung der Durchblutung kann in Kombination mit entsprechender Ernährung manchmal Fortschritte machen, die man als Arzt kaum zu hoffen wagt. Bei der Beschreibung der folgenden Fallgeschichte kamen mir allerdings Bedenken. Zu viele Hoffnungen könnten geweckt werden. Denn was in diesem Fall möglich war, läßt sich nicht auf jeden anderen Menschen übertragen. Gleichzeitig jedoch weist die Geschichte darauf hin, welche Möglichkeit in dem beschriebenen Ansatz liegt, und daher möchte ich sie berichten:

Karl-Heinz, ein mittelgroßer, etwas untersetzt wirkender Mann, kam in Begleitung seiner Frau. Er war 52 Jahre alt und Vorstandsvorsitzender einer größeren Bank. Die Begleitung durch seine Frau war notwendig, denn er stand kurz vor der Erblindung. Seit etwa 20 Jahren litt er unter einem Diabetes mellitus (Zuckerkrankheit) mit häufig schlecht eingestellten Blutzuckerwerten. Karl-Heinz hatte sich für seinen Körper wenig Zeit genommen, da die Arbeit sein ein und alles war. Wesentlicher Teil seiner Arbeit war die Verpflichtung, mit Geschäftsfreunden essen zu gehen. Um sich die Krankheit nicht anmerken zu lassen, spritzte er dann wohl etwas mehr Insulin. Ein tatsächlicher Ausgleich der Diätfehler ließ sich dadurch aber nicht erzielen, und bald stellte sich ein deutliches Übergewicht ein. Die Blutzuckerwerte wurden schlechter.

Das Nachlassen der Sehfähigkeit war ihm schon seit einige Zeit aufgefallen. Er hatte es auf die Brille zurückgeführt. Wahrscheinlich brauche er andere Gläser, er müsse sich einmal die Zeit nehmen, zum Augenarzt zu gehen. Als er ein halbes Jahr später den Augenarzt konsultierte, machte dieser eine höchst bedenkliche Miene. Er habe schwere bis schwerste Veränderungen an der Netzhaut, sein Augenlicht sei stark gefährdet und deshalb solle er umgehend die nächste Universitätsaugenklinik aufsuchen.

Schockiert über diese Nachricht begab sich Karl-Heinz bereits am folgenden Tag dorthin. Dort bestätigte man die Diagnose. Es begannen verschiedene Behandlungen am Auge, Laserstrahlen kamen zum Einsatz, er nahm Medikamente ein, das Ergebnis war gleichwohl ernüchternd: Am Ende der stationären Behandlung waren die Augen von Karl-Heinz nicht besser, sondern schlechter geworden. In den folgenden Monaten ging es mit der Sehkraft weiter bergab. Er konnte die Verschlechterung jeden Morgen anhand der Zeitung überprüfen. Hatte er den normalen Text vor einiger Zeit noch – mit Mühe – lesen können, waren es später nur noch die Überschriften der Artikel. Zum Schluß blieben für ihn nur noch die Schlagzeilen der ersten Seite ohne Lupe lesbar.

Er konsultierte eine Reihe von Augenspezialisten. Schließlich teilte ihm eine Kapazität mit, man habe alles versucht, er müsse davon ausgehen, in wenigen Monaten vollständig blind zu sein. Die verbleibende Zeit solle er nützen, um die Blindenschrift zu erlernen. Dies sei leichter durchzuführen, solange er die Zeichen der Blindenschrift noch sehen könne.

Karl-Heinz fühlte sich durch dieses Urteil wie vernichtet. Er hatte nicht tatsächlich mit der Erblindung gerechnet, auch wenn die Sehkraft immer schlechter geworden war. Auch wußte in der Bank niemand vom Ausmaß seiner Erkrankung. Angesichts der Konkurrenz unter den führenden Mitarbeitern hätte dies gegen ihn verwendet werden können. Wäre bekannt geworden, er könne »noch nicht einmal lesen«, wären seine Entscheidungen angezweifelt worden. Deshalb ließ er sich alle Texte von Familienmitgliedern und einer langjährigen Vertrauten vorlesen. Bei wichtigen Versammlungen hatte er den auswendig gelernten Text vor sich und tat so, als lese er vom Blatt ab. Angesichts solcher Verstellung fühlte sich Karl-Heinz reichlich miserabel. Er sah den Tag kommen, an dem es so nicht mehr weitergehen könne.

Bei unserer ersten Unterredung machte ich ihm keine großen Hoffnungen auf eine Besserung der Sehfähigkeit. Aber vielleicht könne man die noch vorhandene Sehkraft erhalten, wenn der Blutzucker optimal eingestellt sei und die Durchblutung des Auges so weit wie nur irgend möglich verbessert würde.

Angesichts seiner Lage entschloß sich Karl-Heinz zu einer drastischen Umstellung seines Lebens. Er sagte alle Verpflichtungen ab, bei denen gegessen oder getrunken wurde. Bei der Arbeit konzentrierte er sich nur noch auf das Notwendigste, um sich zum ersten Mal in seinem Leben Zeit für die Gesundheit zu nehmen. Er begann mit der Nahrungsumstellung und verlor im Laufe der Getreidesuppendiät über zehn Kilogramm Gewicht. Auch nach Beendigung der strengen Phase der Kost ging sein Gewicht noch leicht zurück. Langsam, so meinte er, würde er wieder in seinen Abituranzug hineinpassen.

Als Folge der Nahrungsumstellung war der Blutzucker zum ersten Mal seit vielen Jahren wirklich ideal eingestellt. Die notwendige Insulinmenge war auf weniger als die Hälfte gesunken, und das Allgemeinbefinden von Karl-Heinz verbesserte sich deutlich. Von Seiten der Augen war allerdings kein Fortschritt zu erkennen. Er benötigte weiterhin einen Fahrer und jemanden, der ihm wichtige Dokumente vorlas. Es kam allerdings auch nicht zu einer weiteren Verschlechterung. Er wertete dies bereits als gewissen Erfolg und hielt sich an die eingeschlagenen Maßnahmen (Ernährung, durchblutungsverbessernde Behandlungen und vermehrte Bewegung) weiterhin mit Elan.

Nach etwa drei Monaten nahm er mich beiseite. Er wage es kaum zu sagen, aber er habe den Eindruck, an den Augen verändere sich etwas. Er wisse nicht genau, ob er es sich einbilden würde oder nicht, aber an manchen Tagen könne er einfach besser sehen als zuvor. In den kommenden Wochen wechselten sich Erfolgs- und Mißerfolgsmeldungen ab. Schließlich aber dominierten die Erfolge. Schrittweise nahm die Sehfähigkeit wieder zu. Bei jedem Besuch konnte Karl-Heinz über einen kleinen oder größeren Fortschritt berichten. Ein besonderer Tag war, als er zum ersten Mal seinen Wagen wieder selbst fahren konnte (zur Sicherheit in Begleitung).

Als er sich beim Augenarzt wieder zur Kontrolle vorstellte, löste er dort ungläubiges Staunen aus. Seine Sehkraft habe sich von weniger als 10% auf über 60% verbessert! Diese Entwicklung sei ganz und gar ungewöhnlich, ja kaum zu glauben, hätte er nicht selbst zuvor die erste Untersuchung durchgeführt!

Mittlerweile sind sechs Jahre vergangen. Für Karl-Heinz waren es sechs gute Jahre. Das Erlebnis der drohenden Erblindung hatte zur Folge, daß er seinen Arbeitsstil und sein Arbeitspensum umstellte. Das Leben war nicht nur mehr Arbeit und Pflichten. Er genoß es nun, mit gutem Gewissen in Urlaub zu fahren, ohne von dort aus in der Bank anzurufen. Allerdings war er noch nicht völlig gesund. Die Vernachlässigung seiner Gesundheit über Jahrzehnte hatte nicht nur zu Durchblutungsstörungen am

Auge, sondern auch zu arteriosklerotischen Beschwerden an anderen Organen geführt. Dadurch ergaben sich gelegentlich Probleme. Die Augen allerdings, sein Hauptanliegen, blieben unverändert gut.

Eine (vereinfachte) Erklärung des Therapieerfolges, den ich selbst so nicht erwartet hatte, dürfte so aussehen: Als Karl-Heinz die Behandlung begann, waren die Sinneszellen des Auges noch nicht definitiv abgestorben. Sie befanden sich in einem Übergangsstadium der Schädigung, bei dem sie lediglich die Funktion eingestellt hatten. Ähnliche Phänomene kennt jedermann in vielfältiger Art. Beispielsweise stellen die sensiblen Nerven eines Armes oder Beines ihre Funktion ein, wenn sie durch eine ungünstige Lagerung zu sehr gedrückt werden. Solches kann geschehen, wenn man nachts auf seinem Arm schläft. Die Nerven stellen dann ihre Funktion ein, und der Arm fühlt sich taub an. Würde die Beeinträchtigung längere Zeit andauern, könnten die Nerven auf Dauer geschädigt bleiben.[12] Auch bei Karl-Heinz wäre die Schädigung weiter fortgeschritten, wenn die Durchblutungsstörung weiter bestanden hätte. Dann wären die Nervenzellen definitiv abgestorben. Jede Bemühung um Wiederherstellung wäre dann zum Scheitern verurteilt gewesen.

Gerade bei der schlecht eingestellten Zuckerkrankheit sind die Durchblutungsstörungen erheblich, da es durch den vermehrten Zuckergehalt des Blutes zu einer Bluteindickung und damit zu einer Einschränkung der Kapillardurchblutung kommt. Bei dieser Krankheit kommen weitere Prozesse hinzu, die alle den gleichen Effekt haben: eine erhöhte Viskosität (Dickflüssigkeit) des Blutes.

Durch die Kombination verschiedener durchblutungsfördernder Maßnahmen (HOT, UVB, Aderlaßbehandlung) und äußerst korrekter Einstellung des Blutzuckerspiegels wurden die Ernährungsbedingungen für die Sinneszellen derart gebessert, daß sie ihre Funktion dauerhaft wiederaufnehmen konnten.

Durchblutungsstörungen

Mariannes Beschwerden waren auf den ersten Blick nicht erkennbar. Sie war zwar übergewichtig und atmete etwas schwer, als sie aufstand und in das Sprechzimmer ging. Doch man konnte ihr die 55 Jahre kaum ansehen. Mit ihren leicht blondierten Haaren wirkte sie um einiges

jünger, was durch die runden, glänzenden Wangen unterstrichen wurde. Ihre Beschwerden, die sie fast entschuldigend hervorbrachte, waren
erheblich. Marianne litt unter massiven Angina-pectoris-Beschwerden.
Die Durchblutungsstörungen des Herzmuskels waren bedingt durch
eine Gefäßverengung aller vier Herzkranzgefäße. Dies war einige Wochen zuvor bei einer Herzkathederuntersuchung festgestellt worden.
Bis zu fünfmal am Tag litt sie unter diesen Schmerzanfällen im Brustraum. Bereits leichte körperliche Anstrengung (eine Treppe steigen)
führte zu solchem Zustand. Für den Weg vom Parkhaus bis zur Praxis
(etwa 350 Meter) hatte sie über eine halbe Stunde benötigt. Immer
wieder mußte sie kleine Pausen einlegen, da sie wegen Atemnot und
zusätzlichen Durchblutungsstörungen in den Beinen einfach nicht
schneller gehen konnte.
Wegen der Schwere des Krankheitsbildes war ihr eine Herzoperation
vorgeschlagen worden, bei der die verengten Herzkranzgefäße ersetzt
werden sollten. Die Wartezeit für die Operation betrug etwa ein halbes
Jahr. Daher kam sie in Behandlung: »Ich habe Sorge, dieses halbe Jahr
nicht zu überleben. Wenn es so weitergeht wie bisher, werde ich es
kaum schaffen.«
Ursachen für die Verkalkung der Gefäße gab es mehrere: Marianne
hatte sich nicht nur ein erhebliches Übergewicht zugelegt (88 Kilogramm bei 165 cm Größe), sondern sie hatte ihr ganzes Leben lang
besonders alles Süße und Fette bevorzugt. Fleisch, Wurst sowie Süßigkeiten waren tägliche Nahrung für sie. Gleichzeitig hatte sie während ihres gesamten Berufslebens als Einkäuferin einer Handelsge-
sellschaft täglich 20 Zigaretten geraucht. Nach der Herzkathederuntersuchung war damit allerdings Schluß. Von einem Tag auf den
anderen rauchte sie keine Zigarette mehr. Leider stellte sie nun zu
ihrem Entsetzen eine stetige Zunahme des Gewichtes fest. Sie naschte
mehr als früher. So hatte sie lediglich ein Übel durch ein anderes
ersetzt.
Marianne blieb insgesamt neun Monate bis zu ihrem Operationstermin
in meiner Behandlung. In dieser Zeit stellte sie ihre Ernährung radikal
um. Über die Getreideschrotkost gelang es ihr, mehr als 15 Kilogramm
Gewicht abzubauen. Gleichzeitig wurde bei ihr eine sehr intensive
durchblutungsfördernde Therapie durchgeführt. Das Ergebnis war
mehr als erfreulich: Während es vor der Behandlung und Ernährungsumstellung Woche für Woche ein wenig schlechter ging, kehrte sich
dieser Prozeß nun um. Bei jedem Besuch konnte Marianne ein kleines

Erfolgserlebnis berichten: Die Anzahl der Angina-pectoris-Anfälle ließ nach, die bewältigte Gehstrecke nahm zu, die Menge der notwendigen Medikamente konnte reduziert werden.

Kurz vor der Operation wirkte Marianne wie ein neuer Mensch. Die Zeit vom Parkhaus zur Praxis war auf 8 Minuten verkürzt, und Pausen waren unnötig geworden. Die Herzanfälle hatten sich auf 1 bis 2 Anfälle pro Woche reduziert. Sie konnte sich – bei Vermeidung großer Anstrengungen – fast ohne Einschränkung wieder bewegen. Nach der Operation erhielt ich einen begeisterten Anruf: »Stellen Sie sich vor, es ist alles gut gegangen. Die Ärzte haben nicht schlecht gestaunt. Die Herzkranzgefäße sind in den letzten neun Monaten nicht schlechter, sondern besser geworden. So mußten daher nur drei statt vier Gefäße operiert werden!«

Wie ist das möglich? Arteriosklerose bedeutet nicht nur Verengung der Gefäße. Meistens liegen weitere Krankheiten wie Zuckerkrankheit (Diabetes mellitus), Bluthochdruck oder Fettstoffwechselstörungen vor. Diese Krankheiten führen neben der zunehmenden Gefäßverengung auch zu einer Störung der Mikrozirkulation, das heißt zu einer vermehrten Zähflüssigkeit des Blutes. Beide Prozesse wirken in dieselbe Richtung: Die Blutversorgung der Organe wird verschlechtert. Durch die beschriebenen Maßnahmen werden sowohl der Blutfluß normalisiert als auch die Risikofaktoren (erhöhter Blutfettspiegel, erhöhter Blutzucker) vermindert. So stellen sich relativ schnell klinische Erfolge ein.

Kann sich jedoch die bestehende Arteriosklerose zurückbilden? Lange Zeit hat man diese Frage verneint. Erst in letzter Zeit erkennt man, daß eine Verkalkung der Gefäße kein unveränderliches Schicksal ist. Durch konsequente Lebensführung (Ernährung, Bewegung) schreitet der Krankheitsprozeß nicht weiter fort, sondern bildet sich sogar zurück.[13]

Bei einer amerikanischen Studie wurden 40 Patienten mit Angina pectoris in zwei Gruppen aufgeteilt. Während die eine Gruppe ihr Leben weitgehend »normal« weiterlebte, stellte die andere Gruppe die Ernährung um und ernährte sich vegetarisch. Gleichzeitig stoppte diese Gruppe das Rauchen und begann mit leichtem Bewegungstraining. Nach einem Jahr wurde verglichen: Bei den Patienten, die »normal« weitergelebt hatten, waren die Beschwerden um 165% angestiegen, während die »Vegetarier« einen Rückgang um 91% melden konnten. Bei einer nochmaligen Untersuchung mit dem Herzkatheder zeigte sich bei den »Vegetariern« eine Aufweitung der vorherigen Engstellen.[14]

Die Bedeutung dieses Ergebnisses ist für die tägliche Praxis außerordentlich: Über 50% der Bevölkerung sterben an Herz-Kreislauf-Erkrankungen! Viele dieser Todesfälle – wenn nicht die meisten – wären vermeidbar. Selbst in einem sehr späten Krankheitsstadium wären sie bei richtiger Lebensführung noch sehr erfolgreich zu behandeln. Der Stellenwert der Lebensführung, besonders der Ernährung, ist dabei ungleich höher einzuschätzen als der von Medikamenten. Manche Arzneimittel sind sicher notwendig. Eine Umkehr des Krankheitsprozesses läßt sich dagegen nur vom Betroffenen selbst erreichen.

Der Einfluß der Ernährung auf das seelische Befinden[15]

Vor einer Reihe von Jahren hatte ich Gelegenheit, in einer Praxis für Naturheilverfahren zu hospitieren. Ich befand mich damals in psychotherapeutischer/psychoanalytischer Weiterbildung und interessierte mich gleichzeitig für weitere therapeutische Verfahren.

Die erste Patientin, mit der ich ein Aufnahmegespräch führte, stellte sich folgendermaßen dar: Sie war eine stark übergewichtige, wenig gepflegte, 55 Jahre alte Frau, die mich mit einer Flut von Beschwerden überschüttete. Sie leide fast im gesamten Körper unter Schmerzen. Vor allem im Bauchraum habe sie Beschwerden mit Aufstoßen, Sodbrennen, Blähungen und Verstopfung. Aber auch im Kreuz und in allen großen Gelenken leide sie gelegentlich unter Schmerzen. Die Stimmung sei miserabel, sie sei leicht reizbar, komme morgens nicht aus dem Bett, schlafe schlecht und fühle sich bereits beim Aufstehen so zerschlagen, daß sie sich am liebsten gleich wieder hinlegen würde. Ihre Kinder würden sich nicht um sie kümmern, sie fühle sich einsam und verlassen. In verschiedenen Kliniken sei sie schon untersucht worden. Bis auf eine Gastritis sei alles ohne krankhaften Befund.

Bei der körperlichen Untersuchung fand sich bei der Patientin lediglich ein verspannter Bauchraum mit einigen schmerzhaften Stellen im Ober- und Mittelbauch. Die Diagnose erschien mir einfach: »Larvierte« (versteckte) Depression mit vorwiegend somatischer (körperlicher)

Symptomatik. Weit weniger einfach stellte sich die Therapie für mich dar. Eine aufdeckende Psychotherapie mit einer Patientin in diesem Alter, die zudem noch auf eine körperliche Ursache der Beschwerden fixiert erschien, war alles andere als ein leichtes Unterfangen. Allerdings bestand für mich an der seelischen Ursache dieser Beschwerden überhaupt kein Zweifel. Also mußte die Therapie eine psychotherapeutische sein. Da ich jedoch in der Praxis nur hospitierte, also nur Gast war, fiel die Therapie gänzlich anders aus. Der Patientin wurde erklärt, daß an erster Stelle die Auskurierung ihres gereizten Magen-Darm-Traktes stehe. Deshalb müsse sie für einige Zeit eine strenge Diät einhalten. Ergänzend würden noch einige homöopathische Medikamente verabreicht.

Für mich schien das grotesk! Wie sollte so die Stimmung besser werden, wurde hier doch das Pferd vom Schwanz her aufgezäumt. Die Magen-Darm-Symptomatik war doch Folge und nicht Ursache der seelischen Symptomatik. Die Patientin zeigte sich dagegen hochbefriedigt, da sie sich bezüglich Ihrer »Krankheitstheorie« angenommen fühlte, und erklärte sich zu einer entsprechenden Diät bereit.

Danach verlor ich sie für einige Wochen aus den Augen. Ein Erfolg dieser Methode erschien mir mehr als zweifelhaft. Etwa zwei Monate später traf ich sie wieder. Schon der erste Anblick war verblüffend. Sie hatte fast zehn Kilogramm abgenommen, war hübsch angezogen und strahlte mich an: So gut hätte sie sich seit Jahren nicht mehr gefühlt. Die Stimmung sei viel besser geworden, und vor allem hätte sie keine Bauchschmerzen mehr. Vielleicht hänge dies mit der geregelten Verdauung zusammen, die sich mittlerweile eingestellt hätte.

So sehr ich mich über den Erfolg dieser Patientin freuen konnte, so unverständlich erschien mir dieser. Er wirkte für mich »unsolide«, da er aus meinem damaligen Verständnis nicht mit den dafür angebrachten psychotherapeutischen Methoden erzielt wurde. Vielleicht war es ja auch nur ein Scheinerfolg, der mit einer späteren Symptomverschiebung erkauft würde? Aber auch im weiteren Verlauf ging es der Patientin gut, und meine theoretischen Fragen nach den Ursachen der Besserung blieben unbeantwortet.

Da der beschriebene Ablauf kein Einzelfall ist, stellte sich für mich der Zusammenhang von psychischem Befinden und Ernährung in neuer Aktualität. Wie sind hier die Zusammenhänge? Dabei geht es mir über das praktische Vorgehen hinaus auch um ein Erklärungsmodell, das in der Lage ist, die Veränderungen zu beschreiben.

Zwei unterschiedliche Perspektiven bieten sich an, um sich diesem Thema zu nähern:

- Die Auswirkungen der Depression auf die Ernährung,
- die Auswirkung der Ernährung auf die Depression.

Die erste, als die vertrautere Sichtweise, bietet sich als Einstieg in das Problem an. Für den erfahrenen Arzt ist es nichts Überraschendes, daß die Ernährungsweise von depressiven Patienten anders als die seelisch ausgeglichener Menschen ist. Während es einen Patiententyp zu geben scheint, der auf Konflikte wie »zugeschnürt« reagiert, legen sich andere »Kummerspeck« zu, das heißt, sie reagieren mit vermehrter Nahrungsaufnahme. Da diese Patienten aus meiner Beobachtung heraus in der Mehrheit sind, möchte ich meine Überlegungen auf sie konzentrieren. Es kommt bei ihnen nicht nur zu einer quantitativen, sondern auch zu einer qualitativen Veränderung der Ernährung. Im allgemeinen ist sie reich an Kohlenhydraten, besonders Zucker, an Fetten sowie an süßen oder alkoholischen Getränken. Charakteristisch sind Süßigkeiten, das heißt Schokolade, süße Riegel, Gebäck, Kuchen, und andere vorfabrizierte Nahrungsmittel, die leicht zu konsumieren sind, kurz (neudeutsch): »Junk-Food«. Auch süße Getränke wie Cola oder Limonaden und süße Alkoholika gehören zur Ernährungspalette. Eine zugegeben nicht ganz neue Beobachtung – heißt es doch schon bei Wilhelm Busch:

> »Es ist ein Brauch, seit Alters her,
> wer Sorgen hat, hat auch Likör«[16]

Wie kommt das? Auf einer psychologischen Ebene läßt sich das Bedürfnis nach dieser Art der Ernährung als ein Wunsch nach Verwöhnung verstehen. Es ist der Ausdruck des Defizitgefühls, das bei einer depressiven Verstimmung vorherrscht. Der Betroffene möchte sich »etwas Gutes« tun, sich verwöhnen, die innere Leere füllen, die in solchen Situationen schmerzhaft verspürt wird. Patienten berichten dann etwa, sie würden sich mit Schokolade ins Bett zurückziehen, teilweise verbunden mit Wein, Bier oder Fernsehen. Als einmaliges Ereignis dürfte dies folgenlos bleiben. Was ist jedoch, wenn dies Verhalten sich regelmäßig wiederholt? Dann stellt sich das ein, was Sie bereits zu Genüge kennen: eine Entzündung des Magens und des Darms.
Zusammengefaßt führt also eine seelische Verstimmung zu einer Änderung der Ernährung, die wiederum ungünstige Folgen auf den Ma-

gen-Darm-Kanal hat. Schematisch und stark vereinfacht läßt sich dies folgendermaßen darstellen:

Depression – veränderte Ernährung – Reizung des Magen-Darm-Kanals – körperliche Beschwerden.

Diese Sichtweise stützt also die Hypothese, daß eine Depression körperliche Beschwerden nach sich zieht. Die obige Darstellung vereinfacht jedoch in einem wesentlichen Punkt: Körperliche Beschwerden haben Folgen. Als Konsequenz der Beschwerden wird sich der Betroffene vermehrt schonen. Das bedeutet, weniger körperliche Aktivität und eine allgemeine Mattigkeit und Lustlosigkeit, bei der auch soziale Aktivitäten in der Hintergrund treten. Verbunden mit der veränderten Nahrungsaufnahme führt dies zu beschleunigter Gewichtszunahme. Erhöhtes Körpergewicht vermindert zum einen die Neigung zu Bewegung, zum anderen führt es oft zu Schuldgefühlen. Letztere verstärken dann die Selbstvorwürfe, die dann erneut die Stimmung verschlechtern und so den (Teufels-)Kreis schließen.

Nicht ein linearer Ablauf, sondern ein kreisförmiger Prozeß scheint abzulaufen:

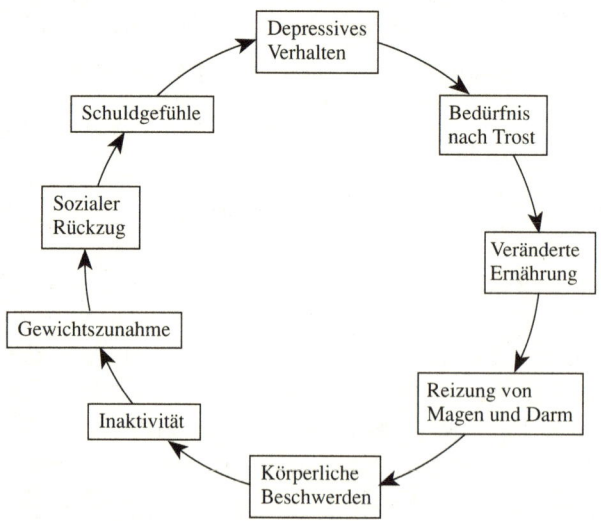

In diesem Schema sind einige (keineswegs alle!) Elemente enthalten, die bei der Aufrechterhaltung der Depression eine Rolle spielen.

Der Ausgangspunkt »Depression« ist jedoch willkürlich gewählt. Was hier »Henne« und was »Ei« ist, läßt sich nicht mehr sagen. Entscheidend ist der Kreisprozeß, der sich selbst aufrechterhält. Gedanklich läßt

202

sich der Kreis an jeder beliebigen Stelle beginnen. Wenn man zum Beispiel die Veränderung der Ernährung als Ausgangsposition nimmt, so kann jeder Gesunde ein Experiment leicht nachvollziehen: Man ernähre sich nur zwei Wochen einmal ausschließlich von Süßigkeiten und Limonaden und beobachte dann die weiteren körperlichen und seelischen Konsequenzen. In geringerem Umfang können solche Effekte bereits auf einer Kreuzfahrt mit überreicher Verpflegung beobachtet werden. Spätestens nach zehn Tagen setzt ein allgemeines Klagen der Gäste über den Zustand des Bauchraumes ein.

Was kann man therapeutisch dagegen unternehmen? Wenn man von dem gewohnten linearen Ursache-Wirkungs-Gefüge Abstand nimmt, so bieten sich auf der therapeutischen Ebene überraschende neue Handlungsalternativen an.

Während das lineare Denken nahelegt, seelische Symptome psychotherapeutisch oder psychopharmakologisch und körperliche Beschwerden organisch zu behandeln, eröffnet die zirkulär-kausale Betrachtungswei-

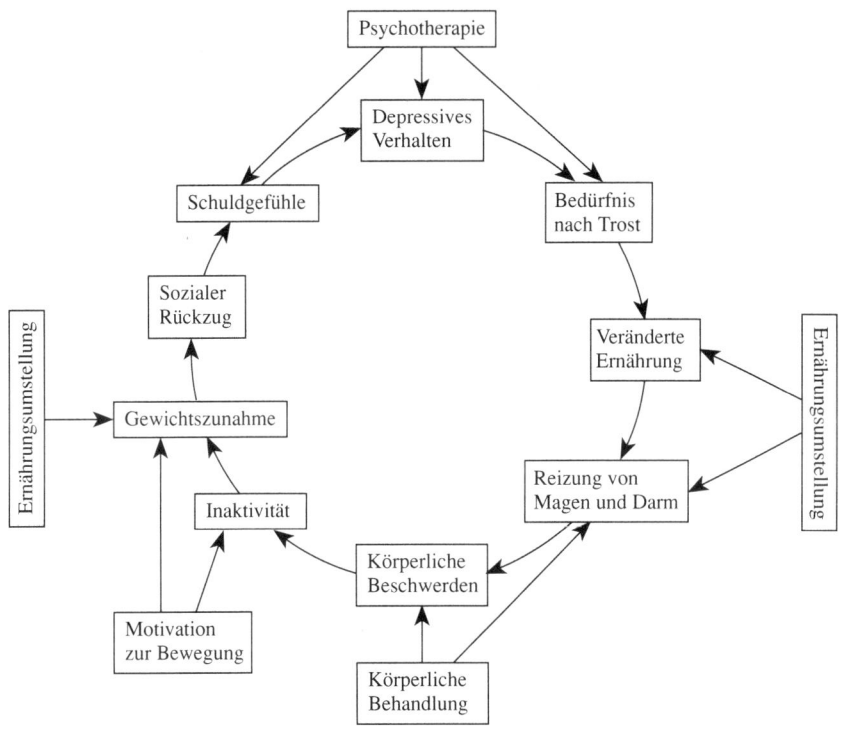

se einen neuen Einstieg. Es erscheint nicht mehr wichtig, an welcher Stelle des Symptomablaufes die therapeutische Einwirkung erfolgt. Wichtig ist lediglich, daß der Handlungsablauf so verändert wird, daß dem Patienten weniger destruktive Verhaltensmöglichkeiten zur Verfügung stehen. Wie kann dies im einzelnen aussehen? Ich möchte es wieder durch ein Schema verdeutlichen (siehe Seite 203).

Für die Behandlung bietet sich also eine Vielzahl von Varianten an. Die Entscheidung, an welcher Stelle ein therapeutisches Eingreifen sinnvoll und möglich ist, hängt von einer Reihe von Faktoren ab.

Je nach den individuellen Gegebenheiten kann ein höchst unterschiedlicher Ansatzpunkt gewählt werden. Psychotherapie, organische Behandlung, Diät oder Sport stehen hier also nicht in einem Konkurrenzverhältnis, sondern sind prinzipiell gleichwertige Möglichkeiten, die im Einzelfall sinnvoll ausgewählt werden müssen. Bei der oben erwähnten Patientin wurde Diät als Ausgangspunkt der Veränderung gewählt. Für diese Wahl sprach vor allem das Krankheitsverständnis der Patientin. Sie hätte einen psychotherapeutischen Ansatz höchstwahrscheinlich nicht verstanden (»Ich bin doch nicht verrückt!«). Gleichzeitig war ihr körperlicher Zustand so, daß mit diätetischen Mitteln eine wesentliche Verbesserung zu erreichen war. Für die Patientin war die Schonung des Magens und die Gewichtsreduktion der Ausgangspunkt für weitere Veränderungen, die ihr erlaubten, auch anders mit ihren Lebensproblemen umzugehen. So kam es über eine Kaskade von (kleinen) Folgewirkungen zu den beschriebenen erfreulichen Effekten. In diesem Fall hat ein vergleichsweise kleiner Eingriff große Folgen gezeigt, da er der Patientin ermöglichte, weitere Veränderungen durchzuführen. Es war also ein Anstoß zur Mobilisierung der seelischen Selbstheilungskräfte.

Nachwort

Wir sind nun am Ende der Betrachtungen über den Ernährungswandel und dessen Folgen angekommen. Ich hoffe, daß Sie etwas über Ihren Körper und dessen Bedürfnisse erfahren haben, was Sie persönlich nutzen können. Vielleicht werden Sie sich fragen, ob diese Art, sich zu ernähren, denn wirklich bei allen Krankheiten hilfreich ist. – Meine Antwort lautet: Im Prinzip ja! Bei nahezu allen Krankheiten ist es sinnvoll, dem Körper eine Nahrung anzubieten, für die er aufgrund seiner langen Geschichte eingestellt ist. Einige Krankheiten möchte ich noch hervorheben, bei denen der positive Effekt der Ernährung besonders ausgeprägt ist: Chronische Kopfschmerzen, Migräne, Immunschwächen, Allergien (zum Beispiel Neurodermitis, Asthma, Heuschnupfen), Autoimmunerkrankungen, Zustände unklarer Abgeschlagenheit (chronic fatigue syndrome) und bösartige Erkrankungen. Selbst bei Krebs, so wird in letzter Zeit deutlich, kommt der Ernährung und der Lebensführung bezüglich der Prognose der Erkrankung und der Lebensqualität eine große Rolle zu.

Es gibt auch Ausnahmen, bei denen die beschriebene Ernährung ungeeignet ist: Die wichtigste ist die Zöliakie oder einheimische Sprue. Bei dieser Immunstörung wird ein Einweißbestandteil des Getreides nicht vertragen. Es kommt zu einer Schädigung der Dünndarmzotten. Als Konsequenz muß lebenslang alles Getreide gemieden werden, das dieses Eiweiß (Gluten) enthält. Statt dessen werden aber andere Getreidearten (Reis, Mais, Buchweizen) vertragen. Ebenso sollten Sie Getreide meiden, wenn bei Ihnen eine Getreideallergie nachgewiesen wurde. In diesem Fall bietet es sich an, den Magen-Darm-Trakt mit einer Kartoffel- Reis-Diät zu schonen.

Doch genauso wichtig wie der Nutzen der Ernährung bei Erkrankung ist der erfreuliche Effekt dieser Lebensweise bei Gesunden. Falls Sie sich entschließen sollten, Ihre Ernährung in der beschriebenen Weise umzustellen, werden Sie eine Fülle von günstigen Auswirkungen verspüren. Vor allem: Sie werden sich frischer und leistungsfähiger fühlen. Selbst wenn Sie vorher keine Bauchbeschwerden hatten, werden Sie feststellen, daß sich im Bauch angenehmes Wohlbefinden breit macht. Kurz: Sie werden mehr von Ihrem Leben haben!

Dazu brauchen Sie kein Asket zu werden! Nach einer gewissen Umgewöhnungszeit werden Sie zum Beispiel Süßigkeiten nicht mehr vermissen. Im Gegenteil, Ihr Körper wird Ihnen nach kurzer Zeit sehr eindeutig signalisieren, was für Sie gut ist und was nicht. Nachdem Sie ein Stück Torte verzehrt haben, werden Sie plötzlich den Unterschied deutlich feststellen: Sie fühlen sich nicht mehr so wohl wie zuvor. Eine Tatsache, die Ihnen bisher nicht auffallen konnte, da der Magen-Darm-Trakt in einem dauernden Reizzustand gewesen war. Es ist so ähnlich wie bei einem Waldspaziergang: In reiner Luft nehmen Sie die Abgase eines Autos selbst in größerem Abstand wahr. In der Stadt fällt Ihnen dagegen eine ganze Kolonne von stinkenden Autos nicht auf.

Wenn Sie nun mit gesunder Ernährung beginnen wollen, blättern Sie in Ruhe einige Vollwertkochbücher durch. Sie werden sehen, daß gesundes Essen nicht langweiliges Essen bedeutet. Doch gilt es auch bei den »gesunden« Kochbüchern etwas zu beachten: Vermeiden Sie alle Ersatzzucker, also auch Ahornsirup, Fructose, braunen Zucker (siehe Seite 149).

Mit den zehn Regeln im Gepäck haben Sie eine gute Orientierung, wie Sie sich in Zukunft ernähren können. Nach einer Weile werden Sie mir vermutlich zustimmen: Gesundheit und Wohlbefinden gehen durch den Magen.

Viel Freude beim Beginn und guten Appetit!

Anhang

Anmerkungen

Gesund im Schlaraffenland?

1 Bevölkerung und Wirtschaft 1872 – 1972 (1972)
2 McKeown (1982), S. 136 ff
3 Olshansky (1986)
4 Es handelt sich um Durchschnittszahlen! Selbstverständlich gab es zu allen Zeiten Menschen, die 80 Jahre und älter wurden.
5 Haenel, H.S. (1989), S. 877
6 Statistisches Jahrbuch 1989
7 Todesfälle pro 100000; Bevölkerung und Wirtschaft 1972; Statistisches Jahrbuch 1989
8 Bevölkerung und Wirtschaft 1972; Statistisches Jahrbuch 1989
9 Blohmke, M. (1986), S. 71
10 Medical Tribune, Nr. 37, S. 18
11 Deutsches Ärzteblatt, Heft 40 (1988), S. 3302
12 Wissenschaftliche Tabelle Geigy, 8. Auflage, S. 225
13 Die Neue Ärztliche, Nr. 21 (1991), S. 4
14 Fett in der Ernährung (1991)
15 Siegenthaler u.a. (1984), S. 149
16 Blohmke, M. u.a. (1986), S. 69
17 Prof. Ritz, Uni Heidelberg, Rhein-Neckar-Zeitung vom 12.3.1993
18 Fett in der Ernährung; von Koerber, K. u.a. (1993), S. 45
19 Fett in der Ernährung
20 Frankfurter Rundschau vom 8.9.1990
21 Blohmke, M. u.a. (1986), S. 74
22 Bruker, O., Rheuma – ernährungsbedingte Zivilisationskrankheit, emu-Verlag

23 Neurodermitis und Vollwerternährung, S. 31
24 Neurodermitis und Vollwerternährung, S. 31
25 Altenburger, Faust, Prietzel, Grimme (1987)
26 von Koerber u.a. (1993), S. 63
27 Siegenthaler u.a. (1988), S. 938
28 Rösch, W. (1990), S. 757
29 Siegenthaler u.a. (1988), S. 960
30 Siegenthaler u.a. (1988), S. 993

Die Entwicklung unserer Ernährungsgewohnheiten – eine Zeitreise

1 Streng genommen begann die Entwicklung natürlich viel früher: Letztlich begann alle Entwicklung beim ersten Einzeller.
2 Ich stütze mich bei der Darstellung besonders auf Haensel (1988).
3 Campbell (1979), S. 66
4 Grzimeks Enzyklopädie, Band 2
5 Kay, R.F. (1977)
6 In der Darstellung des Australopithecus folge ich vor allem Maitland Edey.
7 Thenius, E., S. 81
8 Campbell (1979), S. 260
9 Diese Darstellung von Jagdszenen aus der in Nordspanien gelegenen Höhle stammen allerdings aus der vergleichsweise kurz zurückliegenden Steinzeit.
10 Campbell (1979), S. 264
11 Haensel, H. (1989), S. 870
12 Grupe, G. (1986, 1987, 1988)
13 Genauer gesagt: Das Verhältnis von Strontium zu Kalzium.
14 Davis, D.L. u.a. (1987)
15 Davis, D.L. u.a. (1987)
16 Das erste von Menschenhand entzündete Feuer soll etwa vor einer Million Jahren in der Swartkrans-Höhle in Südafrika gebrannt haben. Vermutlich wurde es zum Braten von Hartebeets, einer Antilopenart, verwendet. Es handelt sich vermutlich um den Homo erectus beziehungsweise den Australopithecus, der in späterer Zeit Richtung Europa wanderte. In Europa sind Feuerspuren erst seit etwa 400000 Jahren sicher nachweisbar. In der Höhle von Verteszöllös in Ungarn sind Spuren von angebrannten Tierknochen gefunden worden. (Frankfurter Rundschau vom 28.8.1990)
17 Boyd Eaton, S., Konner, M. (1985), S. 287
18 Harlan, J.R. (1976)

19 Dieser Übergang von der Jäger- und Sammlergesellschaft zur Ackerbaukultur wird sehr eindrucksvoll in dem schwäbischen Epos »Rulaman« von David Friedrich Weinland beschrieben.

20 Harris, M. (1991), S. 369 ff

21 Ich folge hier und in den folgenden Beschreibungen den sehr ausführlichen Darstellungen von Hintze, K. (1934).

22 Hintze, K. (1934), S. 8

23 Hintze, K. (1934), S. 30

24 Der Genuß von Ton, Lehm, Nilschlamm oder anderer Formen von Erde ist weltweit verbreitet. Es gibt Berichte, daß in Hungersnöten riesige Mengen davon ohne wesentliche Gesundheitsbeeinträchtigung gegessen werden können. Aber auch als »Genußmittel« wird Ton oder ähnliches von vielen Naturvölkern gegessen.

25 Ich empfehle besonders die Lektüre von Mennells ausführlicher Darstellung, die ich mehrfach zusammenfasse.

26 Mennell (1988), S. 54

27 Die anständige Lust, S. 96

28 Hintze, K. (1934), S. 73

29 Mennell (1988), S. 46

30 Grupe, G. (1986)

31 Hintze, K. (1934), S. 82

32 Die anständige Lust, S. 258

33 In Mecklenburg sollen den 30jährigen Krieg nur 10% der selbständigen Bauern überlebt haben. (Hintze, K., S. 95)

34 Hintze, K. (1934), S. 102

35 Mennell, S. 196

36 Die anständige Lust, S. 110

37 Mennell, S. 170

38 Modifiziert nach von Koerber u.a. (1993), S. 40

39 Haenel, H. (1989), S. 875

40 Haenel, H. (1989), S. 877; Campbell, B. (1979), S. 229

41 Zum Beispiel Nehberg, G. (1981, 1986)

42 Nehberg, G. (1981), S. 207

43 Nehberg, G. (1981), S. 207

44 Nehberg, G. (1981), S. 208

45 Keuler, D. (1990), 1. Folge

»Zivilisationskost« – unsere Ernährung im Schlaraffenland

1 Ernährungsbericht 1969, S. 36
2 von Koerber u.a. (1993), S. 204
3 Wissenschaftliche Tabelle Geigy, 8. Auflage, S. 237
4 Wissenschaftliche Tabelle Geigy, 8. Auflage, S. 237
5 1967/68 nach Ernährungsbericht 1988
6 AID-Verbraucherdienst (1990), S. 11
7 Fink, S. (1990), S. 364
8 von Koerber u.a. (1993), S. 70
9 Modifiziert nach: Ballaststoffe in der Ernährung (1990), herausgegeben vom Auswertungs- und Informationsdienst für Ernährung, Landwirtschaft und Forsten, Bonn
10 Ernährungsbericht 1988, S. 35
11 Deutsches Reich beziehungsweise alte BRD, in: Fett in der Ernährung (1991)
12 Ernährungsbericht 1988, S. 59
13 Kirsten, Prof. R., Z. Allg. Med. 1991, Nr. 67, S. 126-133
14 Statistisches Jahrbuch 1989
15 Ich stütze mich hier auf die Darstellung von Imfeld, A. (1983).
16 Imfeld, A. (1983), S. 25
17 Keuler, D. (1990), 2. Folge, S. 4
18 Modifiziert nach Ernährungsbericht 1969
19 Statistisches Jahrbuch 1989, S. 476
20 Vollmer, G. u.a., Band 2, S. 193
21 Bezogen auf das Jahr 1990 in den alten Bundesländern. (Rhein-Neckar-Zeitung vom 10.2.1992)
22 Metz, Dr. H., Gesundheitsforum 1990, Nr. 21
23 Vollmer, G. u.a., Band 2, S. 190
24 Die Daten beziehen sich auf die alte BRD. (Statistisches Jahrbuch 1989)
25 Die ehemalige DDR ist in gleichem Maße von der Entwicklung betroffen: 12 Liter reinen Alkohols sollen pro Kopf und Jahr (1989) getrunken worden sein. (Rhein-Neckar-Zeitung vom 12.12.1990)
26 Siehe auch Kasper, S. 89
27 Ich stütze mich auf die zusammenfassende Darstellung von Altenburger, Faust, Prietzel, Grimme (1987).
28 Alle Zahlen gelten für die Bundesrepublik Deutschland.
29 Altenburger, Faust, Prietzel, Grimme (1987), S. 247
30 In den sogenannten Entwicklungsländern sieht die Bilanz gänzlich anders aus. Dort ist der Fettanteil lediglich 15%, der Zuckerkonsum 5% und der Anteil von Stärke 70%. Nahrungsmittel ohne Ballaststoffe haben in den Entwicklungsländern nur einen Anteil von 8%, zum Vergleich: bei uns fast 60%! (Kasper, S. 98)

Die Verwertung unserer Nahrung – eine Reise durch den Verdauungstrakt

1 Einige der gastrointestinalen Hormone sind: Cholezystokinin-Pankreozymin, Sekretin, vasoaktives intestinales Polypeptid, gastrisches inhibitorisches Polypeptid, Motilin, Glukagon-ähnliches Ummunoreaktiv, pankreatisches Polypeptid, Somatostasin, Neurotensin. (Kasper, S. 5)

2 Irrgang, K., Sonnenborn, U. (1988), S. 1

3 Auch hier gibt es eine Ausnahme. Eine einzige Fettart wird nicht über die Lymphe transportiert: Die mittelkettigen Fettsäuren werden direkt vom Blutstrom aus dem Darm aufgenommen. Sie benötigen auch keine Emulgierung durch die Gallenflüssigkeit. Diese Besonderheit läßt sich bei bestimmten Krankheiten therapeutisch nützen.

4 Heizmann, W.R., Werner, H., S. 5

5 Der Darm als Immunorgan, MMW 130 (1988), Nr 34

6 Möglicherweise diente dieser Blindsack in unserer Geschichte einmal der vermehrten Pflanzenverdauung. Dort können sich in stärkerem Maße Bakterien ansammeln, die schwer verdauliche Pflanzenfasern abbauen. Lagomorphen (zum Beispiel Kaninchen) und andere Tierarten verdauen durch einen besonders großen Blinddarm auf diese Weise die Zellulose. (Campbell, S. 256)

7 Hauptsächlich sind es Keime aus der Bacteroides-Gruppe, Bifido-Bakterien, Eubakterien, anaerobe Kokken, Enterobakterien, Enterokokken, Laktobazillen u.a.m. (Kasper, S. 34)

8 Irrgang, K., Sonnenborn, U., S. 2

9 Haralambie (1991)

10 Heizmann, W.R., Werner, H., S. 5

11 So etwa Yersinien, Campylobakter, Clamydien. Hammer u.a. (1990), S. 96

Die Auswirkungen der Zivilisationskost auf die Verdauungsorgane

1 Schnitzer, J.G., Nie mehr Zahnweh, 4. Auflage, S. 309

2 Siegenthaler u.a. (1988), S. 925

3 Deutsche medizinische Wochenschrift 117 (1992), S. 287-290

4 Frentzel-Beyme, R. (1991), S. 1484

5 Gastro-Entero-Hepatologie, Sondernummer Meteorismus und Flatulenz (1986), S. 8

6 Gastro-Entero-Hepatologie, Sondernummer Meteorismus und Flatulenz (1986), S. 10

7 Gastro-Entero-Hepatologie, Sondernummer Meteorismus und Flatulenz (1986), S. 4

8 Hafter, E. (1988), S. 164

9 Rieth, H. (1988), S. 1

10 Rieth, H. (1988)

11 Siehe auch: Markus, H.H., Finck, H. (1990)

12 Modifiziert nach Rösch, W. (1986)

13 Mir ist keine treffende deutsche Bezeichnung bekannt

14 Eine sehr ausführliche Darstellung der Untersuchungsmethoden bei Darmerkrankungen finden sich bei Weiss, H. (1990).

15 Ein sogenanntes Roemheld-Syndrom

16 Gastro-Entero-Hepatologie, Sondernummer Meteorismus und Flatulenz (1986), S. 12

17 Nach Fink, S. (1990), S. 364; Frenzel-Beyme, R. (1991)

18 von Koerber u.a. (1993), S. 71

19 Wisker, E., Feldheim, W. (1990), S. 19

20 Frentzel-Beyme, R. (1991)

21 Fortschritte der Medizin, 109. Jahrgang (1991), Nr. 12

22 Chang-Claude, J., Frentzel-Beyme, R., Eilber, U. (1991)

Auswirkungen der Zivilisationskost auf Blutkreislauf, Lymphsystem, Skelett

1 Siehe auch: Weiss, Th. (1993) beziehungsweise Weiss, Th., Haertel-Weiss, G. (1991)

2 Weiss, Th. (1993) beziehungsweise Weiss, Th., Haertel-Weiss, G. (1991)

3 Waldeyer, A. u.a. (1976)

4 Schmid-Schönbein, H. u.a. (1980), S. 18

5 Schmid-Schönbein, H. u.a. (1980), S. 30

6 Schmid-Schönbein, H. u.a. (1980), S. 30

7 In zahlreichen Untersuchungen wurde der Zusammenhang zwischen Entzündungszeichen (C-reaktives Protein, Fibrinogen-Spiegel, alpha 2 Makroglobuline und andere akute Phase Proteine) und Durchblutungsverschlechterung gefunden. Siehe: Voulgari, F. u.a. (1982), Leschke, M. u.a. (1988), Kung-Ming, J. u.a. (1975), Meßmer, K. u.a. (1985), Cristal, N. u.a. (1983), Resch, K.L. u.a. (1991)

8 Nilsson u.a. (1990), zitiert nach: Med. Trib. (1990), Nr. 45, S. 3

9 Kiesewetter u.a. (1987)

10 Meßmer, K. (1985)

11 Schmid-Schönbein, H. u.a. (1980)

12 nach Ernst (1989)

13 Kiesewetter u.a. (1987)

14 Das gilt natürlich nur im dafür vorgesehenen Rahmen: Bluthochdruck beim heutigen Menschen verbessert keineswegs die Durchblutung. Die damit verbundene Arteriosklerose und Mikrozirkulationsstörung hebt die Zirkulationsverbesserung auf.

15 Födli, M., Casley-Smith, J.R. (1983), S. 3

16 Födli, M., Kubik, S. (1989), S. 199

17 Födli, M., Kubik, S. (1989), S. 203

18 Födli, M., Kubik, S. (1989), S. 198

19 Födli, M., Kubik, S. (1989), S. 172

20 Födli, M., Kubik, S. (1989), S. 261

21 Siehe auch: Weiss, H. (1990), S. 90

22 Dies ist selbstverständlich nicht die einzige Ursache der Skoliose.

Der Weg zur Gesundheit

1 von Koerber u.a. (1993), S. 76

2 Bei den Ausführungen über Umweltbelastungen in Lebensmitteln folge ich zum großen Teil der ausführlichen Darstellung von Günster, K.-H., Henschel, H. (1986).

3 von Koerber u.a. (1993), S. 119

4 Vollmer u.a. (1990), Band 1, S. 52

5 »Biologische Wertigkeit« ist ein Maß für die Eignung der Nahrung, den menschlichen Bedarf an Eiweiß zu decken. Bei einem Wert von 100 sind alle Eiweißbausteine enthalten, die ein Mensch benötigt. Siehe: Vollmer, G. u.a., Band 2, S. 220

6 Vollmer, G. u.a., Band 2, S. 230

7 Falls Leber unter das Arzneimittelrecht fallen würde, wären teilweise bereits 2,5 Gramm verschreibungspflichtig. In verschiedenen Kalbleberproben fanden sich 1990 schon in 10 Gramm so hohe Vitamin A Konzentrationen, daß mit Mißbildungen gerechnet werden muß. Für Kleinkinder würden 30 Gramm zu akuten Vergiftungserscheinungen führen. (Arznei-Telegramm 11/1990, S. 100)

8 Modifiziert nach Vollmer, G. u.a., Band 2, S. 119

9 von Koerber u.a. (1993), S. 72

10 Günster, K.-H., Henschel, H. (1986), S. 105

11 Öko-Test (12/1991), S. 31 – 35

12 Harris, M. (1991), S. 155 ff

13 Günster, K.-H., Henschel, H. (1986), S. 172

14 Lucas, A. u.a. (1990), zitiert nach Selecta 41, 10/1990, S. 1459

15 Ärztliche Praxis (1991), Nr. 17, S. 19

16 Schürer-Maly, C.-C., Mechanismen der Ulcusentstehung, Kongreßkurzbericht Dr. Falk (1990), S. 32

17 Eine in Südamerika angebaute getreideähnliche Pflanze (Meldengewächs), das von den Inkas »Speise der Götter« genannt wurde.

18 Leicht nussig schmeckende, getreideähnliche Pflanze (Fuchsschwanzgewächs) aus Südamerika, ähnlich der Hirse.

19 Im Handel sind diese MCT-Fette unter dem Namen »Ceres-Margarine« und »Ceres-Öl« (Deutsche Margarine Union) erhältlich.

20 Wolff, G. (1990)

21 Ebenda

22 Modifiziert nach Rieth, H. (1988), S. 25 – 26

23 Isovolämische oder hypervolämische Hämodilution

24 Segal, J., Seng, G. (1990)

25 Lehmann, H. D., Phamacology of the Lymphatics, in: Földi, M., Casley-Smith, J.R., Lymphangiology (1983), S. 717

26 KPE nach Földi, siehe zum Beispiel: Földi, M., Kubik (1989), S. 375 ff

27 Ärztliche Praxis (1/1991), Nr. 7, S. 10

Heilung durch Ernährungsumstellung – Beispiele aus der Praxis

1 Chang-Claude, J., Frentzel-Beyme, R., Eilber, U. (1991), S. 13

2 Ebenda, S. 31

3 Ebeling, K., Beeinflußt die Ernährung die Entstehung von Mammakarzinomen?, in: Der Kassenarzt (12/1991), S. 38

4 Ernährung beeinflußt die rheologischen Parameter, in: natura-med (1991), S. 42

5 Gekürzte Version eines Vortrags, gesendet am 26.1.1992, 25.1.1993 (SWF, WDR, 3. Fernsehprogramm), 4.8.1993 (BR 3)

6 Prostaglandine, Leokotriene, toxische O2 Radikale, knorpelzerstörende Enzyme, Siegenthaler, W. u.a. (1987), S. 539

7 Zum Beispiel Chloroquin, Goldsalze, D-Penicillamin, Azathioprin, Methotrexat

8 Irrgang, K., Sonnenborn, U., S. 15

9 Ein Laborwert, der den durchschnittlichen Blutzucker der vergangenen Wochen anzeigt.

10 Unerhitztes Getreide (zum Beispiel Frischkornmüsli) hat einen sehr niedrigen glykämischen Index (etwa 40%). Im Vergleich zu Traubenzucker (glykämischer Index 100%) dauert die Aufnahme der gleichen Energiemenge also mehr als doppelt so lange. (von Koerber u.a., S. 72)

11 Wisker, E., Feldheim, W. (1990), S. 18

12 Solche bleibenden Schädigungen ereignen sich meist, wenn ein Patient die ungünstige Lage nicht bemerkt, weil er durch Alkohol, Medikamente oder wegen einer Operation betäubt ist.

13 Ärzte-Zeitung (1992), Nr. 15, S. 14

14 Med. Trib. (1/1991), Nr. 4, S. 44

15 Gekürzte Fassung eines Vortrags, den ich im Herbst 1989 auf den Baden-Badener Fortbildungswochen für Erfahrungsheilkunde gehalten habe (erschienen in »Erfahrungsheilkunde« 3/1990).

16 Busch, W., Die fromme Helene (1872)

Sachregister

Literatur

Altenburger, R., Faust, M., Pritzel, K., Grimme, H.L., *Ökotrophobiose – Ernährung in einem ökologischen Kontext*, Deutsche Apotheker Zeitung, S. 245-248, 442-446, 550-554, 727-730 (1987)

Bevölkerung und Wirtschaft, 1872-1972, Herausgegeben anläßlich des 100jährigen Bestehens der zentralen Statistik, Verlag W. Kohlhammer, Stuttgart (1972)

Blechschmidt, J., Meinhof, W., *Candida-Mykosen in der Praxis*, Diesbach-Verlag, Berlin (1989)

Campbell, B.G., *Entwicklung zum Menschen*, Gustaf Fischer Verlag, Stuttgart, New York (1979)

Chang-Claude, F., Frentzel-Beyme, R., Eilber, U., *Prospektive epidemiologische Studie bei Vegetariern, Ergebnisse nach 10 Jahren Follow-up*, Abteilung Epidemiologie, Deutsches Krebsforschungszentrum, Heidelberg (1991)

Cristal, N. u.a., *Plasma Fibrinogen Levels and the Clinical Course of Acute Myocardial Infarction*, Angiology, Vol. 34, Number 11, Nov. 1983, S. 693-698

Daten des Gesundheitswesens, Ausgabe 1980, Schriftenreihe des Bundesministers für Jugend, Familie und Gesundheit, Verlag W. Kohlhammer, Stuttgart, Berlin, Köln, Mainz (1980)

Davis, D.L., Ames, B.N., Gold, L.S., *Paleolithic diet, evolution and carinogens*, Science 238 (4834) 1633-1634, (1987)

Der Darm als Immunorgan, MMW 130, Nr. 34 (1988)

Deutsche Gesellschaft für Ernährung, *Ernährungsbericht 1988*, Druckerei Henrich, Frankfurt/M. (1988)

Eaton, S.B., Konner, M., *Paleolithic nutrition, A Consideration of Its Nature and Current Implications*, New Engl.J. of. Med. Vol. 312 No. 5 (1985) S. 287

Edey, M.A., *Vom Menschenaffen zum Menschen*, Time-Life-Verlag (1973)

Ernst, E., *Hämorheologie, Theorie, Klinik, Therapie* (1989)

Fett in der Ernährung, Hrsg.: Margarine Institut für gesunde Ernährung, Hagemann-Verlag, Düsseldorf (1991)

Földi, M., Casley-Smith, J.R., *Lymphangiolgy*, Schattauer, Stuttgart – New York (1983)

Földi M., Kubik, S., *Lehrbuch der Lymphologie*, Gustav Fischer, Stuttgart – New York (1989)

Demling, L. (Hrsg.), *Digestive Motorik*, Sonderheft d. Zeitschr. f. Gastroenterologie, April 1990

Fink, S., *Ballaststoffe in der Ernährung*, Biologische Medizin, Heft 6, S. 362-369 (1990)

Frentzel-Beyme, R., *Ballaststoffmangel – Ballaststofftherapie*, Der Allgemeinarzt (1991), S. 1472-1487

Gastro-Entero-Hepatologie, Sondernummer Meteorismus und Flatulenz, Jahrgang 4, August 1986

Gesundheitsforum, Dr. H. Metz, Nr. 21 (1990)

Grupe, G., *Ernährungsgewohnheiten im Mittelalter*, Fortsch.Med. 104 Jg. (1986), Nr. 42

Grupe, G., *Ernährungsgewohnheiten ur- und frühgeschichtlicher Bevölkerungen. Ergebnisse der Analyse von Spurenelementen und stabilen Isotopen an Knochen.* Veröff. Übersee-Mus. S. 147-163, Bremen (1987)

Grzimeks Enzyklopädie, Kindler Verlag, München (1988)

Günster, K.-H., Henschel, H., *Gesunde Ernährung aus dem Supermarkt*, Haug Verlag, Heidelberg (1987)

Hafter, E., *Praktische Gastroenterologie*, 7. Auflage, Georg Thieme Verlag, Stuttgart, New York (1988)

Haensel, H., *Phylogenesis and Nutrition*, Die Nahrung 33 (1989) 9, S. 867-887

Hammer, M., Heesemann, J., Gifhorn, S., Hamma, C., Zeidler, H., *Nachweis von Yersinien in Rektum- und Sigamschleimhaut bei Patienten mit entzündlich-rheumatischen Erkrankungen.* In: Ökosystem Darm II, Springer-Verlag (1990)

Haralambie, E., *Stuhldeutung oder -diagnose?*, Therapiewoche 41, S. 1556-1562 (1991)

Harlan, J.R., *The Plants and Animals that Nourish Man*, Sientific American 235, (3) S. 88-97 (1976)

Harris, M., *Menschen – Wie wir wurden, was wir sind*, Klett-Cotta-Verlag, Stuttgart (1991)

Heitzmann, W.R., Werner, H., *Keimwachstum im Gastrointestinaltrakt*, Manuskript der Abt. Medizinische Mikrobiologie, Hygiene Institut der Universität Tübingen

Hintze, K., *Geographie und Geschichte der Ernährung*, Thieme, Leipzig (1934)

Homo, 39. Band Heft 2, S. 61-65, (1988)

Imfeld, A., *Zucker*, Unionsverlag, Zürich (1983)

Irrgang, K., Sonnenborn, U., *Beziehungen zwischen Wirtsorganismus und Darmflora*, Schattauer-Verlag, Stuttgart, New York (1988)

Kasper, H., *Ernährungsmedizin und Diätetik*, 6. Auflage, Urban und Schwarzenberg, München, Wien, Baltimore (1987)

Kay, R.F., *Diets of early Miocene African Hominids*, Nature 268 (5621) S. 628-630 (1977)

Keuler, D., *Sage mir,was Du ißt und ich sage Dir, wer Du bist – Streifzüge ins Nahrhafte*, Radiosendung des Süddeutschen Rundfunks in 4 Folgen (1990)

Kiesewetter, H., Jung, F., Wenzel, E., *Klinische Bedeutung hämorheologischer Parameter*, MMW 129, (1987), 43, S. 765-767

v.Koerber, K., Männle, Th., Leitzmann, C., *Vollwert Ernährung, Konzeption einer zeitgemäßen Ernährung*, Haug Verlag, Heidelberg (1993)

Kung-Ming, J., Shu Chien, Bigger, Th., *Observations on Blood Viscosity Changes after Acute Myocardial Infarcation*, Circulation, Vol. 51, June 1975, S. 1079-1084

Leschke, M. u.a., *Hyperfibinogenämie und pathologische Plasmaviskosität*, DMW, Nr. 30, 113 Jg., S. 1175-1181 (1988)

Lichtenfeld, *Die Geschichte der Ernährung*, Georg Reimer Verlag, Berlin (1913)

Lucas, A., Brit. med. J., 300, S. 837 (1990)

Markus, H.,H., Finck, H., *Ich fühle mich krank und weiß nicht warum*, Ehrenwirth Verlag, München (1990)

McKeown, Th., *Die Bedeutung der Medizin*, edition suhrkamp, Frankfurt (1982)

Menell, S., *Die Kultivierung des Appetits, Die Geschichte des Essens vom Mittelalter bis heute*, Athenäum, Frankfurt/M. (1988)

Meßmer, K., Hammersen, F., *Entzündung und Rheologie der Leukocyten*, Karger, Basel (1985)

Nehberg, R., *Die Kunst zu überleben – Survival*, Ernst Kabel Verlag, Hamburg (1981)

Nehberg, R., *Medizin Survival, Überleben ohne Arzt*, Ernst Kabel Verlag, Hamburg (1986)

Neurodermitis und Vollwerternährung, Herausgegeben vom Verband Unabhängige Gesundheitsberatung e.V., Haug Verlag, Heidelberg (1991)

Nilsson u.a., *J. of. Internal Medicine*, Vol.227 (1990), S. 267-271

Olshansky, S.J., Ault, B.A., *The Forth Stage of the Epidemiologic Transition: The Age of Delayed Degenerative Diseases*, The Milbank Quarterly, Vol. 64 No.3, 1986 S. 355-391, (1986)

Resch, K.L, Ernst, E., *Blutrheologie und kardiovaskuläres Risiko: eine prospektive Zweijahresstudie*, Perfusion, 10/91, S. 329-337

Rieth, H., *Mykosen, Die Anti-Pilz-Diät*, Notamed Verlag (1988)

Rösch, W., *Stichwort: Meteorismus – woran liegt es – was kann man tun?* In: Gastro-Entero-Hepatologie 4 S. 4 (1986)

Schaefer, H., Blohmke, M., *Sozialmedizin*, 2. überarb. u. erw. Auflage, Georg Thieme Verlag, Stuttgart (1978)

Schmid-Schönbein, H., Grunau, G., Bräuer, H., *Exempla hämorheologica*, Albert Roussel, Wiesbaden (1980)

Segal, J., Seng, G., *Methoden der UV-Bestrahlung von Blut – HOT und UVB*, Hippokrates Verlag, Stuttgart (1990)

Siegenthaler, W., Kaufmann, W., Hornbostel, H., Waller, H., *Lehrbuch der inneren Medizin*, Georg Thieme Verlag, Stuttgart, New York (1984)

Siegenthaler, W., Kaufmann, W., Hornbostel, H., Waller, H., *Lehrbuch der inneren Medizin*, 2. Auflage, Georg Thieme Verlag, Stuttgart, New York (1987)

Statistisches Bundesamt, Gesundheitswesen, Reihe 4, Fachserie 12, *Todesursachen 1988*, Metzler-Poeschel, Stuttgart (1988)

Statistisches Jahrbuch 1989 für die Bundesrepublik Deutschland, Metzler-Poeschel Verlag, Stuttgart (1990)

Thenius, E., *Versteinerte Urkunden*, Springer-Verlang, Berlin, Heidelberg, New York (1981)

Thomas, C. (Hrsg.), *Grundlagen der klinischen Medizin – Verdauungsapparat*, Schattauer, Stuttgart, New York (1989)

Vollmer, G., Josst, G., Schenker, D., Sturm, W., Vreden, N., *Lebensmittelführer*, Band 1 und 2, Georg Thieme Verlag, Stuttgart, New York (1990)

Voulgari, F. u.a., *Serum levels of acute phase and cardiac proteins after myocardial infarcation, surgery and infection*, Br. Heart J. 1982, 48, S. 352-356 (1982)

Waldeyer, A., Waldeyer, U., Mayet, A., *Anatomie des Menschen*, Walter de Gruyter Verlag, Berlin, New York (1976)

Weinland, D.F., *Rulaman. Erzählungen aus der Zeit des Höhlenmenschen*, 3. Auflage, DVA, Stuttgart (1988)

Weiss, H., *Kranker Darm, kranker Körper*, 2. Auflage, Haug-Verlag, Heidelberg (1990)

Weiss, Th., *Familientherapie ohne Familie*, 4. Auflage, Kösel-Verlag, München (1993)

Weiss, Th., Haertel-Weiss, G., *Familientherapie ohne Familie*, Serie Piper, München (1991)

Weiss, Th., *Systemische Betrachtungen zum Zusammenhang zwischen Ernährung und Gestimmtheit*, Erfahrungsheilkunde, 3/1990, S. 115-118 (1990)

Wisker, E., Feldheim, W., *Ballaststoffe in der Ernährung*, Hrsg.: AID, Bonn (1990)

Wissenschaftliche Tabellen, Geigy, 8. Auflage, Basel (1977)

Wolff, G., *Neue Erkenntnisse für die Ernährung von Magenkranken*, Extr.gastroenterologica 19, 96-98 (1990)

Hinweis

Ergänzend zu diesem Buch ist von Dr. Thomas Weiss eine Videokassette mit dem Titel »Krank im Schlaraffenland« (eine Produktion des SWF) im Kösel-Verlag, München, erschienen. Diese Kassette mit einer Laufzeit von 45 Minuten kostet DM 49,80 und ist direkt über den Verlag zu beziehen (Bestellnummer 3-466-30366-4).

Ihre Bestellung richten Sie bitte an:

Kösel-Verlag
Vertrieb
Flüggenstr. 2
80639 München
Tel.: 089 / 17801-0

Von Dr. Thomas Weiss ist außerdem im Kösel-Verlag erschienen und über den Buchhandel erhältlich:

Familientherapie ohne Familie. Kurztherapie mit Einzelpatienten.
4. Auflage 1993
ISBN 3-466-34201-5